Wohlwollenfokussierte Therapie bei chronischer Depression

Ulrich Stangier
Elisabeth A. Arens
Artjom Frick

Wohlwollenfokussierte Therapie bei chronischer Depression

Ein prozessbasierter Ansatz

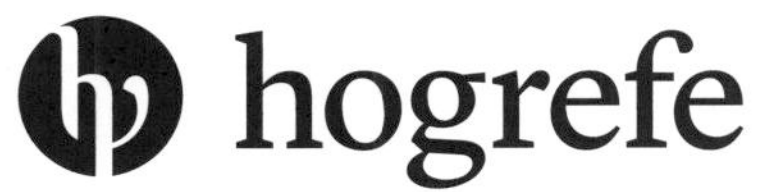

Prof. Dr. Ulrich Stangier, geb. 1958. 1978–1984 Studium der Psychologie in Frankfurt. 1984–1987 Promotionsstipendium der Hessischen Graduiertenförderung. 1987 Promotion. 1987–2003 Wissenschaftlicher Mitarbeiter am Zentrum für Hautkrankheiten der Universität Marburg. 1993–2000 Hochschulassistent am Institut für Psychologie der Universität Frankfurt. 2000 Habilitation. 2000–2004 Hochschuldozent am Institut für Psychologie der Universität Frankfurt. 2004–2008 Professur für Klinisch-psychologische Intervention an der Universität Jena. Seit 2008 Professor für Klinische Psychologie und Psychotherapie an der Universität Frankfurt.

Dr. Elisabeth A. Arens, geb. 1980. 2002–2008 Studium der Psychologie in Marburg. 2009–2013 Promotionsstipendium der Exzellenzinitiative, Universität Heidelberg. 2013 Promotion. 2013–2015 Wissenschaftliche Mitarbeiterin in der Abteilung für Klinische Psychologie und Psychotherapie an der Universität Heidelberg. 2011–2015 Ausbildung in Kognitiver Verhaltenstherapie am Zentrum für Psychologische Psychotherapie in Heidelberg. 2015 Approbation. Seit 2015 Habilitandin in der Abteilung für Klinische Psychologie und Psychotherapie an der Universität Frankfurt am Main.

M. Sc. Artjom Frick, geb. 1991. 2010–2016 Studium der Psychologie in Hagen, Braunschweig und Frankfurt. 2016–2021 Ausbildung in Psychologischer Psychotherapie. 2017–2021 Wissenschaftlicher Mitarbeiter am Institut für Psychologie der Universität Frankfurt.

Bibliografische Information der Deutschen Nationalbibliothek
Die Deutsche Nationalbibliothek verzeichnet diese Publikation in der Deutschen Nationalbibliografie; detaillierte bibliografische Daten sind im Internet über http://dnb.dnb.de abrufbar.

Hogrefe Verlag GmbH & Co. KG
Merkelstraße 3
37085 Göttingen
Deutschland
Tel. +49 551 999 50 0
Fax +49 551 999 50 111
info@hogrefe.de
www.hogrefe.de

Audioaufnahmen: Isabel Thinnes, Frankfurt
Satz: Sina-Franziska Mollenhauer, Hogrefe Verlag GmbH & Co. KG, Göttingen
Druck: mediaprint solutions GmbH, Paderborn
Printed in Germany
Auf säurefreiem Papier gedruckt

1. Auflage 2022

(E-Book-ISBN [PDF] 978-3-8409-3153-6; E-Book-ISBN [EPUB] 978-3-8444-3153-7)
ISBN 978-3-8017-3153-3
https://doi.org/10.1026/03153-000

Inhaltsverzeichnis

Vorwort

Wohltun ist Pflicht. Wer diese oft ausübt und es gelingt ihm mit seiner wohltätigen Absicht, kommt endlich wohl gar dahin, den, welchem er wohl getan hat, wirklich zu lieben.

Immanuel Kant, 1990

He or she who wants to attain peace should practice being upright, humble, and capable of using loving speech. He or she will know how to live simply and happily, with senses calmed, without being covetous and carried away by the emotions of the majority. Let him or her not do anything that will be disapproved of by the wise ones.
And this is what he or she contemplates:
May everyone be happy and safe, and may all hearts be filled with joy.
May all beings live in security and in peace – beings who are frail or strong, tall or short, big or small, invisible or visible, near or faraway, already born, or yet to be born.
May all of them dwell in perfect tranquillity.

Metta Sutta (Sutta Nipata 1.8),
zitiert nach Thich Nhat Hanh, 2006

Chronische Depression ist für Betroffene mit einem lebenslangen, oftmals quälenden Leiden verbunden. Die Welt ist von Feindseligkeit und Ablehnung gekennzeichnet, es bleibt nur der Rückzug in eine dunkle, abgekapselte Welt, in der bedrückende Hoffnungslosigkeit und Abgetrenntsein von allen Menschen herrschen. Chronische Depression stellt auch für die Mitmenschen eine Herausforderung dar, sind sie doch immer wieder mit gereizter Stimmung, Misstrauen und einer abweisenden Selbstbezogenheit konfrontiert. Auch Psychotherapeutinnen und Psychotherapeuten finden mitunter nur schwer emotionalen Zugang und Vertrauen. Alle Bemühungen, etwas an der starren Lebenshaltung chronisch depressiver Patientinnen und Patienten zu ändern, führen oftmals nur millimeterweise weiter.

Therapeutischer Pessimismus prägte auch die wissenschaftliche Sicht auf die chronische Depression vor zehn Jahren, als sich aus einem kollegialen wie freundschaftlichen Austausch zwischen dem Erstautor und Stefan Hofmann in Boston die Idee bildete, das Potenzial der Metta-Meditation für dieses psychische Leiden nutzbar zu machen. Hieraus erwuchsen insgesamt vier Pilotstudien, in denen das Vorgehen immer konsequenter an die oben beschriebenen Herausforderungen angepasst wurde. Die überraschend guten Ergebnisse halfen, den eigenen therapeutischen Pessimismus zu überwinden, und mündeten schließlich in das vorliegende Manual, das in einer randomisiert-kontrollierten Studie evaluiert wurde.

Metta, oder auch Loving-Kindness, zu Deutsch Wohlwollen, Güte oder Liebe, erwies sich als eine Quelle von Lebensenergie, wie sie nicht nur im Buddhismus (im Buch Sutta Nipata, vgl. das obige Zitat), sondern auch in der antiken und modernen Philosophie beschrieben ist (z.B. in Kants Tugendlehre, vgl. Zitat oben).

Die Psychologie und insbesondere die Psychotherapie hingegen haben Liebe in diesem besonderen philosophischen Sinn bislang wenig Aufmerksamkeit geschenkt. So entstand der Plan, eine Psychotherapie zu entwickeln, die auf die Förderung von Wohlwollen gegenüber sich selbst und anderen Menschen ausgerichtet ist – als ein Gegenpol zu Selbstkritik und Feindseligkeit, die für chronische Depression charakteristisch sind. Die meisten unserer Patientinnen und Patienten konnten das Wesen von Metta und das Potenzial für die Überwindung ihres Leidens intuitiv wahrnehmen. Dennoch ist das Einüben von Metta eine lebenslange Aufgabe, für Patientinnen und Patienten, wie auch sicherlich für uns alle.

Dass dieses Projekt schließlich zu einem erfolgreichen Ende geführt werden konnte, ist vor allem dem unermüdlichen Einsatz von Isabel Thinnes zu verdanken, die als Therapeutin und wissenschaftliche Mitarbeiterin der „gute Geist" des Projektes war. Aber auch Generationen von Doktorandinnen und Doktoranden, wissenschaftlichen Hilfskräften und Therapeutinnen und Therapeuten haben an der Entwicklung über ein Jahrzehnt mitgewirkt. Namentlich danken möchten wir auch Johannes Graser, Volkmar Höfling, Adriana Mendes-Pawelkiewicz, Claudia Richter, Helen Sander, Pia Jockweg, Luisa Erbe und Stella Kümmerle. Die Supervision und die gemeinsamen Gespräche mit Thomas Heidenreich waren eine fortlaufende Inspiration für die Entwicklung über all die Jahre. Vor allem aber gebührt einem Menschen besonderer Dank, der uns in allen wissenschaftlichen und konzeptionellen Entwicklungen von Anfang an begleitet hat: Stefan Hofmann. Es war und ist eine Freude mit ihm gleichzeitig in herzlicher Freundschaft und fruchtbarer Zusammenarbeit verbunden zu sein.

Frankfurt, Frühjahr 2022

Ulrich Stangier,
Elisabeth A. Arens und
Artjom Frick

Kapitel 1

Chronische Depression – ein Problemfall für Wissenschaft und Versorgungspraxis

Depression ist ein universelles, zeitloses und altersübergreifendes Leiden. Kaum eine psychische Störung hat, von der Antike bis zur Gegenwart, eine derart große Zahl von Theorien und Behandlungsansätzen hervorgebracht. Ebenso vielfältig sind auch die Versuche, Symptombilder und Verlaufsformen voneinander zu unterscheiden, um den „Kampf gegen die Volkskrankheit zu gewinnen". Trotz aller Anstrengungen sind die Behandlungsprognosen jedoch immer noch eine Herausforderung für die unterschiedlichen wissenschaftlichen Ansätze der Psychologie und Psychiatrie.

Die Symptome von Depression sind vielseitig. Kennzeichnend ist eine dysphorische Stimmung, die von Betroffenen meist als niedergeschlagen und gereizt beschrieben wird. Das Gefühlsleben kann aber auch von aufgepeitschter Angst, Verzweiflung, oder auch von steinerner Leere bestimmt sein. Die Gedanken von depressiven Menschen sind durch permanentes Grübeln und eine negative Bewertung des Selbst, des eigenen Lebens, und anderer Menschen gekennzeichnet. Exekutivfunktionen wie Konzentrationsfähigkeit und Gedächtnisfunktionen sind eingeschränkt. Schlafstörungen sind weit verbreitet und bilden zusammen mit Appetitverlust die somatischen Symptome. Bedingt durch Apathie und Energieverlust verhalten sich Depressive passiv und ziehen sich aus sozialen Kontakten zurück. Sie erleben sich als einsam und von anderen Menschen abgetrennt, ohne Bindung, Vertrauen und gegenseitiges Verständnis.

Mit einer Lebenszeitprävalenz von über 16 % ist Depression die häufigste psychische Störung (Kessler, 2002), mit deutlich ansteigender Tendenz. Statistiken der WHO zeigen, dass die Fallzahlen zwischen 1990 und 2017 um 50 % zunahmen (Liu et al., 2020). Ein WHO-Bericht prognostizierte, dass die Major Depression bis 2030 die führende Ursache für Behinderungen, d. h. für Verlust an Gesundheit, erfasst in Lebensjahren, in der Welt sein wird (Yang et al., 2015). Auch in Deutschland hat sich die durch Depression verursachte Krankheitslast in Form von stationären Behandlungen, Arbeitsunfähigkeit sowie Frühverrentung in den letzten 15 Jahren drastisch erhöht (Steffen et al., 2020; Deutsche Rentenversicherung Bund, 2015).

Einer der Gründe für diese starken Beeinträchtigungen ist der sehr hohe Anteil rezidivierender oder chronischer Verläufe. Retrospektive Studien zeigen, dass etwa 30 % der Patientinnen[1] und Patienten mit einer Major Depression eine chronische Verlaufsform haben (Murphy & Byrne, 2012). Die Häufigkeit von rezidivierenden Verlaufsformen liegt mit 42 % nach 20 Jahren sogar noch etwas höher (Hardeveld et al., 2013), wobei sich die beiden Verlaufsformen überlappen. In der Versorgungspraxis werden jedoch solche chronifizierten Depressionsverläufe oftmals vernachlässigt. Eine versorgungs-epidemiologische Studie (Bertelsmann-Studie; Melchior et al., 2014) stellte fest, dass in Deutschland 65 % der von der Diagnose einer depressiven Störung Betroffenen eine chronisch-rezidivierende Verlaufsform aufweisen, wovon jedoch 31 % gar keine Behandlung erhielten, nur 28 % eine angemessen dosierte psychopharmakologische Behandlung, 6 % ausschließlich Psychotherapie und 12 % eine andere leitlinienkonforme Behandlung (entweder eine Kombination von Medikamenten und Psychotherapie oder eine stationäre Behandlung).

Aufgrund solcher Versorgungsmängel ist die Versorgung von Patientinnen und Patienten mit chronischer Depression nach wie vor unzureichend. Unglücklicherweise gab es bis vor wenigen Jahren auch wenig

1 Alle Aussagen in diesem Buch beziehen sich auf Menschen jeglichen Geschlechts. Wir versuchen, diesem Umstand durch verschiedene sprachliche Varianten Ausdruck zu verleihen: Wir nennen entweder die grammatikalisch weibliche und männliche Form oder wir nennen beispielhaft eine der beiden Formen.

Forschung zur Behandlung dieser spezifischen Patientengruppe. Metaanalysen erbrachten im Allgemeinen sowohl für psychotherapeutische als auch pharmakologische Behandlungsansätze eher moderate Ergebnisse (Kriston, Wolff, Westphal, Hölzel & Härter, 2014). Dies hat sich erst in den letzten Jahren geändert (vgl. Kapitel 2.1). Im Folgenden werden zunächst einige zentrale theoretische Grundlagen zum Verständnis der Entstehung von chronischer Depression dargestellt, um dann auf die Konzeption des vorliegenden Therapieprogramms einzugehen.

1.1 Diagnose, Risikofaktoren, Komorbiditäten und Suizidalität bei chronischer Depression

Diagnose

Mit Einführung des DSM-5 wurde die chronische Verlaufsform der Major Depression und die Dysthymie in eine eigene Diagnose „Persistierende Depressive Störung (Dysthymie)“ (Persistent Depressive Disorder) zusammengeführt und von der Major Depression abgegrenzt. Für diese Umstrukturierung sprachen die Gemeinsamkeiten der beiden Störungsformen im Hinblick auf klinische und ätiologische Faktoren (Schramm et al., 2020). Die neue ICD-11 der WHO behält hingegen die Diagnose eines andauernden, aber nicht vollausgeprägten depressiven Symptombildes. Für die Diagnose einer Dysthymen Störung darf während der ersten zwei Jahre der Erkrankung kein zweiwöchiger Zeitraum vorliegen, in dem die Anzahl und Dauer der Symptome ausreichte, um die diagnostischen Anforderungen für eine depressive Episode zu erfüllen (vgl. Tabelle 1).

Risikofaktoren für die Chronifizierung von Depression

Neben einer frühen Erstmanifestation und klinischen Variablen sind eine Reihe von sozialen und psychologischen Unterschieden zwischen Patientinnen und Patienten mit chronischer und episodisch verlaufender Depression gefunden worden. Diese könnten eine wichtige Rolle in der Entwicklung einer chronischen Verlaufsform der Depression spielen. Zu berücksichtigen ist allerdings, dass frühere Studien sich zumeist auf die Dysthymie beschränkt haben und keine chro-

Tabelle 1: Chronische Depression in den Klassifikationssystemen von DSM-5 und ICD-11

DSM-5 Persistierende Depressive Störung (Dysthymie)	ICD-11 6A72: Dysthyme Störung
• Niedergeschlagene Stimmung oder Interessenverlust. • Dauer mindestens 2 Jahre, mehr als die Hälfte der Tage, maximal 2 Monate Symptomrückgang. • Bei Kindern und Jugendlichen mindestens 1 Jahr, zeigt sich auch als Reizbarkeit. Mindestens zwei Symptome aus: • Gewichts- oder Appetitabnahme oder -zunahme, • Schlafstörungen, • Unruhe, Verlangsamung, • Müdigkeit, Energieverlust, • Gefühle von Wertlosigkeit, Schuldgefühle, • Konzentrationsmangel, verminderte Fähigkeit zu denken oder Entscheidungen zu treffen, • Gedanken an Tod, • Hoffnungslosigkeit, • Klinisch bedeutsame Belastungen oder psychosoziale Beeinträchtigungen. Ausschluss von: • manischen, gemischten Episoden oder Zyklothymie, • Substanzeinwirkung oder medizinische Krankheitsfaktoren.	• Anhaltende depressive Stimmung. • Dauer mindestens 2 Jahre, mehr als die Hälfte der Tage, maximal 2 Monate Symptomrückgang. • Zeigt sich bei Kindern und Jugendlichen auch als Reizbarkeit. Von zusätzlichen Symptomen begleitet, z.B.: • Vermindertes Interesse/Vergnügen an Aktivitäten, • verminderte Konzentration und Aufmerksamkeit oder Unentschlossenheit, • geringes Selbstwertgefühl oder übermäßige Schuldgefühle, • Hoffnungslosigkeit in Bezug auf die Zukunft, • gestörter oder vermehrter Schlaf, • verminderter oder vermehrter Appetit, • geringe Energie oder Müdigkeit. Ausschluss von: • manischen, gemischten oder hypomanischen Episoden.

nische Major Depression mit einer ausgeprägteren Symptomatik eingeschlossen haben. Zudem stammen die Hinweise zu psychologischen Risikofaktoren nur aus Querschnittsstudien und lassen deshalb keine sicheren Schlussfolgerungen zu kausalen Zusammenhängen zu. Hinsichtlich genetischer und neurobiologischer Faktoren sind die bisher vorliegenden Erkenntnisse zur chronischen Depression eher unergiebig (Schramm et al., 2020). Tabelle 2 gibt die wichtigsten Risikofaktoren wieder.

Relativ konsistent erscheint das häufige Erleben von belastenden Erfahrungen (childhood adversity) bis hin zu emotionalem Missbrauch (teilweise auch sexuellem und physischem Missbrauch) in der Kindheit einen Risikofaktor darzustellen. Bis zu 80 % der Patientinnen und Patienten mit chronischer Depression berichten von solchen traumatischen Erfahrungen in der Kindheit (Köhler et al., 2019). Für die Entwicklung von Depressionen scheinen dabei vor allem zwei Mechanismen eine große Rolle zu spielen: (1) die Ausbildung von kognitiver Vulnerabilität, und (2) die dauerhafte Beeinträchtigung interpersoneller Beziehungen. Nach der Theorie der kognitiven Vulnerabilität führt wiederholtes negatives Feedback, vor allem in Form von verbaler Kritik und Abwertung, zur Entwicklung von negativen Selbstschemata und einem negativen Selbstwertgefühl, dysfunktionalen Verarbeitungsstilen wie Grübeln und ungünstigen Versuchen der Emotionsregulation wie Vermeidung negativer Gefühle. Insbesondere aber könnten frühe belastende Erfahrungen mit Bezugspersonen die Wahrnehmung und Regulation zwischenmenschlicher Beziehungen erheblich stören, etwa im Sinn einer erhöhten Sensibilität für Ablehnung und sozialen Ausschluss, einer erhöhten Bindungsunsicherheit, dem Gefühl von Isolation und Abgetrenntsein sowie zwischenmenschlicher Feindseligkeit (Liu, 2017; Köhler et al., 2019).

Komorbiditäten

Chronische Depression ist, im Vergleich zu episodischer Depression, mit deutlich erhöhten Komorbiditäten verbunden (vgl. Tabelle 3). Diese betreffen insbesondere Angststörungen, Substanzbezogene Störungen und Persönlichkeitsstörungen (Übersicht vgl. Köhler et al., 2019). Auch die Komorbidität mit chronischen körperlichen Krankheiten ist deutlich erhöht (Nübel et al., 2020). Zu berücksichtigen ist auch hier, dass die Zahlen deutlich schwanken, in Abhängigkeit von der Eingrenzung auf Dysthymie bei älteren Studien sowie der Einschränkung auf klinische Stichproben oder repräsentative Bevölkerungsstichproben. Dennoch ist eine insgesamt hohe Komorbiditätsrate bei chronischer Depression auch ein Faktor, der mit deutlich höheren psychosozialen Einschränkungen und auch einer ungünstigeren Behandlungsprognose verbunden ist.

Tabelle 2: Risikofaktoren der chronischen Depression

Klinische Risikofaktoren	Soziale Risikofaktoren	Psychologische Risikofaktoren	Biologische Faktoren
• Frühe Erstmanifestation[1] • Lange Dauer der Episoden[1] • Depression in der Familiengeschichte[1] • Hohe Komorbidität[1]	• Niedrige soziale Integration[1] • Geringe soziale Unterstützung[1] • Emotionaler Missbrauch und Vernachlässigung in der Kindheit[2]	• Eingeschränkte Emotionswahrnehmung[3] • Eingeschränkte Empathie[4] • Eingeschränktes Mitgefühl[5] • Verletzlichkeit für sozialen Ausschluss (sozialer Schmerz)[6] • Feindseligkeit, Reizbarkeit, reaktive Aggressivität[7]	• Serotonin-Transportergen-Polymorphismus (bei belastenden Kindheitserfahrungen)[8] • Fehlregulationen des Serotonin-Stoffwechsels[9]

Anmerkungen: [1] Hölzel et al., 2011; [2] Nanni et al., 2012; [3] Van Randenborgh et al., 2012; [4] Schnell & Herpertz, 2018; [5] Frick et al., 2021; [6] Seidl et al., 2020; [7] Bird et al., 2018; Drost et al., 2012; Fava et al. 2010; [8] Brown et al., 2013; [9] Schramm et al., 2020

Tabelle 3: Häufige Komorbiditäten bei chronischer Depression

Komorbide Störungen	Chronische Depression	Episodische Depression
Persönlichkeitsstörungen[1]	59.8 %	17.8 %
Generalisierte Angststörung[2]	44.3 %	24.0 %
Soziale Angststörung[2]	45.1 %	31.0 %
Panikstörung mit/ohne Agoraphobie[2]	41.8 %	34.9 %
Substanzbezogene Störungen[3]	37.1 %	15.5 %
Chronische körperliche Krankheiten[4]	57.2 %	36.2 %

Anmerkungen: [1] Pepper et al., 1995; [2] Wiersma et al., 2009; [3] Klein et al., 1999; [4] Nübel et al., 2020

Suizidalität

Chronische Depression ist auch mit einer erhöhten Suizidalität verbunden. Allerdings schwanken die Zahlen für Suizidversuche zwischen 16 bis 48 %, verglichen mit 8 bis 24 % bei nichtchronischer, episodischer Depression (Köhler et al., 2019). Auch Suizidgedanken sind bei chronischer Depression häufiger als bei nichtchronischer Depression (in einer der Studien 52 vs. 35 %), wobei die Schwankungen auch mit den unterschiedlichen Eingangskriterien zu tun haben: in manchen der älteren Studien wurden ausschließlich Betroffene mit Dysthymie aufgenommen, in anderen auch solche mit chronischer Major Depression. Als ein besonderer Risikofaktor für Suizidalität bei chronischer Depression sind belastende Missbrauchserfahrungen in der Kindheit zu sehen (Ernst et al., 2020). Daneben fand man als Risikofaktor für Dysthymie Körperbeschwerden und Schmerzen, erhöhte Unruhe, sowie Persönlichkeitsstörungen des Cluster B (antisozial, Borderline, histrionisch, narzisstisch; Holmstrand et al., 2008). Kognitive Faktoren wie Hoffnungslosigkeit und die Wahrnehmung von Einsamkeit und Abgetrenntsein von anderen sind oftmals Auslöser für Suizidgedanken (Joiner, 2005). Allerdings ist die Motivation zur Suizidhandlung in hohem Maße auch abhängig von dem emotionalen Schmerz, der Wahrnehmung von ausweglosem „In-der-Falle-sein", der Fähigkeit, die Angst vor Tod und Schmerzen zu überwinden, und eine notwendige Bereitschaft zu impulsivem Handeln (Klonsky et al., 2016).

Tabelle 4 gibt einige Risikofaktoren für Suizid und Suizidversuche bei Depression bzw. chronischer Depression wieder. Zu Prädiktoren von vollendetem Suizid bei chronischer Depression liegen zwar keine verlässlichen Daten vor, man kann jedoch davon ausgehen, dass die Risikofaktoren vergleichbar mit denen von episodischer Depression sind.

Es wird deutlich, dass vollendeter Suizid nicht von den gleichen Risikofaktoren vorgesagt werden kann wie Suizidversuche, die sehr viel häufiger vorkommen. So sagen männliches Geschlecht, Rentnersta-

Tabelle 4: Risikofaktoren für Suizidalität

Risikofaktoren für *vollendeten* Suizid bei Depression[1]	Risikofaktoren für *Suizidversuche* bei Depression[2]	Risikofaktoren für *Suizidversuche* bei chronischer Depression[3]
• Männliches Geschlecht • Familiäre Vorgeschichte psychischer Störungen • Frühere Suizidversuche • Schweregrad der Depression • Hoffnungslosigkeit • Komorbidität (Angststörungen; Substanzbezogene Störungen)	• Hoffnungslosigkeit • Kognitive Rigidität • Schlechte Problemlösungsfähigkeiten	• Sexueller Missbrauch • Persönlichkeitsstörungen • Schweregrad der Depression • Interpersonelle Probleme • Selbstverletzendes Verhalten • Gesamtdauer der Depression

Anmerkungen: [1] Hawton et al., 2013; [2] Weishaar & Beck, 1992; [3] Ernst et al., 2020

tus, Major Depression und körperliche Krankheiten signifikant unterschiedlich den vollendeten Suizid im Vergleich zum Suizidversuch voraus. 92 % der Suizide werden beim ersten oder zweiten Versuch vollendet (Parra Uribe et al., 2013). Die in Tabelle 4 genannten Risikofaktoren beziehen sich wiederum auf die Gruppe der Personen mit einer diagnostizierten Depression. Unabhängig von der Verlaufsform sind in psychologischer Hinsicht als zentrale Faktoren für suizidales Verhalten Hoffnungslosigkeit, kognitive Rigidität (Inflexibilität) und eingeschränkte Problemlösefähigkeiten zu sehen (Weishaar & Beck, 1992).

1.2 Verarbeitungsmechanismen und Emotionsregulation

Das von Beck 1967 vorgelegte Modell sah in negativen Kognitionen und Denkfehlern den entscheidenden Faktor für die Entstehung und Aufrechterhaltung von Depression. In Erweiterung zu diesem Modell schlugen Beck und Clark (1988) die Unterscheidung von kognitiven Prozessen (*wie* ich denke) und kognitiven Inhalten (*was* ich denke) vor. Unter Verarbeitungsprozessen werden Erinnerungen, Aufmerksamkeit und Bewusstsein, Vorstellungen und Interpretationen zusammengefasst (vgl. Abbildung 1). Unter kognitiven Inhalten versteht man die sprachlich-semantisch kodierten Informationen, Bedeutungen und Bewertungen, die man einer Situation oder einer Erfahrung zuweist.

Eine Grundannahme gegenwärtiger Modelle zur Depression besagt, dass negative Verzerrungen in der kognitiven Verarbeitung bezüglich des Selbst von zentraler Bedeutung für die Entstehung und Aufrechterhaltung von Depression sind. Experimentelle Studien und Langzeitstudien zeigen, dass Verzerrungen in der Interpretation von Erfahrungen, eine selektiv negativ ausgerichtete Aufmerksamkeit und selektiv negative Erinnerungen, negative Vorstellungsprozesse sowie ungünstige Emotionsregulationsstrategien, wie z. B. Grübeln, zur Entstehung von Depressionen beitragen (LeMoult & Gotlib, 2019). So konnte Teasdale z. B. zeigen, dass bei rezidivierender Depression Rückfälle durch negative Stimmung und die einhergehende Reaktivierung von gespeicherten negativen Verarbeitungsprozessen (Erinnerungen, Vorstellungen, Assoziation, Grübeln) ausgelöst werden. Eine solche kognitive Vulnerabilität ist nach Teasdale (1988) auch für die Chronifizierung von Depression verantwortlich, indem eine Negativspirale von Stimmung, Verarbeitungsprozessen, Kognitionen und Verhalten die Symptome einer Depression aufrechterhält (vgl. Abbildung 2).

Generell zeigen depressive Menschen eine verminderte Fähigkeit, Kontrolle über die Verarbeitung negativer Erlebnisse zu behalten und flexibel emotionale Zustände zu wechseln (kognitive Rigidität), d. h. sich von negativen Erlebnissen zu lösen (Inhibition des Arbeitsgedächtnisses), die Perspektive zu wechseln und Erfahrungen umzubewerten (reappraisal). Stattdessen bleiben depressive Personen durch Grübeln an negativen Aspekten „hängen" (Rumination), und sie konzentrieren sich selektiv auf negative As-

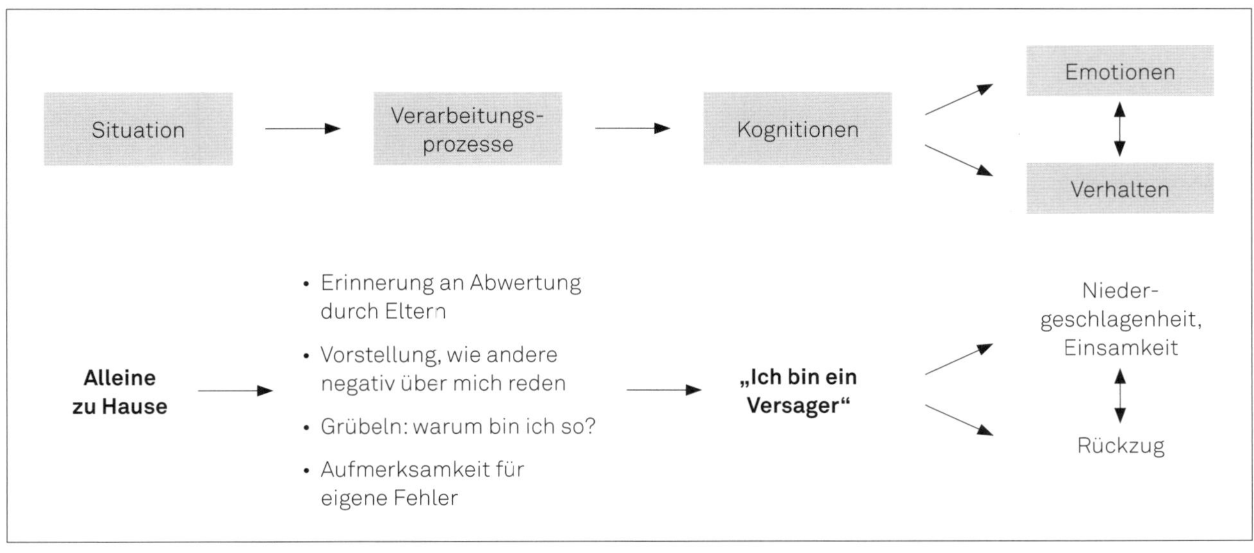

Abbildung 1: Kognitives Modell von Beck und Clark (1988); erweitert um Verarbeitungsprozesse und veranschaulicht anhand eines Beispiels

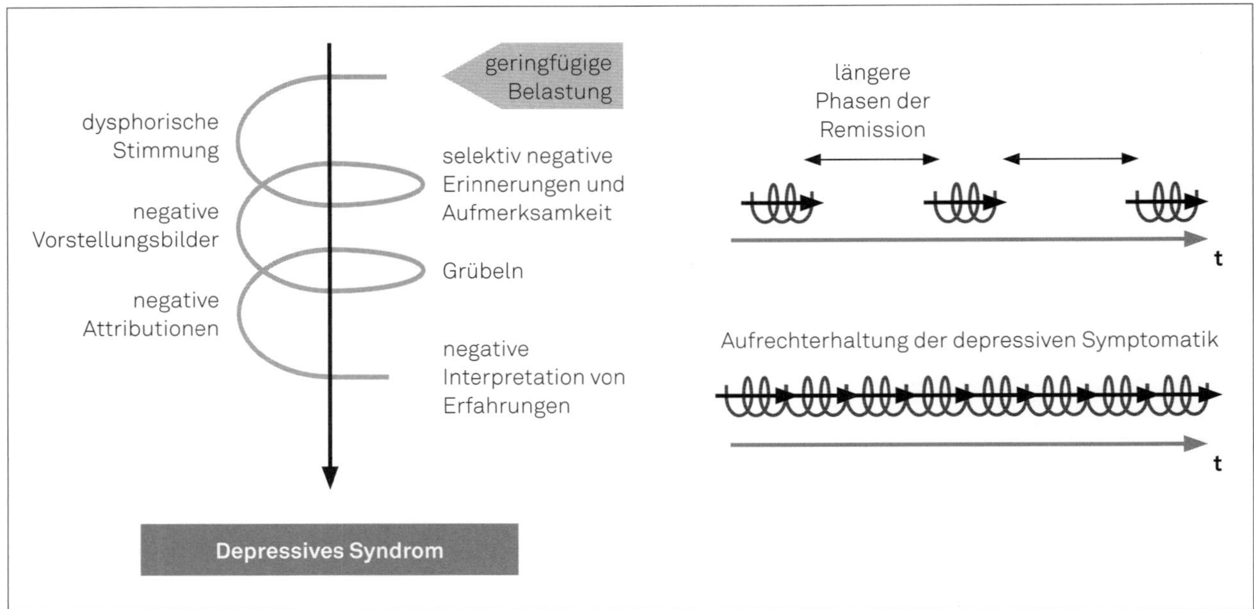

Abbildung 2: Kognitive Vulnerabilität für Rückfälle (links) und rezidivierende vs. chronische Verlaufsformen (rechts) der Depression (differential activation hypothesis von Teasdale, 1988)

pekte und erinnern diese auch bevorzugt (verzerrte Aufmerksamkeit und Gedächtnisprozesse). Speziell bei chronischer Depression scheinen die kognitive Kontrolle und emotionale Flexibilität besonders stark eingeschränkt zu sein. So zeigen chronisch Depressive vermehrt Grübeln, und in einem vergleichbaren Ausmaß wie Betroffene in einer Major Depressiven-Episode (Nolen-Hoeksema, 2000; Riso et al., 2003). Gleichzeitig weisen chronisch Depressive paradoxerweise eine verstärkte Tendenz auf, sowohl negative Gefühle als auch negative Gedanken zu vermeiden (experiential avoidance), im Sinn eines gehemmten Ausdrucks negativer Gefühle gegenüber anderen Personen (Brockmeyer et al., 2015). Darüber hinaus zeigen chronisch depressive Personen auch eine intensivere Erinnerung an negative autobiografische Erlebnisse, und sie können sich von den hierdurch ausgelösten negativen Emotionen auch schlechter lösen als Personen ohne Depression (Guhn et al., 2018). Insgesamt zeigen sich also deutliche Belege für die Hypothese, dass die Verarbeitungsprozesse von chronisch Depressiven durch selektiv negative Verzerrungen und eine erhöhte Rigidität/mangelnde Flexibilität gekennzeichnet sind.

Darüber hinaus wird neuerdings auch eine veränderte Verarbeitung der sozialen Wahrnehmung angenommen. Nach der Theorie von McCullough (2000) sind Personen mit chronischer Depression in ihrer sozialen Entwicklung gestört und entsprechend der Phaseneinteilung von Piaget in der präoperativen Phase der kognitiven Verarbeitung sozialer Interaktionen stehen geblieben. Sie seien deshalb nicht in der Lage, die Konsequenzen ihres eigenen Verhaltens richtig einzuschätzen oder Rückmeldungen und/oder Ursache-Wirkungs-Zusammenhänge in zwischenmenschlichen Beziehungen genau wahrzunehmen. Hierdurch fehle den Betroffenen die Fähigkeit, auf ihre zwischenmenschliche Umgebung regulierend einzuwirken. Auch wenn diese Theorie von McCullough bislang nicht belegt werden konnte, so zeigte sich ein Defizit in der Fähigkeit zur emotionalen Empathie, weniger der kognitiven Empathie (Schnell & Herpertz, 2018). Dies bedeutet, dass chronisch Depressive sich weniger gut in die Gefühle von anderen Personen hineinversetzen können; hingegen ist das Verständnis der Kognitionen, Bewertungen und Einstellungen anderer Menschen weniger beeinträchtigt. Inwieweit sich dieser Befund auf frühe Entwicklungsdefizite (etwa aufgrund emotionalen Missbrauchs und negativen familiären Interaktionen) oder auf Interferenzen mit intensiven negativen Emotionen zurückführen lässt, ist noch nicht hinreichend untersucht worden.

1.3 Dysfunktionale selbstreferenzielle und soziale Kognitionen

Die Inhalte von Kognitionen sind bei chronischer Depression durch verzerrte negative Einstellungen bezüglich sich selbst und anderen gekennzeichnet. Chronisch Depressive sehen sich selbst, in noch stärkerem Maße als Betroffene mit einer Major Depressiven-Episoden, als wertlos, lebensunfähig und emotional schwach an, unabhängig von der Schwere der Depression oder begleitenden Persönlichkeitsstörungen (Riso et al., 2003). Sie attribuieren Misserfolge in hohem Maße auf sich selbst und gehen davon aus, dass dies immer so ist und immer so sein wird (internale, globale Attribution). Die Inhalte der Einstellungen sind in verzerrender Weise unlogisch, absolutistisch und generalisierend und nicht an den Fakten orientiert. Darüber hinaus wird die Zukunft pessimistisch gesehen, und dies trotz gegenläufiger Erfahrungen. Dies kann durch den Prozess einer Immunisierung erklärt werden, indem gegenläufige Erfahrungen als Ausnahme betrachtet werden, oder die Glaubwürdigkeit von Informationen infrage gestellt wird, wenn diese dem eigenen Konzept nicht entsprechen (Kube et al., 2017).

Tabelle 5: Beispiele für verzerrte Kognitionen bei chronischer Depression

Selbstreferenzielle Kognitionen	Soziale Kognitionen
• Ich bin wertlos (unzulänglich, schwach, lebensunfähig, nicht belastbar). • Mein Leben ist ein Elend (Scherbenhaufen, Debakel). • Ich bin schuld an meinem Scheitern. • Ich werde nie ein glückliches Leben führen. • Ich bin dafür verantwortlich, dass andere leiden.	• Andere interessieren sich nicht für mich, lehnen mich ab. • Ich bin anders als die anderen. • Ich werde nicht verstanden. • Ich muss alles selbst tun, weil mir niemand hilft. • Andere sind böse zu mir. • Wenn ich mich auf eine Beziehung einlasse, werde ich nur verletzt.

Die starken sozialen Funktionseinschränkungen chronisch depressiver Personen sprechen dafür, dass neben der negativen Bewertung des Selbst auch die sozialen Kognitionen beeinträchtigt sind. Die Bewertung von Beziehungen mit anderen Menschen ist durch eine negative Sichtweise geprägt. Chronisch Depressive weisen kognitive Schemata auf, in denen sie sich als isoliert und abgetrennt wahrnehmen (Riso et al., 2003). Die soziale Identität ist subjektiv (nicht selten aber auch objektiv) durch den Außenseiterstatus gekennzeichnet. Dementsprechend erwarten chronisch Depressive auch, dass ihr Bedürfnis nach emotionaler Unterstützung von anderen nicht erfüllt wird und sie aufgrund ihrer eigenen Minderwertigkeit von anderen kritisiert, missachtet oder verlassen werden. Mitunter besteht ein starkes Misstrauen, von anderen verletzt, missbraucht, gedemütigt, betrogen oder manipuliert zu werden. Die sozialen Kognitionen können zwar komorbid mit einer Persönlichkeitsstörung, wie z. B. Selbstunsicher-Vermeidende oder Borderline-Persönlichkeitsstörung, einhergehen, sind jedoch bei chronischer Depression oftmals auch ohne eine solche Komorbidität nachweisbar (Flink et al., 2018).

1.4 Interpersonales Verhalten

Nach der Theorie von Beck sind interpersonelle Probleme bei Depression zwar keine primäre Ursache, werden jedoch als ein aufrechterhaltender Faktor angenommen. Defizite im Bereich sozialer Kompetenzen wurden sowohl in der Selbsteinschätzung von Depressiven als auch in der Fremdeinschätzung durch Interaktionspartner konsistent festgestellt (Segrin, 2000). Insbesondere nonverbale Verhaltensmerkmale (leise Stimme, trauriger oder versteinerter Gesichtsausdruck, wenig Augenkontakt, eingeschränkter Emotionsausdruck) tragen zu der Wahrnehmung von sozialer Inkompetenz bei. Darüber hinaus sprechen depressive Menschen häufig negative Themen oder Gefühle in Situationen an, die von anderen als unangemessen erlebt werden. Die Theorie von Lewinsohn (1974) geht davon aus, dass diese Defizite zu verminderter positiver Verstärkung durch das soziale Umfeld führen. Allerdings sind die Belege für eine Verstärkung von Depression durch soziale Kompetenzdefizite nicht eindeutig. Eine andere Möglichkeit wäre, dass mangelnde soziale Kompetenzen die Herstellung stabiler positiver Beziehungen erschweren und soziale Unterstützung in Belastungssituationen verringern.

Die Theorie der interpersonellen Vermeidung geht weniger von Kompetenzdefiziten aus, sondern dass Depressive deshalb weniger Bestätigung oder soziale Unterstützung erhalten, da sie unangenehme soziale Interaktionen vermeiden (Ferster, 1973). Die Vermeidung von sozialen Aktivitäten behindert zudem die Bewältigung von zwischenmenschlichen Konflikten und führt auf diese Weise zur Aufrechterhaltung von sozialen Problemen und Belastungen. Andere interpersonelle Modelle der Depression postulieren, dass dysfunktionales interpersonelles Verhalten zu Problemen, wie z. B. Ablehnung oder Entfremdung, führt, die wiederum die Depression aufrechterhalten. So wird u. a. aufgrund häufiger negativer Erfahrungen mit Bezugspersonen angenommen, dass chronische Depressive einen ängstlich-vermeidenden Bindungsstil ausbilden. Dieser zeigt sich z. B. in Angst vor Verlassenheit und Ablehnung, meist einhergehend mit dem Streben nach Unabhängigkeit und der Vermeidung von Intimität. In ähnlicher Weise postulierte Beck in dem Soziotropie-Konzept, dass bei Depressiven ein übermäßiges Bedürfnis nach sozialer Bindung und Akzeptanz besteht, einhergehend mit Unsicherheit in Bezug auf die eigenen zwischenmenschlichen Beziehungen.

Einige Studien bieten auch empirische Anhaltspunkte dafür, dass diese Beziehungsstile tatsächlich zu verstärkten Konflikten und Stress führen, wodurch sich wiederum depressive Symptome verstärken können (Dobson et al., 2014). Ein weiteres zwischenmenschliches Verhaltensmuster, das zu zwischenmenschlichen Problemen und chronischer Depression führen könnte, ist die übermäßige und beharrliche Suche nach Bestätigung, dass man von anderen gemocht und umsorgt wird (Joiner, 2005). Durch die permanente Suche nach Bestätigung wachsen jedoch Zweifel an der Aufrichtigkeit, und Irritation, Distanzierung und Ablehnung bei Beziehungspartnern.

Ein weiteres, insbesondere für chronische Depression diskutiertes interpersonelles Muster ist die Annahme von Feindseligkeit gepaart mit Unterwürfigkeit. In seiner interpersonellen Theorie der chronischen Depression erklärt McCullough (2000) die Feindseligkeit und Unterwürfigkeit durch die mangelnde Fähigkeit, die Bedürfnisse und Gefühle anderer Menschen adäquat wahrzunehmen, sodass in den Beziehungen zu anderen Menschen Zerwürfnisse und Spannungen entstehen. Es gibt empirische Hinweise, dass ein solcher interpersoneller Stil bei chronischer Depression stärker ausgeprägt ist als bei Major Depression (Bird et al., 2018).

Sind die Befunde zu interpersonellen Problemen eine Ursache für Depression oder eine Folge von kognitiven Faktoren? In Übereinstimmung mit dem weiter oben dargestellten erweiterten kognitiven Modell sprechen Langzeituntersuchungen dafür, dass Grübeln den interpersonellen Störungen vorausgeht (Flynn et al., 2010). Danach sind ungünstige Verarbeitungsprozesse, neben dem Grübeln auch die fehlerhafte soziale Wahrnehmung und Erinnerungen an frühere aversive Erlebnisse, der Ausgangspunkt für eine Kaskade von negativen Gedanken und Gefühlen. Darunter fallen die kritische Selbstabwertung und die Erwartung von Kritik und Ablehnung durch andere, und hieraus resultierend sozial inadäquate, d. h. selbstunsichere oder auch feindselige Verhaltensweisen, die eine Entlastung von den belastenden Problemen durch soziale Unterstützung nicht nur verhindern, sondern diese sogar noch weiter verstärken. Vermehrte soziale Konflikte wiederum könnten ungünstige Verarbeitungsmechanismen wie Grübeln und die Wahrnehmung von Abgetrenntsein und Isolation, selbstabwertende und feindselige Gedanken, Gefühle von Niedergeschlagenheit und Gereiztheit sowie die hieraus resultierenden ungünstigen interpersonellen Verhaltensmuster verstärken (vgl. Abbildung 3).

1.5 Motivationale Aspekte

Neben einer niedergedrückten Stimmung ist Anhedonie, definiert als Verlust von Freude und Interesse an Aktivitäten, ein Kernsymptom von Depression. Dieser Verlust äußert sich sowohl in der Wahrnehmung eines Rückgangs biologischer Triebe (Lust, Appetit, Sexualität) als auch sozialer Bedürfnisse (Familie und Partnerschaft, Beruf, Hobbys).

Während sich die neurobiologischen Theorien vor allem auf die Störung des dopaminergen Belohnungssystems (Basalganglien, Präfrontalcortex und Amygdala) konzentrieren, rücken psychologische Theorien die emotionalen und motivationalen Aspekte stärker in den Vordergrund. Danach ist Anhedonie als ein Symptom zu sehen, das aus einem dynamischen Zusammenspiel von negativer Stimmung, negativen Verarbeitungsmechanismen wie Grübeln und negativen Erinnerungen, Kognitionen sowie Vermeidungs- und Rückzugsverhalten entsteht.

Aus motivationspsychologischer Sicht ist Anhedonie als eine Störung der Antizipation positiver Emotionen bei Annäherung an ein Ziel und des Erlebens positiver Emotionen beim Erreichen eines Ziels zu sehen (Dunn et al., 2012). Die Erwartung, durch eine bestimmte Handlung ein Ziel zu erreichen und sich dann auch gut zu fühlen, hängt von verschiedenen Verarbeitungsprozessen ab. Nach der Retrieval competition-Theorie von Brewin (2006) werden Bewertungen und auch Erwartungen wiederum von Gedächtnisprozessen bestimmt. Autobiografische Erinnerungen sind mit der Aktivierung von spezifischen kognitiven Schemata verbunden. Je nachdem, ob eher negative oder positive Erinnerungen abgerufen werden, werden eher negative oder positive Erwartungen und Vermeidungs- oder Annäherungsverhalten aktiviert. Durch die selektiv negative Orientierung in den vergangenen Erinnerun-

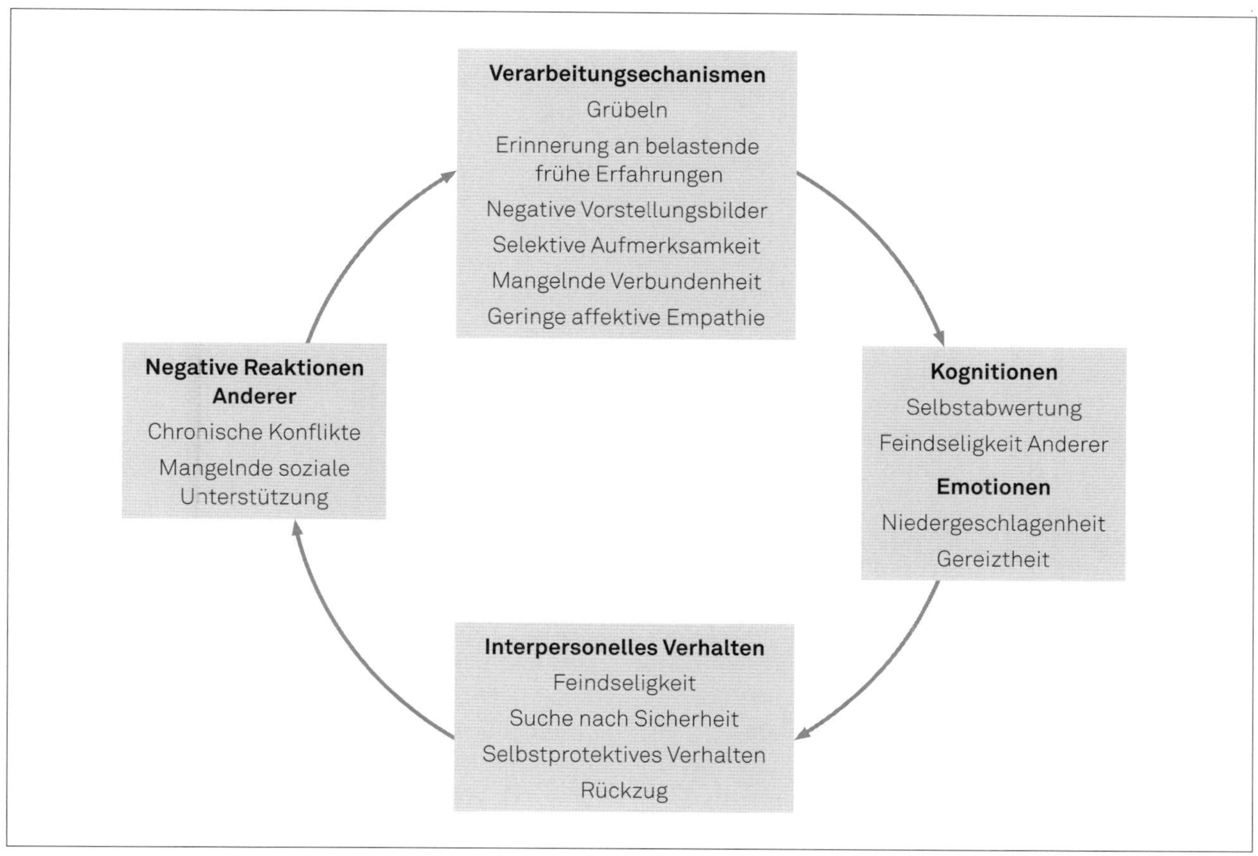

Abbildung 3: Selbstverstärkender Kreislauf von emotionaler Verarbeitung und interpersonellem Verhalten

gen werden somit auch eher negative Erwartungen und Vorstellungen zu zukünftigen Ereignissen und auch zum eigenen Befinden angeregt. Vereinfacht ausgedrückt, können Depressive keine Vorstellung von der Zukunft entwickeln, dass sie sich durch eine bestimmte Handlung besser fühlen können, da sie sich lediglich an negatives Befinden in der Vergangenheit erinnern können (Dalgleish et al., 2010).

Aus den zuvor dargestellten Befunden wird deutlich, dass das Erleben von Depressiven vor allem in Bezug auf den eigenen Selbstwert und die Beziehung zu anderen negativ geprägt ist. Nach der Konsistenztheorie von Grawe (2000) sind somit das Bedürfnis nach Selbstwert (vs. Selbstkritik) und das Bedürfnis nach Bindung (vs. Zurückweisung/Abgetrenntsein/Isolation) bedroht. Frühe negative Erfahrungen in der Biografie tragen bei Depressiven zur Entwicklung von motivationalen Schemata bei, in denen die Vermeidung von Selbstabwertung und Zurückweisung durch andere eine zentrale Rolle spielen (Grosse Holforth et al., 2005). Paradoxerweise tendieren aber depressive Personen nicht nur dazu, negative Erfahrungen zu vermeiden, sondern auch positive Erfahrungen. Dies könnte aus der grundlegenden Motivation erklärt werden, das eigene negative Schema sich selbst und anderen zu bestätigen (Bedürfnis nach Selbstverifikation; Arens & Stangier, 2020).

Kapitel 2
Wohlwollen

Was ist Wohlwollen? Im Duden wird Wohlwollen als „freundliche, wohlwollende Gesinnung“ gekennzeichnet. Der englische Begriff benevolence wird im Webster Dictionary definiert als „1. disposition to do good, 2. an act of kindness“. In der Alltagssprache wird der Begriff eher selten verwendet. Eine mögliche Erklärung hierfür ist die Schwierigkeit, Wohlwollen einzugrenzen. Als Werte-Haltung beinhaltet Wohlwollen den Wunsch, positive Beziehungen herzustellen, in denen Vertrauen, Verlässlichkeit, Verbundenheit, Unterstützung und Ehrlichkeit bestehen. Wohlwollen gegenüber anderen wird auch umschrieben mit Freundlichkeit, Respekt, Mitgefühl, Anständigkeit, Fairness, Güte, Großzügigkeit oder Menschenliebe. Wohlwollen kann sich gegenüber Nahestehenden, aber auch gegenüber Fremden zeigen. Wohlwollen gegenüber anderen schließt aber auch Wohlwollen gegenüber sich selbst ein. Abzugrenzen ist selbstbezogenes Wohlwollen jedoch von Selbstaufopferung (anderen Gutes tun, ohne sich selbst Gutes zu tun; Altruismus) wie auch von Egoismus (sich selbst Gutes tun, ohne anderen Gutes zu tun). Wohlwollen ist somit eine universelle Motivation, anderen und sich selbst Gutes zu tun.

In diesem Kapitel werden philosophische und psychologische Hintergründe von Wohlwollen dargestellt, um Wohlwollen besser einzugrenzen und zu verdeutlichen, wie wichtig Wohlwollen als motivationaler Einfluss auf menschliches Erleben und auch für die Erhaltung psychischer Gesundheit ist.

2.1 Wohlwollen aus philosophischer Sicht

Wohlwollen bzw. Benevolenz hat Philosophen in der Antike wie auch im Zeitalter der Aufklärung beschäftigt. Als einer der ersten Philosophen hat sich Aristoteles intensiv mit den Absichten und Zielen von Menschen befasste. Für ihn sind liebevolle Beziehungen zu anderen Menschen (oder auch „Freundschaften“) eine Grundbedingung des Lebens. Zu den „freundschaftsähnlichen“ Verhältnissen zählt Aristoteles (1909, S. 201–202) auch Wohlwollen. Es wird von ihm als eine Tugend, d.h. eine („gute“) sittliche Einstellung gesehen, in der das Gute für den anderen um des Guten willen angestrebt wird. Wohlwollen ist für Aristoteles Wunsch, nicht jedoch Handlung, und frei von Absichten und Streben nach eigenem Nutzen. In gleicher Weise unterscheidet Aristoteles die Selbstliebe nach materiellem Vorteil als verwerflichen Wunsch, gegenüber einer Selbstliebe, die das eigene Wesen liebt und nach Verwirklichung der Vernunft strebt.

In der Aufklärung knüpften britische Moral-Philosophen an die Erklärung von tugendhaftem Handeln an. Neben Strömungen, die entweder Vernunft (Rationalismus) oder hedonistisches Glücksstreben (Utilitarismus) in den Vordergrund stellen, entwickeln z.B. Hume und Hutcheson eine naturalistische Psychologie, in der Gefühle Ausgangspunkt für ethische Normen sind. Wohlwollen, Sympathie und Mitgefühl sind Ausdruck eines angeborenen moralischen Sinnes („moral sense“). Hutcheson sieht Wohlwollen als ein Streben nach Wohlergehen nicht nur von sich selbst, sondern auch von anderen Menschen, das auf das größtmögliche Glück aller abzielt und von dem Erleben von Freude motiviert wird. Interessanterweise versucht Hutcheson, in mathematischer Weise den Zusammenhang von Wohlwollen und dem hieraus resultierenden Glück zu quantifizieren: Danach ist das Ausmaß an Wohlwollen eine direkte Funktion des Verhältnisses von dem bei anderen hervorgerufenen Glück und den Fähigkeiten, dieses hervorzurufen.

Eine Gegenposition bezieht Kant bezüglich Wohlwollen in seiner Pflichtethik. Wohlwollen als „guter Wille“ ist die Primärtugend schlechthin und zentrales Kriterium für moralisches Handeln. „Der gute Wille ist nicht durch das, was er bewirkt, oder ausrichtet, nicht durch seine Tauglichkeit zu Erreichung irgendeines vorausgesetzten Zweckes, sondern allein durch das Wollen, d.i. an sich, gut." (Kant, 2008, S. 394). Wohlwollen wird von Kant als Wollen an sich angesehen, aber auch als Handlung im Sinne praktizierter Menschenliebe. Darüber hinaus jedoch ist Wohlwollen für Kant auch „Pflicht" im Sinne eines moralischen Handlungsmotivs. Diese Orientierung an innerer Verpflichtung gegenüber dem Guten wird von Kant gegenüber dem menschlichen Streben nach Glück als „natürlichem" Handlungsmotiv abgegrenzt (Schönecker, 2010). Weiterhin verbindet Kant mit der Pflicht zum Wohlwollen gegenüber anderen auch die Verpflichtung zum Wohlwollen sich selbst gegenüber, d.h. die Würde von sich selbst als Person anzuerkennen und zu achten, und sich für die Entwicklung eigener Fähigkeiten einzusetzen: „Lebe der Natur gemäß, d.i. erhalte dich in der Vollkommenheit deiner Natur" (Kant, 2008, S. 419).

Die Frage, ob Wohlwollen ein rational ableitbares Grundprinzip oder ein Grundbedürfnis des Menschen darstellt, zieht sich bis heute durch die philosophischen Strömungen und beeinflusst auch die angewandte Ethik. In der modernen Philosophie wurde die Auseinandersetzung mit dem universellen Prinzip des Wohlwollens um die Tugendlehre von Aristoteles unter anderem von Nussbaum (1999) fortgeführt. Im Zusammenhang mit dem Prinzip der Gerechtigkeit in der Entwicklung der Menschheit und der Würde des Menschen stellt Nussbaum eine Liste von Grundbereichen menschlicher Erfahrungen auf, zu denen unter anderem die Fähigkeiten gehören, ein lebenswertes Leben führen, sich guter Gesundheit zu erfreuen, vor Gewalt oder sexuellen Übergriffen sicher zu sein, Freude im Leben zu haben, sich eigener kognitiver Fähigkeiten bedienen zu können, Vertrauen zu entwickeln (Fähigkeit zur Bindung einschließlich Liebe, Trauer, Dankbarkeit oder Sehnsucht) und schließlich das Gute im eigenen Leben sich vorzustellen, zu planen und zu reflektieren. Nussbaum geht dabei davon aus, dass prosoziale Gefühle und Verhalten wie Vertrauen einerseits durch biologische Faktoren, andererseits durch gesellschaftliche Prägung und normative Urteile beeinflusst werden (Nussbaum, 2002).

Positive Einstellungen zu anderen Personen lassen sich zwar auf einem Kontinuum von Sympathie, Respekt und Achtung, über die Nächstenliebe und Fürsorge (caritas) bis hin zur Liebe betrachten, aber in der antiken Philosophie von Aristoteles bis hin zur Theologie von Thomas von Aquin ist Wohlwollen eine Tugend, die diesen Einstellungen zugrunde liegt (Herzberg, 2018). Als eine Verbindung der Glücksethik von Aristoteles und der Pflichtethik von Kant sieht Spaemann (1989) im „Akt der wohlwollenden Liebe" Bestandteile des glücklichen Lebens (eudaimonia). Wohlwollen ist nach Spaemann gleichzeitig Wollen, nämlich Bedürfnis und Streben nach eigenem Glück und dem Glück anderer, und Sollen, d.h. einer aus der Vernunft abgeleiteten Tugend, wie sie von Kant postuliert wird. Insofern ist den verschiedenen Ansätzen ein wichtiger Grundgedanke gemeinsam, dass Wohlwollen nicht nur die Motivation zum eigenen Wohl und dem der anderen, sondern auch eine Pflicht darstelle.

Als Fürsorge (Benifizienz) für den Patienten ist wohlwollendes Handeln in die vier Grundsatzprinzipien der Bioethik in die Medizin (Beauchamp & Childress, 2019) eingegangen. Auch in der Wirtschaftsethik gibt es eine Auseinandersetzung mit der Frage, inwieweit Unternehmen die ethische Verpflichtung zu wohlwollendem Handeln gegenüber der Gesellschaft haben. Demgegenüber wird unter dem Begriff „wohlwollender (benevolenter) Sexismus" die scheinbar beschützende und helfende, tatsächlich aber paternalistische Erscheinungsform der Diskriminierung von Frauen diskutiert.

Aus der philosophischen Auseinandersetzung mit Wohlwollen ergeben sich wichtige Anregungen für Differenzierungen. Zum einen wird Wohlwollen oftmals als Werteorientierung, losgelöst vom konkreten Handeln (1. Fall in Abbildung 4) gesehen; oder als eine Motivation, die durch Handeln sichtbar wird (2. Fall). Zudem ist in zwischenmenschlichen Beziehungen auch das reziproke Erleben von Wohlwollen anderer Menschen mir gegenüber (3. Fall) wichtig; eine Erweiterung wäre auch die Wahrnehmung von Wohlwollen zwischen anderen Menschen oder generell zwischen Menschen. Schließlich ist Wohlwollen gegenüber sich selbst ein Spezialfall des Wohlwollens gegenüber anderen (4. Fall); eigene Motive, Bewertungen und Handlungen beziehen sich dabei auf die Repräsentanz des Selbst.

2.2 Wohlwollen in der buddhistischen Philosophie

Innerhalb der buddhistischen Ethik spielen die „Brahmavihāra" (übersetzt mit „Die vier himmlischen Verweilzustände" oder „Die vier Unermesslichen") eine wichtige Rolle. Hierunter werden vier Geisteshaltungen verstanden, die durch Meditation und in Handlungen kultiviert werden sollen und die durch Verlassen der mit falschen persönlichen Vorstellungen vom Dasein verbundenen Einstellungen, wie z.B. Ich-

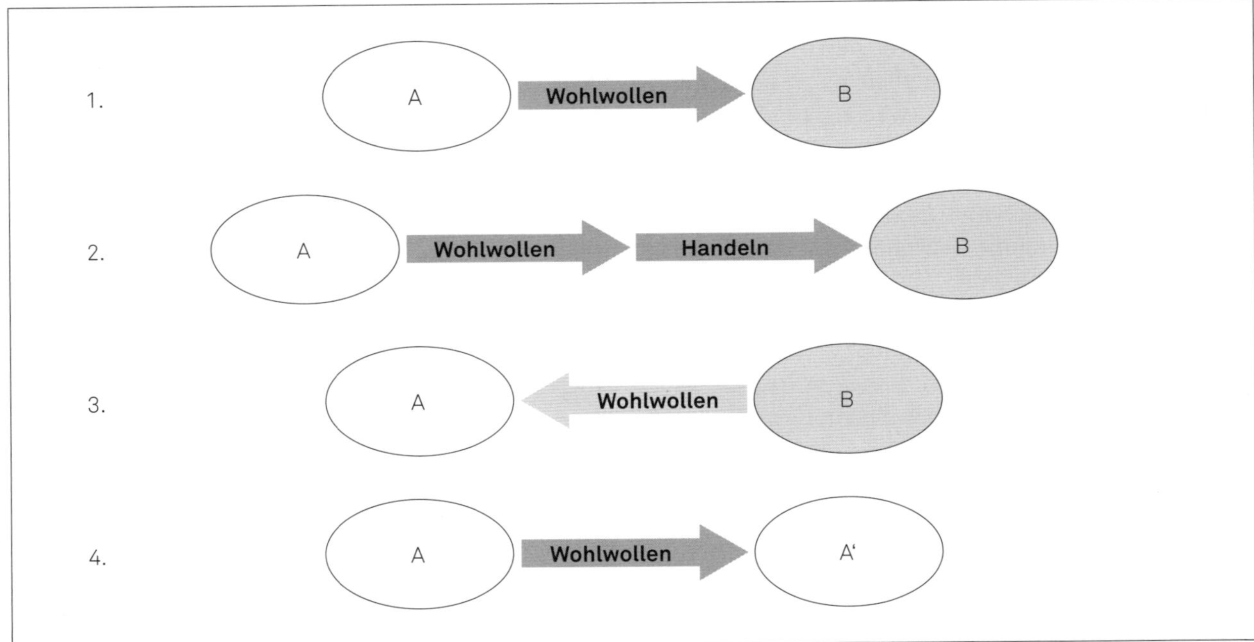

Abbildung 4: Unterschiedliche Formen von Wohlwollen: (1) Wohlwollen als Werteorientierung, (2) Wohlwollen als Handlungsmotivation, (3) Erfahrung von Wohlwollen durch andere, (4) Wohlwollen sich selbst gegenüber

Sucht, Gier und Anhaften, zu einem Freisein von aller Unruhe des Geistes, allen Wünschen und Denkvoraussetzungen (Nirwana) führen. Achtsamkeit (Pali: Sati), das nichtwertende Vergegenwärtigen der körperlichen und geistigen Prozesse, stellt in der Meditationspraxis eine wichtige Voraussetzung für die Kultivierung dieser Tugenden dar (vgl. Tabelle 6).

In der buddhistischen Philosophie sind alle Menschen und alle Wesen miteinander verbunden und voneinander abhängig. Das Individuum ist nur Ausdrucksform einer allumfassenden, unteilbaren Wirklichkeit, eine Illusion, die zugunsten des absoluten und grenzenlosen Seins überwunden werden muss. Die Verbundenheit aller Menschen ist auch eine Voraussetzung für Metta: Es sind erst dann ein dauerhaftes Glück und innerer Friede (Gleichmut) möglich, wenn auch alle anderen Wesen glücklich und friedvoll sind. Deshalb sind die Tugenden Wohlwollen, Mitgefühl und Mitfreude auf alle Menschen bezogen, nicht nur nahestehende Personen, sondern auch Unbekannte und sogar Gegner oder Feinde. Andererseits schließt Metta immer auch den Wunsch ein, selbst Glück und inneren Frieden zu finden.

Mettā (Wohlwollen) unterscheidet sich von Karunā (Mitgefühl, nicht Mitleid) durch die Bezugnahme auf Glück und Wohlergehen vs. Leiden. Die Auseinandersetzung mit dem Leiden anderer (oder auch dem eigenen Leiden) ist mit der Notwendigkeit ver-

Tabelle 6: Die vier buddhistischen Grundtugenden („Die vier Unermesslichen", „Brahmavihāra")

Tugend *(Pali)*	Übersetzung Deutsch – Englisch	Definition
Mettā	Wohlwollen (Liebende Güte) Loving kindness (Benevolence)	Motivation, bei anderen und sich selbst Wohlbefinden und Glück herbeizuführen.
Karunā	Mitgefühl Compassion	Bewusstheit für das Leiden anderer und die Motivation, dieses zu lindern.
Muditā	Mitfreude sympathetic joy	Fähigkeit zur Anteilnahme an freudvollen Momenten mit anderen.
Upekkhā	Gleichmut equanimity	Offenheit und Interesse für alle Erfahrungen und Dinge, ohne Vorurteile oder besitzergreifende Tendenzen der Zuneigung (nicht zu verwechseln mit Gleichgültigkeit).

bunden, sich mit eigener Hilflosigkeit und negativen Gefühlen zu konfrontieren, diese zu akzeptieren und handlungsfähig zu bleiben. Demgegenüber ist Wohlwollen durch die Notwendigkeit gekennzeichnet, Abneigung, Ärger, Missgunst und Egoismus zu überwinden. Abzugrenzen ist Metta auch von besitzergreifenden und der Gier verhafteten Formen der leidenschaftlichen Zuneigung und Liebe (Dalai Lama, 2001).

2.3 Psychologische Konzepte von Wohlwollen

Ähnlich wie in der Philosophie lassen sich die theoretischen Konzepte zu Wohlwollen auch zwei Grundrichtungen zuordnen: Die eine sieht Wohlwollen als ethische Wertehaltung, die andere als eine auf sozialen Bedürfnissen begründetes Motiv, das Emotionen und soziales Verhalten prägt. Abbildung 5 gibt einen Überblick über psychologische Theorien, die sich auf Wohlwollen bzw. Benevolenz beziehen.

Als kulturell geprägte Wertehaltung ist Benevolenz eine zentrale Bewertungsdisposition, die die Identität einer Person begründet, Einstellungen und Handlungsabsichten steuert, und sich im Verhalten und angestrebten Zielzuständen manifestiert (Rokeach, 1973). Schwartz (1992) unterscheidet dabei Benevolenz, definiert als Erhaltung und Förderung des Wohlergehens von nahestehenden Personen, von Universalismus als Engagement für das Wohlergehen von Menschen und Natur generell. Diese Differenzierung hat Schwartz vor allem aufgrund von kulturellen Unterschieden eingeführt: In kollektivistischen Gesellschaften wird Benevolenz relativ mehr Bedeutung

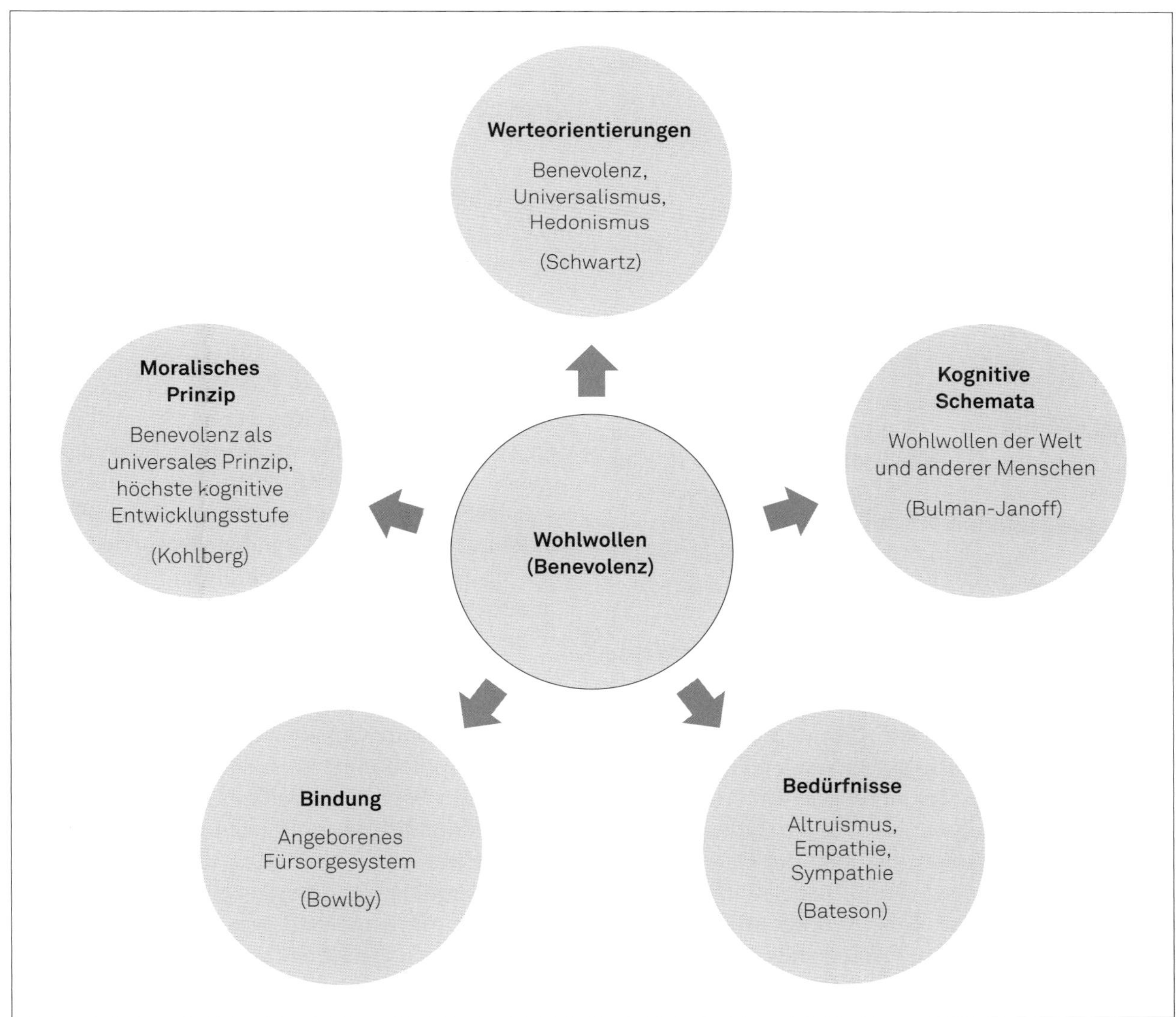

Abbildung 5: Theoretische Bezüge von Wohlwollen zu psychologischen Theorien

beigemessen, während in individualistischen Kulturen jedoch beiden Werten eine ähnliche Bedeutung zukommt. Allerdings hängen die beiden Wertedimensionen eng zusammen. Daneben beinhaltet das Konzept von Schwartz auch Hedonismus als eine Werteorientierung, die das Streben nach Lust, Freude und sinnliche Befriedigung umfasst. Zwischen Hedonismus und Benevolenz sind die Zusammenhänge jedoch weniger deutlich.

Aus entwicklungspsychologischer Perspektive ist prosoziales Verhalten auf prinzipienorientiertes Denken (Prinzipalismus) zurückzuführen. Nach Kohlbergs Stufenmodell der moralischen Entwicklung ist Benevolenz, definiert als Respekt, „aktive Sympathie", und empathische Verbundenheit in Bezug auf andere, eine stabile motivationale Grundlage für prosoziales Verhalten. Als Prinzip wird Benevolenz, gemeinsam mit Gerechtigkeit, in der höchsten, sechsten Stufe moralischer Entwicklung (Universelle Prinzipien) zugeordnet (Kohlberg et al., 1990). Angelehnt an das Stufenmodell Piagets, sieht Kohlberg in den Denkoperationen (a) Empathie und Sympathie, (b) wechselseitige Rollenübernahme und (c) Generalisierung auf ähnliche Fälle die Voraussetzung für die Fähigkeit, das Prinzip des Wohlwollens zu verstehen und anzuwenden.

Eine umfassendere Sichtweise von Wohlwollen entwickelte Janoff-Bulman (1989) in ihrer Theorie der Verarbeitung traumatischer Erfahrungen. Danach entwickeln Menschen im Lauf der Entwicklung Schemata, die uns helfen, andere Menschen grundsätzlich als wohlwollend („benevolence of the world") und als sinnvoll zu erleben. Traumatische Erfahrungen können diese Schemata erschüttern: Opfer von Naturkatastrophen entwickeln eher negativere Einstellungen zum Wohlwollen der Welt, Opfer von sog. „menschengemachten" Traumata eher zum Wohlwollen anderer Menschen. Allerdings sind diese Veränderungen in der Wahrnehmung dynamisch: Im Sinne eines „posttraumatischen Wachstums" kann es auch mit der Zeit zu einer besonderen Stärkung der Wahrnehmung von Wohlwollen der Welt kommen.

In Abgrenzung zur kulturell vermittelten Werteorientierung und zu kognitiven Schemata wird Wohlwollen auch als prosoziales Motiv gesehen. Motive sind Dispositionen zu angestrebten Zielzuständen, die wiederum auf Bedürfnissen beruhen. Im Gegensatz zu ethisch begründbaren Werten sind Bedürfnisse universelle und existenziell notwendige motivationale Zustände, die befriedigt werden müssen, um einen Mangelzustand auszugleichen (Sheldon, 2011). Motive können zwar auch Werte einbeziehen, zeichnen sich aber zusätzlich durch die Aktivierung von Handlungen und einhergehenden Emotionen aus. Es gibt eine Vielzahl von Bedürfniskonzepten, unter denen z.B. die Bedürfnishierarchie von Maslow oder die Grundbedürfnisse von Grawe (vgl. Kapitel 1.5 und Kapitel 3.3) zu nennen sind.

Unter den prosozialen Motiven ist Altruismus ein Konzept, das dem Wohlwollen eng verwandt ist. Altruismus ist jedoch ein Motiv für Hilfeverhalten, d.h. es setzt anders als Wohlwollen einen Mangel- oder Notzustand einer anderen Person voraus (Batson, Ahmad, Powell & Stocks, 2008). Altruismus ist definiert als ein Hilfeverhalten, das auf den Nutzen anderer abzielt, ohne einen eigenen Nutzen zu verfolgen. Egoistisches Hilfeverhalten hingegen richtet sich nach einem eigenen Nutzen, der nicht nur durch materielle oder soziale Vorteile, sondern auch durch internale Belohnungen (z.B. moralische Selbstbestätigung, gute Stimmung, empathische Freude) oder Vermeidung von externalen oder internalen Strafen (z.B. Sanktionen, Scham, Schuld) motiviert ist. Die empathische Freude, dass es dem Empfänger von Hilfeverhalten besser geht, ist somit ein egoistisches Motiv, das oftmals dem Hilfeverhalten zugrunde liegt.

Empathie wird oftmals als Voraussetzung für prosoziales Verhalten gesehen. Die Fähigkeit, sich einzufühlen, umfasst drei Komponenten (Ickes, 2003): (1) die kognitive Repräsentanz des emotionalen Zustands der anderen Person, (2) die Übernahme des emotionalen Zustands der anderen Person, (3) die Unterscheidung von Selbst/Anderer. Eng verwandt mit Empathie ist auch Sympathie; Empathie ist das Erleben eines Gefühls *wie die andere Person,* Sympathie hingegen das Gefühl für den *anderen,* d.h. für sein Wohlergehen (Singer & Lamm, 2009). Zum Beispiel ist Empathie mit einer traurigen Person mit der gleichen Emotion, Traurigkeit, verbunden, Sympathie jedoch eher mit Sorge. Sympathie beruht auf der subjektiven Reflexion der Situation der anderen Person und der Beziehung zwischen der anderen und der eigenen Person (Singer & Lamm, 2009). Einfühlsame Sorge ist demnach eine besondere Form der Empathie, die nicht nur Sympathie und Mitgefühl, sondern auch Wohlwollen umfasst, indem das Wohlergehen der anderen Person als bedeutsam bewertet wird. Batson, Eklund, Chermok, Hoyt und Ortiz (2007) haben die besondere Bedeutung der Wertschätzung des Wohlergehens anderer als eine zentrale, meist übersehene Komponente prosozialer Motive hervorgehoben. Durch den Abbau von Vorurteilen, die flexible Zuordnung zu Gruppen oder kooperative soziale Interaktionen kann diese wichtige Komponente von Sympathie erhöht werden.

Wohlwollen als empathische Sorge für den anderen spielt auch in der Bindungstheorie eine wichtige Rolle. Nach Bowlby ist Wohlwollen die Grundlage für ein „Fürsorge"-System (care giving), das die Bezugsperson gegenüber dem Kind entwickelt (Bowlby, 2018). Das Bindungsbedürfnis des Kindes und das Fürsorgesystem bilden ein angeborenes Bedürfnissystem. Durch die Erfahrungen mit der Bezugsperson entwickelt sich beim Kind nicht nur das Bindungssystem, sondern auch das Fürsorgesystem für andere, das sich sowohl auf das eigene als auch das Wohlergehen anderer bezieht. Wird das Bedürfnis nach sicherer Bindung nicht erfüllt, sind keine Ressourcen verfügbar, um sich um die Bedürfnisse und das Wohlergehen anderer zu kümmern, die Folge ist eine egoistische Konzentration auf eigene Bedürfnisse und Belastungen. Empirische Studien unterstützen die Hypothese, dass das Erleben einer sicheren Bindung mit einer stärkeren Orientierung an Benevolenz einhergehen (Reizer & Mikulincer, 2007).

Insgesamt zeigt die kurze Übersicht über die verschiedenen theoretischen Ansätze, dass Benevolenz einerseits als fundamentales Bedürfnis, andererseits als Schema oder Werte-Dimension aufgefasst wird. Trotz der inkonsistenten Definitionen bleibt festzuhalten, dass Wohlwollen eine wichtige kognitive und motivationale Dimension darstellt.

2.4 Wohlwollen und psychische Gesundheit

Aufgrund eines Mangels an Messinstrumenten und den uneinheitlichen, sich überlappenden Definitionen mit verwandten Dimensionen, wie z.B. Altruismus und Empathie, gibt es nur sehr wenige und inkonsistente Ergebnisse. Dennoch zeigen Untersuchungen mit Fragebögen zu Werteorientierungen in repräsentativen Bevölkerungsstichproben durchgängig positive Zusammenhänge von Wohlwollen mit Lebenszufriedenheit (Sortheix & Schwartz, 2017), geringem Risiko für Mortalität (Beller, 2021) und sozialer Aktivität (Aavik & Dobewall, 2017). Diese Ergebnisse können als Hinweis interpretiert werden, dass Wohlwollen ein wichtiger psychischer, körperlicher und sozialer Schutzfaktor ist. Gleichwohl lassen Querschnittstudien auch den umgekehrten Zusammenhang postulieren, nämlich, dass Wohlbefinden zu mehr Wohlwollen führt. Andererseits gibt es keine Unterschiede zwischen Patienten mit psychischen Störungen und nichtklinischen Personen bezüglich Benevolenz (Huguelet et al., 2016).

Unter den Persönlichkeitsdimensionen korreliert Wohlwollen besonders mit Verträglichkeit (Parks-Leduc et al., 2015), aber auch mit der Neigung zu Schuldgefühlen (Silfver et al., 2008). Darüber hinaus gibt es Hinweise, dass Wohlwollen vor allem dann das Wohlbefinden steigert, wenn es mit der Befriedigung unterschiedlicher Bedürfnisse, auch z.B. der Bedürfnisse nach Affiliation/Verbundenheit, verbunden ist (Martela & Ryan, 2016). Wohlwollen hilft darüber hinaus auch in belastenden Situationen, Unterstützung durch andere anzunehmen und das eigene Wohlbefinden zu erhalten (Chatterjee et al., 2013).

Hinsichtlich der neurobiologischen Grundlagen für Wohlwollen sind die Befunde zu dem Hormon und Neurotransmitter Oxytocin von Bedeutung. Oxytocin spielt bei der biologischen Steuerung des Geburtsvorgangs und Stillens eine wichtige Rolle. Darüber hinaus wird Oxytocin aber auch die Rolle zugesprochen, prosoziales Verhalten, insbesondere Altruismus, Empathie, Fürsorge und Bindungsverhalten zu modulieren (Marsh et al., 2020). Eine Metaanalyse zu den Effekten unterschiedlicher Meditationsformen in fMRI-Studien fand für Metta-(Loving-Kindness-) Meditation Aktivierungen in der anterioren Insula, dem Sulcus parietooccipitalis und den somato-sensorischen Hirnarealen des Parietallappens im Gehirn, die sich von den Aktivierungsmustern anderer Meditationsformen unterschieden (Fox et al., 2016). In ähnlicher Weise wurden spezifische Aktivierungsmuster für Empathie und Wohlwollen/Mitgefühl gefunden, wenn diese durch ein spezielles Training oder Meditation gefördert wurden (Klimecki et al., 2014): Training von Empathie führt zu einer erhöhten Aktivierung der anterioren Insula und des anterioren Cingulums, während die Förderung von Mitgefühl und Wohlwollen durch Loving-Kindness-Meditation zu Aktivierungen des Orbitofrontalcortex, des subgenual anterioren Cingulums und des ventralen Striatums und Nucleus accumbens führt. Dies lässt vermuten, dass die in Kapitel 2.3 beschriebenen prosozialen Motive sich auch neuronal in unterschiedlichen Aktivierungsmustern des „sozialen Gehirns" wiederfinden. Aufgrund der Komplexität der Interaktion von biologischen Vorgängen, kognitiv-emotionalen Prozessen und schwer zu kontrollierenden Kontextvariablen ist die Forschung jedoch generell noch sehr in den Anfängen.

Kapitel 3
Entwicklung eines neuen Therapieansatzes

3.1 Prozessbasierte Therapie

Prozessbasierte Therapie ist kein neues Therapieverfahren oder eine Therapierichtung. Vielmehr ist prozessorientierte Therapie (PBT) als ein neues Paradigma zu sehen, das auf die Überwindung von Therapieschulen und dogmatischen Festlegungen abzielt und stattdessen die Anwendung evidenzbasierter Prinzipien fordert. Hayes und Hofmann (2018) definieren PBT als „kontextspezifische Anwendung von evidenzbasierten Veränderungsprozessen auf der Grundlage evidenzbasierter Verfahren, um Probleme von Menschen zu lösen und ihr Wohlergehen zu fördern“. Im Zentrum der Definition stehen therapeutische Veränderungsprozesse; hierunter werden die den therapeutischen Verfahren (Techniken und Methoden) zugrunde liegenden Veränderungsmechanismen verstanden, die zum Erreichen eines Behandlungsziels führen. Grundlegend für die Identifizierung evidenzbasierter Behandlungsprozesse sind die Ergebnisse zu Mediatoren wirksamer Therapieverfahren. Auch wenn Hofmann und Hayes nicht explizit auf das in Deutschland von Grawe entwickelte Konzept der Allgemeinen Psychotherapie (1998) abheben, so finden sich hier die Wirkfaktoren der Problemaktualisierung und Problembewältigung wieder.

Auch wenn die Therapieforschung zeigt, dass bestimmte Behandlungsprozesse bei verschiedenen Störungen zu positiven Ergebnissen führen und transdiagnostische Behandlungsansätze wirksam sind, so spielen dennoch die für den Patienten spezifischen Störungsprozesse eine wichtige Rolle. Behandlungs- und Störungsprozesse sind nicht deckungsgleich: Die zur Entstehung und Aufrechterhaltung beitragenden Faktoren unterscheiden sich von den Faktoren, die zur Veränderung der Störung beitragen. Hofmann und Hayes (2019) postulieren deshalb, dass die Behandlung nicht auf störungsspezifischen, standardisierten Therapieprotokollen und Manualen beruht, sondern aus der individuellen Analyse von Störungsprozessen abgeleitet wird. Ein solches individuelles Störungsmodell ist jedoch nicht nur für die Therapieplanung des Therapeuten relevant, sondern dient auch der Motivierung der Patientin, an der Veränderung der Störungsprozesse mitzuwirken (Motivationale Klärung sensu Grawe).

Für eine wirksame Therapie sind nicht nur effektive Behandlungsprozesse und die Berücksichtigung der relevanten Störungsprozesse Voraussetzungen, sondern auch eine wirksame Interaktion zwischen Therapeutin und Patient. Ein konstantes Ergebnis der Psychotherapieforschung ist, dass eine gute therapeu-

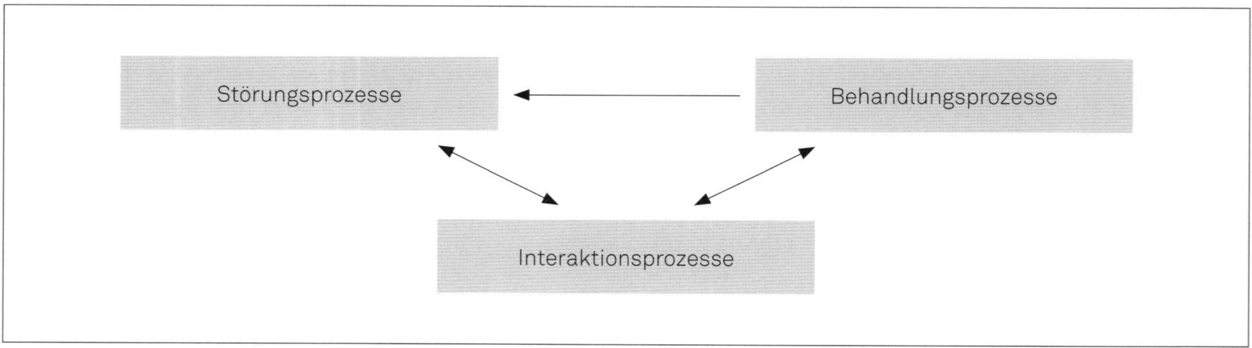

Abbildung 6: Störung, Behandlung und therapeutische Interaktion im Prozessmodell

tische Beziehung den Therapieerfolg in hohem Maße vorhersagt. Nach Grawe aktiviert eine gute therapeutische Beziehung die Ressourcen des Patienten bei der Problembewältigung. Allerdings sind die Bedingungen für eine gute therapeutische Beziehung komplex. Studien zeigen, dass die Beziehungsqualität auch davon abhängt, ob die Maßnahmen der Therapeutin als symptomreduzierend wahrgenommen werden (DeRubeis & Feeley, 1990). Zudem können Störungsprozesse der Patientin die Zusammenarbeit erheblich belasten. Besonders in der Behandlung chronischer Depression zeigen Untersuchungen, wie sehr die negativen Muster der sozialen Wahrnehmung und des Beziehungsverhaltens die Interaktion beeinträchtigen und deshalb die Gestaltung der therapeutischen Beziehung an die individuellen und störungsbezogenen Anforderungen angepasst werden muss (Kanter et al., 2008; Constantino et al., 2008; vgl. Kapitel 3.3.3).

Auch wenn die von Hayes und Hofmann (2018) vorgestellte Konzeption einer prozessbasierten Therapie unter dem Einfluss von Akzeptanz- und Commitment-Therapie transdiagnostische Störungsprozesse wie psychologische Inflexibilität herausstellt, so sind dennoch störungsspezifische Theorien und empirische Daten hierzu insbesondere bei chronischer Depression zu berücksichtigen (vgl. Kapitel 3.2). Sie bilden den Ausgangspunkt für die individuelle Ableitung eines hypothetischen Störungsmodells und die Ableitung von evidenzbasierten Behandlungsansätzen (Stangier, 2019). Abbildung 7 veranschaulicht an zwei Beispielen spezifischer Störungsprozesse bei chronischer Depression (Grübeln vs. Selbstabwertung/Feindseligkeit), wie die Behandlungsprozesse und Beziehungsgestaltung angepasst werden sollten, um die Therapieziele zu erreichen.

3.2 Stand der Forschung zur Behandlung chronischer Depression

In der Literatur galt bis vor wenigen Jahren die Behandlung der chronischen Depression als schwierig und mit deutlich geringeren Erfolgsaussichten verbunden als die Behandlung der episodisch verlaufenden Depression. In den letzten Jahren wurden jedoch einige gut kontrollierte Studien zu psychologischen Behandlungen durchgeführt, die sich zumeist auf die Veränderung problematischer interpersoneller Muster oder auf die Verbesserung der Emotionsregulation konzentrieren, darunter vor allem Cognitive Behavioral Analysis System of Psychotherapy (CBASP) und achtsamkeitsbasierte kognitive Therapie (MBCT).

CBASP ist ein von McCullough spezifisch für die chronische Depression entwickeltes Therapieverfahren, das auf der Annahme eines spezifischen Defizites in der Entwicklung sozialer Kognitionen und hieraus resultierender Beziehungsstörungen (vgl. Kapitel 1.4) basiert. CBASP wurde in der Zwischenzeit in einer Reihe von Studien evaluiert und zeigte in einer Metaanalyse (Negt et al., 2016) eine moderate Überlegenheit in den Effektstärken im Vergleich zur Interpersonellen Psychotherapie und zur Routineversorgung, aber geringe Effektstärken im Vergleich zu anderen psychologischen Behandlungen. Im Gegensatz zu CBASP betont die achtsamkeitsbasierte kognitive Therapie (MBCT) Strategien der Emotionsregulation, die auf Rumination und Erlebnisvermeidung abzielen (vgl. Kapitel 1.2). In einer früheren randomisierten-kontrollierten Studie mit chronisch depressiven Patienten zeigte CBASP signifikant größere Effekte als MBCT bei klinischen Ratings, aber nicht bei

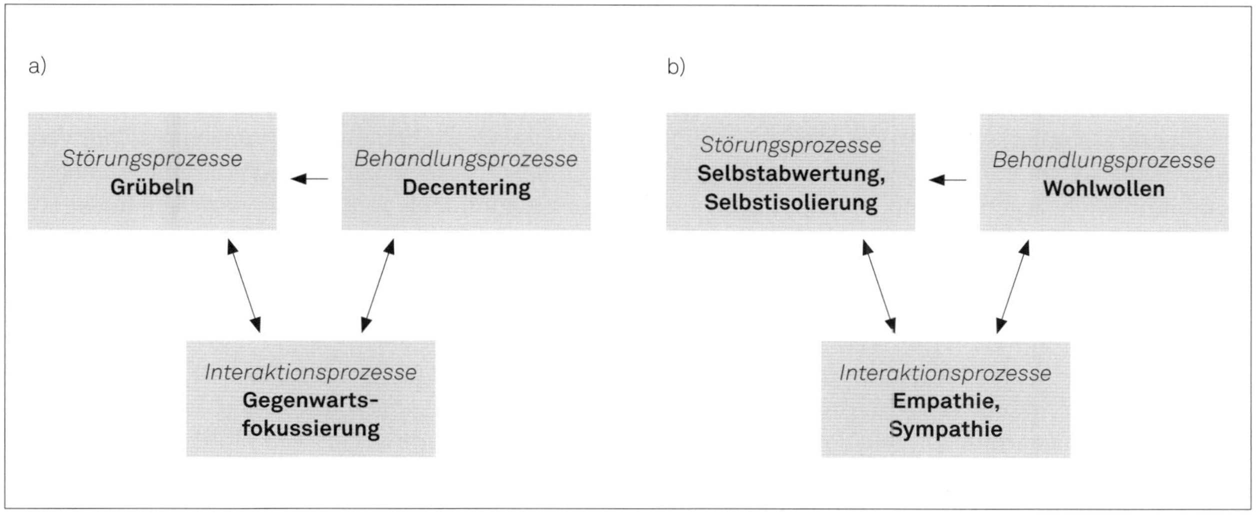

Abbildung 7: Störungs-, Behandlungs- und Interaktionsprozesse am Beispiel der Depression

Selbstratings der Depression (Michalak et al., 2015). Eine andere Studie fand jedoch bei chronisch depressiven Patientinnen und Patienten keine signifikanten Unterschiede in den Effekten von CBASP und kognitiver Verhaltenstherapie, die den Schwerpunkt auf Achtsamkeitsübungen und Verhaltensaktivierung legte (Rief et al., 2018). Schließlich zeigte die Schematherapie, die sowohl auf die Veränderung von Beziehungsmustern als auch Emotionsregulation abzielt, in zwei Einzelfallstudien vielversprechende Ergebnisse, wobei große Effektgrößen im Verlauf einer 6-monatigen Nachbeobachtung erhalten blieben (Malogiannis et al., 2014; Renner et al., 2016).

Im Gegensatz zu achtsamkeitsbasierter Meditation zielt Metta-Meditation (Loving-Kindness-Meditation) *explizit* auf die Förderung einer positiven Einstellung zu sich selbst und anderen Personen ab. Eine Metaanalyse mit nichtklinischen Stichproben aus 22 kontrollierten Studien (Galante et al., 2014) zeigte, dass diese Form der Meditation nicht nur Depression reduziert, sondern auch psychologisches Wohlbefinden verstärkt und soziale Beziehungen verbessert. Darüber hinaus zeigten sich in klinischen Studien auch signifikante Verbesserungen der depressiven Symptomatik, des sozialen Funktionsniveaus und des psychologischen Wohlbefindens bei Patientinnen und Patienten mit chronischem Schmerz (Carson et al., 2005), Schizophrenie mit Negativsymptomatik (Johnson et al., 2011) und posttraumatischer Belastungsstörung (Hinton et al., 2013; Kearney et al., 2013).

Anknüpfend an diese vielversprechenden Ergebnisse mit klinischen Stichproben, führten wir insgesamt drei Studien zur Wirksamkeit von Metta-Meditation bei chronischer Depression durch. In zwei unkontrollierten Pilotstudien (Graser et al., 2016; Hofmann et al., 2015) wiesen wir die Praktikabilität und Wirksamkeit eines Gruppenprogramms nach, das Achtsamkeits- und Metta-Meditation mit kognitiv-behavioralen Techniken verbindet. In beiden Studien fanden wir neben unerwartet deutlichen Reduktionen depressiver Symptome auch signifikante Verbesserungen der Emotionsregulation. Trotz der vielversprechenden Ergebnisse veränderten jedoch einige Teilnehmer mit frühen belastenden Lebenserfahrungen nicht ihr Rückzugs- und Vermeidungsverhalten. Deshalb erweiterten wir das Gruppenmeditationsprogramm um verhaltensbezogene und schematherapeutische Komponenten, die in einer anschließenden Einzeltherapie auf die Überwindung individueller Barrieren in der Umsetzung von Wohlwollen abzielten. In einer randomisierten, Wartelisten-kontrollierten Studie erzielte die Kombination von metta-basierter Gruppen- und Einzeltherapie hochsignifikante Veränderungen nicht nur in der depressiven Symptomatik, sondern auch bezüglich Aktivitätsniveau, Grübeln, sozialem Funktionsniveau, Achtsamkeit und Emotionsregulation (Stangier et al., 2021). Die Verbesserungen waren unerwartet deutlich und wurden bis zum 6-Monats-Follow-up aufrechterhalten. Mediatoranalysen zeigen, dass die Wirksamkeit des Programms vor allem durch Verbesserungen der Emotionsregulation vermittelt wird. Insgesamt ist somit die Wirksamkeit des im vorliegenden Manual beschriebenen Therapieprogramms gut belegt.

3.3 Konzeption der Wohlwollenfokussierten Therapie (WFT)

3.3.1 Ziele der Behandlung

Die generellen Ziele der Wohlwollenfokussierten Therapie (WFT) konzentrieren sich vor allem darauf, die Motivation zum positiven Umgang mit sich selbst und anderen zu steigern und hierdurch einen Prozess in Gang zu setzen, der positive Emotionen, Kognitionen und Verhaltensweisen stärkt und das psychologische Wohlbefinden verbessert. Damit rückt der Aufbau von Fähigkeiten der Patientin stärker in den Vordergrund als der Abbau von Symptomen und Modifikation dysfunktionaler Kognitionen und Verhaltensweisen. Depressive Erlebnis- und Verhaltensmuster behindern jedoch den Aufbau von Wohlwollen und sind in der Behandlung ebenfalls explizit zu berücksichtigen. Abbildung 8 verdeutlicht, dass die Stärkung positiver Motivation (Aktivierung von Ressourcen nach Grawe) einhergehen muss mit der Veränderung depressiver Verarbeitungsweisen (Problemaktualisierung und Problembewältigung).

Deshalb ist neben einer Förderung von Wohlwollen immer auch die Veränderung von depressiven Verarbeitungsprozessen und die Veränderung von ungünstigen Kognitionen und Verhaltensweisen notwendig. Aus den in Kapitel 1 dargestellten Befunden lassen sich bei chronischer Depression grundsätzlich folgende Ziele ableiten:

1. *Wahrnehmung und Akzeptanz eigener Werte, Bedürfnisse und Motive:* Die Bereitschaft, eigene Bedürfnisse zu befriedigen, wird bei chronisch Depressiven oftmals von der starken Motivation behindert, negative Erfahrungen (z. B. Zurückweisung, Versagen) zu vermeiden (vgl. Kapitel 1.5). Zudem werden eigene Bedürfnisse auch abgewertet (z. B. als

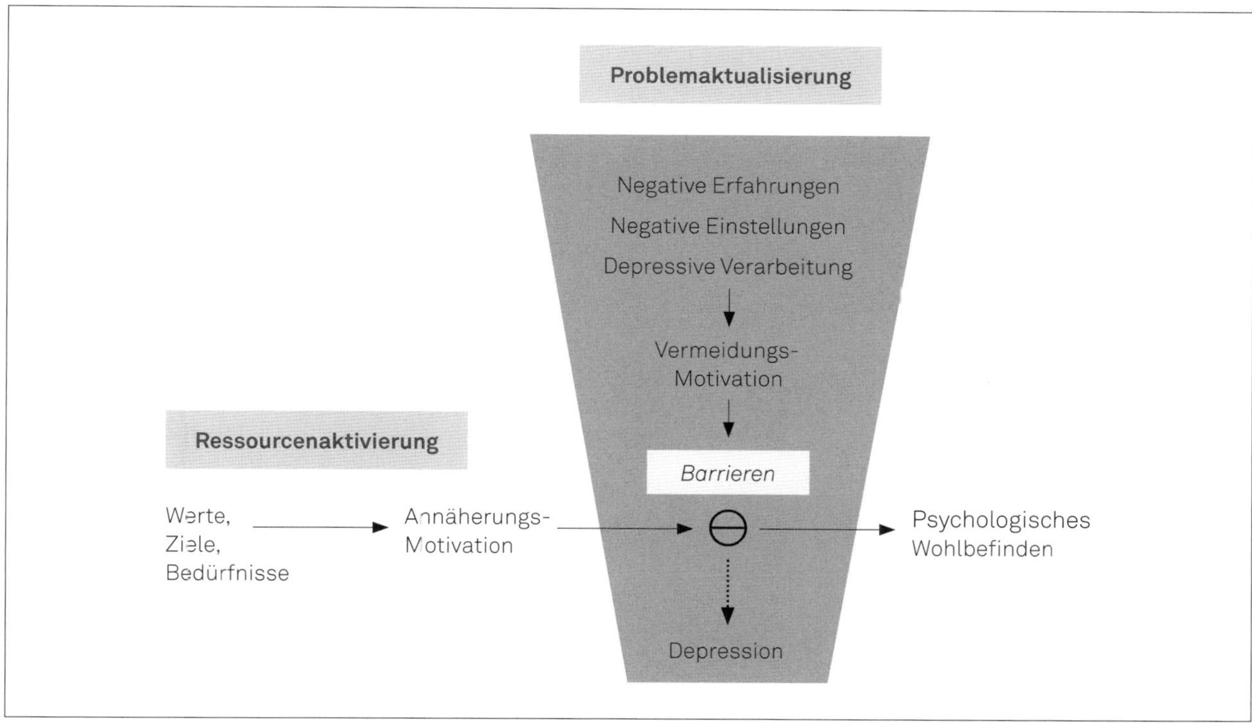

Abbildung 8: Ressourcenaktivierung, Problemaktualisierung und Problembewältigung

„egoistisch"). Deshalb ist ein wichtiges Ziel der Therapie in der Anfangsphase, Annäherungsmotive (z.B. Bedürfnis nach Bindung, Anerkennung) bewusst zu machen.

2. *Verbesserung von Achtsamkeit und Emotionsregulation:* Die Fähigkeit, negative Gedanken und Gefühle aus einer Beobachterperspektive wahrzunehmen und als innere Vorgänge zu akzeptieren, ohne sich mit ihnen zu identifizieren (Decentering), ist eine Grundvoraussetzung für die Regulation von Emotionen. Diese Fähigkeiten helfen Patientinnen, sich von dem automatisierten Grübeln über Vergangenes und Zukünftiges zu lösen und sich dem Hier und Jetzt zuzuwenden.
3. *Aufbau von Wohlwollen:* Wohlwollen bezogen auf sich selbst und auf andere ist nicht nur eine Motivation, sondern auch eine Fähigkeit. Diese Fähigkeit wird zwar bei chronischer Depression von ungünstigen Verarbeitungsweisen und negativen Gedanken behindert, ist aber trainierbar. Wohlwollen steht in einem engen Zusammenhang mit psychischer Gesundheit, Zufriedenheit in zwischenmenschlichen Beziehungen, und auch körperlicher Gesundheit.
4. *Stärkung zwischenmenschlicher Verbundenheit:* Positive Beziehungen und Bindungen sind eine wichtige Quelle von Wohlbefinden, wie auch von emotionaler Unterstützung bei Belastungen und Problemen. Bei chronischer Depression steht dieses starke Bedürfnis nach enger Bindung und Intimität in einem Gegensatz zum Gefühl, von anderen abgetrennt und isoliert zu sein, „nicht dazu zu gehören".
5. *Überwindung von Selbstkritik und feindselige Einstellungen gegenüber anderen:* Stark ausgeprägte negative Schemata bezüglich sich selbst und anderen sind bei chronischer Depression auf negative Erfahrungen zurückzuführen und behindern sowohl eine positive Einstellung zu sich selbst als auch den Aufbau von Bindung. Sie sind deshalb ein weiterer wichtiger Ansatzpunkt für die Therapie.

3.3.2 Strategien und Struktur der Behandlung

Wohlwollenfokussierte Therapie ist nicht als eine neue Therapierichtung aufzufassen. Es werden bewährte Interventionsformen der Kognitiven Verhaltenstherapie und der Dritten Welle verwendet, diese werden jedoch auf einen Veränderungsprozess (Förderung von Wohlwollen) ausgerichtet, der in bisherigen Ansätzen nicht berücksichtigt wurde. Wohlwollenfokussierte Therapie verbindet ähnlich wie die achtsamkeitsbasierte kognitive Therapie (MBCT) Meditation mit kognitiven Elementen, um ungünstige Verarbeitungsprozesse wie Grübeln zu verändern. Vergleichbar zur Compassion Focused Therapy (CFT), wird die ganze Bandbreite kognitiv-verhaltenstherаpeutischer Interventionen, wie z.B. Geleitetes Entdecken, Verhaltensexperimente, Imagination und Stuhlarbeit, integriert, um gezielt eine prosoziale Motivation zu verstärken (vgl. Kasten):

- Ableitung eines Erklärungsmodells,
- Psychoedukation,
- Strukturierte Reflexion,
- Kognitive Umstrukturierung,
- Meditation,
- Imagination,
- Verhaltensaktivierung,
- Verhaltensexperimente,
- Rollenspiel und Stuhldialoge.

Interventionstechniken der Wohlwollenfokussierte Therapie

Im Gegensatz zu MBCT und CFT legt WFT aufgrund der Besonderheiten chronischer Depression einen besonderen Schwerpunkt auf Verhaltensaktivierung, setzt dabei jedoch den Schwerpunkt auf wohlwollendes Verhalten statt auf Erfolg und Vergnügen. Darüber hinaus wird mit einem schematherapeutisch ausgerichteten Modul der Tatsache Rechnung getragen, dass viele Betroffene traumatische Kindheitserfahrungen gemacht haben, die besonders berücksichtigt werden. Auch im Schema-Modul wird dem besonderen Schwerpunkt der WFT Rechnung getragen, indem Wohlwollen als ein Grundbedürfnis in dem Gesunden Erwachsenen-Modus gefördert wird.

Das Grundprinzip der prozessbasierten Therapie ist, dass die Interventionen zunächst an den Verarbeitungsmechanismen ansetzen, indem ungünstige Verarbeitungsmuster wie Grübeln, negative Vorstellungen und Erinnerungen verändert und günstigere Verarbeitungsmechanismen wie Achtsamkeit und Akzeptanz gefördert werden (Stangier, 2019; vgl. Abbildung 9). Erst wenn der Patient günstigere Verarbeitungsweisen erlernt hat, kann die Therapie gezielter auf eine Veränderung der motivationalen und kognitiven Schemata und interpersonaler Verhaltensmuster hinarbeiten. Einsichtsorientierte Interventionen wie Geleitetes Entdecken, Strukturierte Reflexion und Psychoedukation begleiten diesen Behandlungsprozess, der im Wesentlichen durch behaviorale Techniken wie Verhaltensaktivierung, Verhaltensexperimente, Rollenspiele, und Stuhldialoge getragen wird.

Die Wohlwollenfokussierte Therapie ist in Modulen aufgebaut, zu denen Tabelle 7 eine Übersicht gibt. Prinzipiell sind alle Module, bis auf einen Teil von Modul 3 (dyadische Gruppenübungen), im Einzelsetting durchführbar. Die Module 2 und 3 (Achtsamkeits- und Metta-Meditation) sowie 6 (Rückfallprophylaxe) sind auch im Gruppensetting anwendbar. Eine detaillierte Darstellung des strukturierten Gruppenprogramms, das z.B. im Rahmen der stationären Behandlung oder in Ambulanzen Anwendung finden kann, befindet sich in Kapitel 6.3.

Wie schon unter Therapiezielen angemerkt (vgl. Abbildung 8), sollten idealerweise der Aufbau von günstigen und der Abbau von ungünstigen Verarbeitungsprozessen, Kognitionen und Verhaltensmustern Hand in Hand gehen. Priorität sollte zwar von Anfang an der Aufbau von Achtsamkeit und Wohlwollen und die Förderung von positiven Gedanken und Beziehungsverhalten haben. Jedoch wird es notwendig sein, die immer wieder aufkommenden negativen Verarbeitungsmuster zu identifizieren und zu verändern. Allerdings empfehlen wir, darauf zu achten, dass die Ressourcenaktivierung gegenüber der Problemaktualisierung und -bewältigung insgesamt überwiegt.

3.3.3 Therapeutische Beziehungsgestaltung

Die therapeutische Beziehung zu chronisch depressiven Patientinnen und Patienten ist mit besonderen Herausforderungen verbunden. Hierzu zählen negative Therapieerwartungen, Ablehnung von sich selbst und die Erwartung oder das Erleben, vom Therapeuten abgelehnt zu werden, leicht auslösbare Schuld- und Versagensgefühle, mangelndes Vertrauen, traumatische Erfahrungen in der Kindheit, Hilflosigkeit und Hoffnungslosigkeit, Suizidgedanken.

Die Erfahrungen mit chronisch Depressiven und die theoretische Annahme eines Defizits in den sozialen Kognitionen (Fixierung auf präoperationalem Denken) veranlasste McCullough (2012) dazu, die Übertragung des Erlebens vergangener negativer Reaktionen von Bezugspersonen auf die aktuelle Therapiesituation in den Mittelpunkt der Therapie mit CBASP zu stellen. Dieser Übertragung soll mit einer persönlichen Beziehungsgestaltung begegnet werden. Zum einen soll die Therapeutin auf problematische Äußerungen der Patientin eine kontingent persönliche Reaktion im Sinn einer Selbstöffnung, ggf. auch in konfrontativer Form, zeigen (z.B. „Sie geben mir das Gefühl, geldgierig zu sein, weil ich für meine Hilfe bezahlt werde."). Zum anderen soll sie die Patientin anleiten, zwischen vergangenen, negativen Reaktionen von Bezugspersonen und den aktuellen Reaktionen der Therapeutin zu unterscheiden.

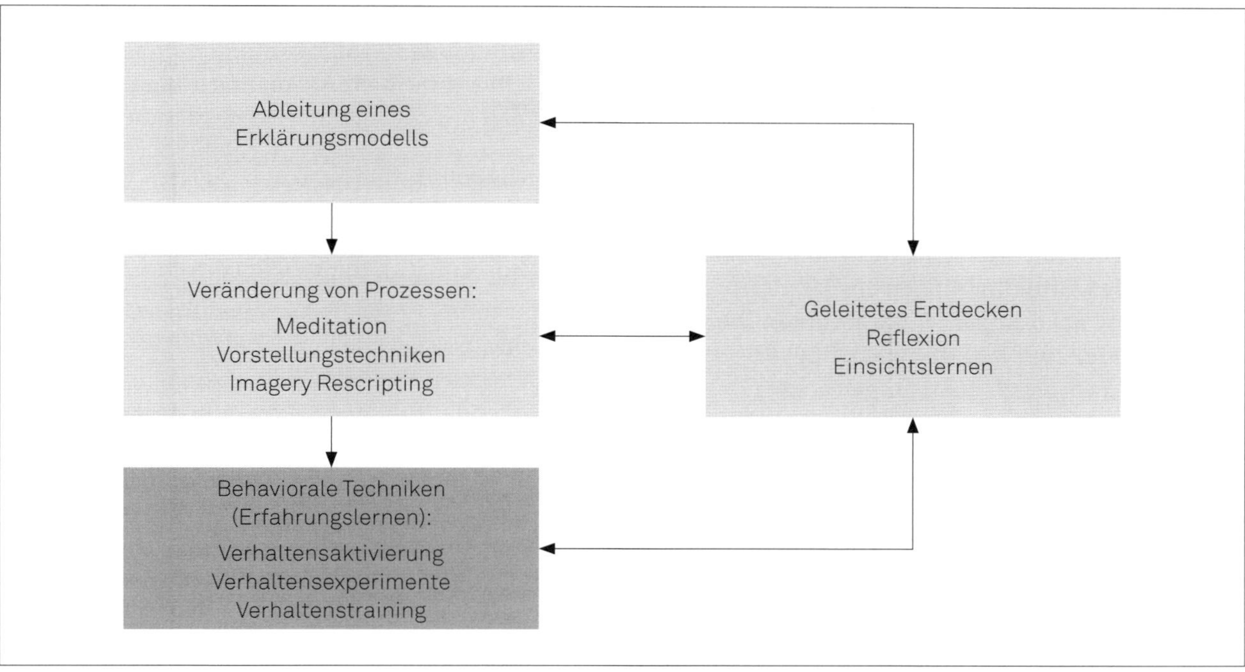

Abbildung 9: Grundmodell der prozessbasierten Therapie

Tabelle 7: Überblick über Module der Wohlwollenfokussierten Therapie

Module	Techniken	Setting
1. Modellableitung und Zielklärung	Störungsmodell/Positivmodell einschließlich Wohlwollen gegenüber Selbst und anderen.	Einzel
	Spezifizierung der persönlichen Werte, Barrieren und Ressourcen in Bezug auf Wohlwollen; Analyse negativer Erfahrungen aus der Vergangenheit.	Einzel
2. Achtsamkeit	Meditation: Atempause, Körperscan, Sitzmeditation; tägliche Übungen (zunächst unterstützt durch Audio-Versionen, dann zunehmend selbstangeleitet).	Gruppe (Einzel)
3. Wohlwollen kultivieren	Meditation: tägliches Üben der Metta-Meditation (Audio/selbstangeleitet).	Gruppe (Einzel)
	Hausaufgaben: Reflexion über Wohlwollen gegenüber sich selbst und anderen; Lesen von Handouts, Schreiben von Aufsätzen.	Gruppe (Einzel)
	Dyadische Gruppenübungen: Spezifizieren von guten Wünschen für sich selbst und andere, Identifizieren von Hindernissen; Retreat.	Gruppe
4. Wohlwollen in die Tat umsetzen	Erfassung wohlwollender Aktivitäten bezogen auf sich selbst und auf andere Personen; Training der Fähigkeit zu wohlwollendem Verhalten; Planung und Umsetzung wohlwollender Aktivitäten; Identifikation von Barrieren für wohlwollende Handlungen.	Einzel
5. Überwindung von Hindernissen für Wohlwollen	Achtsame Distanzierung vom Grübeln. Kognitive Umstrukturierung und Verhaltensexperiment zur Überprüfung dysfunktionaler Gedanken in Bezug auf Wohlwollen. Imagery Rescripting und Stuhldialoge bei negativen Erfahrungen in der Vergangenheit.	Einzel
6. Rückfällen vorbeugen	Bilanzierung von Fortschritten und zukünftige Aufgaben, Festhalten von förderlichen Strategien, Verpflichtung auf persönliche Werte.	Gruppe (Einzel)

Im Gegensatz zu dieser *problem*zentrierten Beziehungsgestaltung wird in der Wohlwollenfokussierten Therapie das Konzept einer *motivierenden* Beziehungsgestaltung verfolgt. Nach der klienten- bzw. personenzentrierten Psychotherapie von Rogers (1957) sind Empathie, bedingungsfreie Wertschätzung und Kongruenz die notwendigen Bedingungen für die Selbstexploration des Klienten. Eine Beziehungsgestaltung, die auf diesen Grundhaltungen des Therapeuten beruht, fördert nach Rogers beim Klienten die angeborene Tendenz zur Selbstentwicklung. Rogers geht davon aus, dass diese Bedingungen auch die Grundbedürfnisse des Klienten nach Vertrauen, Sicherheit und Selbstwert erfüllen.

Grawe (1998) und Caspar (2008) haben diese ressourcenaktivierende Funktion einer guten therapeutischen Beziehung im Konzept der motivorientierten (früher: komplementären) Beziehungsgestaltung weitergeführt. Grundgedanke des Ansatzes ist die Annahme, dass eine Befriedigung wichtiger Grundbedürfnisse der Patientin in der therapeutischen Beziehung und in der Auswahl der Therapieinterventionen den Beziehungsaufbau bei Patientinnen und Patieten mit interaktionellen Problemen erleichtert. Zu den Grundbedürfnissen, die Grawe (1998) in seiner Inkongruenztheorie postuliert, zählen Bindung, Kontrolle, Selbstwerterhöhung und Streben nach Lust. Beispiele für motivorientierte Beziehungsgestaltung geben Stucki und Grawe (2007; siehe auch Übersicht in Tabelle 8). Entsprechend den in Kapitel 1.5 dargestellten Befunden sind insbesondere das Bedürfnis nach Selbstwerterhaltung und nach Bindung für Patientinnen mit chronischer Depression bedeutsam.

Die Therapeutin fördert durch eigenes Wohlwollen auch bei der Patientin die Fähigkeit, sich selbst und anderen gegenüber wohlwollend zu sein. Deshalb ist es für die Patientin eine wichtige Erfahrung, wenn sie wahrnimmt, dass die Therapeutin sich engagiert dafür einsetzt, dass sie ihre Bedürfnisse erfüllen und ihre Ziele erreichen kann. Der Therapeut kann diese wohlwollende Haltung fördern, indem er sich diesen Wunsch vor der Sitzung vergegenwärtigt oder gegenüber dem Patienten in der Therapiesitzung explizit ausdrückt (z. B. „Ich wünsche Ihnen, dass Sie sich mit Ihren Stärken wahrnehmen können; erleben können, dass andere Sie mögen etc."). Es sollte jedoch angemerkt werden, dass das Beziehungsverhalten von Therapeutinnen und Therapeuten in starkem Maße auch durch eigene Motivationen bestimmt werden kann und die Gefahr besteht, dass persönliche Bedürfnisse des Therapeuten auf die Patientin übertragen werden könnten (Stucki & Grawe, 2007).

Ein weiteres Prinzip der Gestaltung der therapeutischen Beziehung ist die Gegenwartsfokussierung (present-focus, Kanter et al., 2009). Hierunter versteht man die explizite Ausrichtung der therapeutischen Arbeit an dem aktuellen therapeutischen Prozess und

Tabelle 8: Beispiele für motivorientierte Beziehungsgestaltung (nach Stucki & Grawe, 2007)

Selbstwert des Patienten fördern	**Bedürfnis nach Bindung erfüllen**
• Interesse für Patienten zeigen. • Stärken vom Patienten beschreiben lassen. • Themen mit positiver Bedeutung für den Patienten ansprechen. • Den Patienten loben. • Erfolge hervorheben. • Adaptive („gesunde") Ressourcen betonen. • Erfolge auf Patienten attribuieren.	• Aktives Zuhören. • Verbundenheit mit den Zielen des Patienten zeigen. • „Wir" – Gemeinsamkeit der Arbeit an Problemen. • Verständnis und Wertschätzung äußern. • Nonverbale Zugewandtheit. • Als Person authentisch sein.
Kontrollbedürfnis erfüllen	**Bedürfnis nach Wohlbefinden fördern**
• Transparenz in Therapiesitzungen. • Explizite Einbeziehung des Patienten in Entscheidungen und Planungen. • Bereitschaft des Patienten für Vorgehen fortlaufend abklären. • Priorisierung der Ziele des Patienten • Vorschläge und Initiativen des Patienten aufgreifen. • Erfahrung fördern, positive Erfahrungen selbst herbeiführen zu können.	• Positive Gefühle erleben lassen. • Wohlbefinden und Entspannung fördern. • Erfolge genießen. • Gemeinsam Lachen. • Abwechslung im Ablauf.

der therapeutischen Beziehung (nicht zu verwechseln mit der aktuellen Lebenssituation). In traditionellen Ansätzen der Kognitiven Verhaltenstherapie liegt der primäre Fokus auf der Veränderung von Gedanken und Verhalten im Alltagsleben des Patienten außerhalb der Therapie. Durch die Fokussierung auf die gegenwärtigen Verarbeitungsprozesse (Problemaktualisierung) und Veränderungsprozesse (Problembewältigung) *in* der Therapiesitzung ist es der Therapeutin jedoch möglich, „hot cognitions" und emotional relevante Erlebnismuster im Moment aufzugreifen und zu bearbeiten. Viele der in dem vorliegenden Manual beschriebenen Interventionen (Meditation, dyadische Gruppenübungen, kognitive Umstrukturierung, Stuhldialoge) konzentrieren sich deshalb darauf, Verarbeitungsprozesse der Patientin und Veränderungsprozesse unmittelbar in der Therapiesitzung zu initiieren.

Das Risiko von Brüchen in der therapeutischen Beziehung bei Patientinnen und Patienten mit chronischer Depression ist aufgrund der starken Orientierung an negativen Aspekten groß. Deshalb sollten Barrieren und Konflikte von der Therapeutin frühzeitig wahrgenommen und aufgegriffen werden, indem sie den Patienten dazu ermutigt, Gedanken und Gefühle offen zu äußern und ihm Verständnis und Akzeptanz zu vermitteln (Constantino et al., 2008). Kritik an der Therapie oder dem Therapeuten löst bei Therapeuten oftmals Rechtfertigungsversuche aus. Günstiger ist es jedoch, diese als „Teil der Wahrheit" mit dem Patienten gemeinsam zu validieren, ohne die Therapie als Ganzes oder die Person des Therapeuten zu diskreditieren. Auf diese Weise vermittelt der Therapeut die Botschaft, dass die Gefühle des Patienten „gültig" sind und respektiert werden, und dass der Therapeut bereit ist, Verantwortung für seinen Beitrag zu Problemen in der therapeutischen Interaktion zu übernehmen.

Eine Technik, die helfen kann, diese Auseinandersetzung zu strukturieren, ist der therapeutische Dreisatz (Fiedler, 1995). Dieser enthält drei Schritte:

- Transparenz auf Seiten der Patientin: die Perspektive der Patientin möglichst genau und validierend wiederzugeben;
- Transparenz auf Seiten des Therapeuten: die Perspektive des Therapeuten und des therapeutischen Konzeptes wiederzugeben;
- Verantwortung für den Therapieprozess zu übernehmen:
  - Engagement beim Patienten, sich für die Veränderung seiner Probleme einzusetzen und Therapieschritte auszuprobieren;
  - Kompetenz bei der Therapeutin, die wissenschaftlich geprüften Behandlungsinhalte gut zu vermitteln und an die individuelle Problematik anzupassen.

Kapitel 4
Diagnostik

Überblick
• Erscheinungsbild und Klassifikation • Exploration und Diagnosestellung • Differenzialdiagnostik • Suizidalität • Störungsprozesse • Behandlungs-/Veränderungsprozesse • Interaktionelle Prozesse
Materialien (vgl. Anhang und Online-Materialien)
• Leitfaden zur Diagnosestellung • Infoblatt 1: Was versteht man unter einer chronischen Depression? • Arbeitsblatt 1: Fragebogen zu Wohlwollen (FWW) • Arbeitsblatt 2: Fragebogen zu wohlwollenden Verhaltensweisen (FWWV)

4.1 Diagnosestellung

Depressive Störungen gehören zu den häufigsten psychischen Störungen. Etwa 16 % der Allgemeinbevölkerung erleben im Laufe ihres Lebens mindestens eine depressive Episode (Kessler et al., 2010; Kessler & Bromet, 2014). Unbehandelt nimmt die Major Depression häufig einen rezidivierenden oder chronischen Verlauf (Hardeveld et al., 2013) und ist mit hohen wirtschaftlichen Kosten verbunden (Greenberg et al., 2015). Chronische Formen der Depression sind mit signifikant größeren sozialen und gesundheitlichen Beeinträchtigungen, erhöhten Komorbiditätsraten und einem höheren Suizidrisiko verbunden als weniger persistente Formen der Depression (Gilmer et al., 2005; Rhebergen et al., 2010).

Dieses Kapitel gibt einen kurzen Überblick über Erscheinungsbild, Klassifikation und die Diagnosestellung bei Depressionen.

4.1.1 Erscheinungsbild und Klassifikation

Die Erscheinungsformen der Depression sind vielgestaltig. Während sich bei manchen Patientinnen und Patienten die typischen Symptome wie traurige Stimmung, Freudlosigkeit und verminderter Antrieb zeigen, stehen bei anderen eher Symptome wie innere Leere, Anspannung und Gereiztheit im Vordergrund. Den meisten Betroffenen gemeinsam ist allerdings, dass sie Symptome aufweisen, die sich auf kognitiver, emotionaler, somatischer und Verhaltensebene äußern.

Syndromale Klassifikation

Die beiden Klassifikationssysteme ICD-10 (Weltgesundheitsorganisation; Dilling et al.,2014) und DSM-5 (American Psychiatric Association, 2013; APA, Falkai et al., 2018) enthalten eine Vorgabe von *Haupt- und Zusatzsymptomen*, die, je nach Schweregrad, zu einer bestimmten Anzahl für einen Zeitraum von mindestens zwei Wochen erfüllt sein müssen.

Nach ICD-10 sind die *Hauptsymptome* einer depressiven Episode:

- Depressive, gedrückte Stimmung;
- Interessenverlust und Freudlosigkeit;
- Verminderung des Antriebs mit erhöhter Ermüdbarkeit (oft selbst nach kleinen Anstrengungen) und Aktivitätseinschränkung.

Zusatzsymptome nach ICD-10 sind:

- Verminderte Konzentration und Aufmerksamkeit;
- Vermindertes Selbstwertgefühl und Selbstvertrauen;
- Schuldgefühle und Gefühle von Wertlosigkeit;
- Negative und pessimistische Zukunftsperspektiven;
- Suizidgedanken, erfolgte Selbstverletzung oder Suizidhandlungen;
- Schlafstörungen;
- Verminderter Appetit.

Klassifikation nach Schweregrad

Die ICD-10 trifft für depressive Episoden eine Schweregradunterscheidung von *leichten* (F32.0), *mittelgradigen* (F32.1) und *schweren* (F32.2) *depressiven Episoden*. Der Schweregrad der depressiven Störung richtet sich nach der Anzahl der erfüllten Haupt- und Zusatzsymptome (vgl. Kasten).

Bestimmung des Schweregrads depressiver Störungen

Der Schweregrad der depressiven Störung richtet sich nach der Anzahl der Haupt- und Zusatzsymptome:

- *Leichte Episode:* Mindestens zwei Hauptsymptome und ein oder zwei Zusatzsymptome liegen vor (vier oder fünf Symptome insgesamt).
- *Mittelgradige Episode:* Mindestens zwei Hauptsymptome und drei oder vier Zusatzsymptome liegen vor (sechs oder sieben Symptome insgesamt).
- *Schwere Episode:* Alle drei Hauptsymptome und mind. fünf Zusatzsymptome liegen vor.

Beachte: Bei einer leichten bzw. mittelgradigen depressiven Episode kann auch klassifiziert werden, ob zusätzlich zu den Haupt- und Zusatzsymptomen ein *somatisches Syndrom* vorliegt. Eine schwere depressive Episode kann zusätzlich „mit psychotischen Symptomen“ klassifiziert werden.

Klassifikation nach Dauer und Verlauf

Zusätzlich lassen sich depressive Störungen nach der *Verlaufsform* klassifizieren. Es werden *monophasische, rezidivierende* und *chronische* Verläufe unterschieden:

- *Monophasische und rezidivierende Verläufe.* Während es bei der monophasischen Depression nur einmalig zu einer depressiven Episode kommt, sind rezidivierende depressive Störungen durch wiederholte depressive Episoden gekennzeichnet. Bei mindestens der Hälfte der Betroffenen folgt der Ersterkrankung mindestens eine weitere depressive Episode (Wittchen, Müller, Schmidtkunz, Winter & Pfister, 2000). Nach zwei depressiven Episoden erhöht sich die Wahrscheinlichkeit einer Wiedererkrankung auf 70 % und liegt nach der dritten Episode bei 90 % (Kupfer, 1991). Zwischen den Episoden kann die Symptomatik voll oder nur partiell remittieren.
- *Chronische Verläufe.* Dauert eine depressive Episode zwei Jahre oder länger an und wird nicht durch eine längere Pause (zwei Monate oder länger) unterbrochen, liegt eine chronische Depression vor. Bei etwa 15 bis 20 % der Betroffenen entwickelt sich eine chronische Depression (Keller et al., 1992). Liegt eine mindestens zwei Jahre andauernde leichtere depressive Verstimmung vor (und die vorliegenden Symptome erfüllen die geforderte Anzahl selbst einer leichten depressiven Episode nicht), handelt es sich nach ICD-10 um eine *Dysthymie* (F34.1).

Im DSM-5 wird die Unterscheidung zwischen den Diagnosen *Dysthymie* und *Chronische Major Depression* zugunsten einer gemeinsamen neuen Kategorie der *Persistierenden Depressiven Störung* aufgegeben. Das Zeitkriterium ist hier ebenfalls zwei Jahre. Innerhalb der Persistierenden Depressiven Störung kann spezifiziert werden, ob es sich um ein rein *dysthymes Syndrom* handelt (analog zur Dysthymie nach ICD-10 F34.1; d.h. die Diagnosekriterien für eine Major Depression waren in den letzten zwei Jahren nicht erfüllt), ob kontinuierlich eine *anhaltende Major Depressive Episode* vorliegt oder ob nur zeitweise die Kriterien für eine Major Depressive Episode erfüllt waren. Im letzten Fall wird zusätzlich spezifiziert, ob diese Kriterien gegenwärtig erfüllt sind oder nicht.

4.1.2 Exploration und Diagnosestellung

Betroffene berichten eher selten spontan über typische depressive Kernsymptome und geben häufig eher unspezifische Beschwerden wie Schlafstörungen mit morgendlichem Früherwachen, Appetitminderung, allgemeine Energie- und Kraftlosigkeit und/oder körperliche Beschwerden an. Daher empfiehlt es sich, das Vorliegen einer depressiven Störung bzw. das Vorhandensein weiterer Symptome einer depressiven Störung aktiv zu explorieren. Der „Leitfaden zur Diagnosestellung“ (modifiziert nach Klein & Belz, 2014, vgl. Seite 121) enthält eine übersichtliche Darstellung aller für die Diagnose einer Depression relevanten Fragen und Kriterien. Es dient als Hilfestellung für die strukturierte Erhebung der Diagnose und des Verlaufs einer depressiven Störung.

Zudem empfiehlt es sich, die Diagnosestellung aufgrund der Komplexität der Störung auf mehreren Ebenen erfolgen zu lassen (vgl. Tabelle 9). Eine konsiliarische medizinische Untersuchung vor Aufnahme einer ambulanten Psychotherapie ist ebenfalls obligatorisch. Die Bestimmung von Blut- und Hormonwerten sowie Körper- und Gehirnfunktionstests (z.B. EKG, EEG, bildgebende Verfahren) dienen ggf. der Indikationsstellung einer erforderlichen ärztlichen Begleitbehandlung.

Nach erfolgter Diagnostik kann zur Psychoedukation den Patientinnen und Patienten das „Infoblatt 1: Was versteht man unter einer chronischen Depression“ (vgl. Seite 153) ausgehändigt werden.

Kategoriale Diagnostik

Für die kategoriale Klassifikation einer depressiven Störung, d.h. um festzustellen, ob die vorliegende Symptomatik den Anforderungen der Diagnosestellung nach ICD-10 oder DSM-5 entspricht, ist die Durchführung eines strukturierten klinischen Interviews obligatorisch. Ein häufiges Problem der Diagnostik bei rezidivierenden und chronischen Depressionen ist die zuverlässige Beurteilung des Symptomverlaufs in der Vorgeschichte. Das Psychiatric Status Rating ermöglicht die retrospektive Beurteilung depressiver Symptome und kann für rezidivierende und chronische Depressionen angepasst werden (vgl. Tabelle 9).

Dimensionale Diagnostik

Die unten aufgeführten Instrumente der Fremd- und Selbsteinschätzung erlauben eine zusätzliche dimensionale Einordnung der depressiven Störung, d.h. die Bestimmung des Schweregrades depressiver Symptome. Sie sind daher nützliche Instrumente, um Veränderungen der depressiven Symptomatik, z.B. während einer Behandlung, zu verfolgen (vgl. Tabelle 9).

Tabelle 9: Diagnostische Instrumente zur Beurteilung depressiver Symptome

Kategoriale Diagnostik	**Interview-Verfahren**
	• Strukturiertes Klinisches Interview für DSM-5-Störungen – Klinische Version (SCID-5-CV) (Beesdo-Baum, Zaudig & Wittchen, 2019) • Composite International Diagnostic Interview (CIDI; World Health Organization, 1990) • Schedule for Clinical Assessment in Neuropsychiatry (SCAN; World Health Organization, 1999) • Psychiatric Status Rating für rezidivierende und chronische Depression (PSR; Keller et al., 1987; Stangier, 2014)
Dimensionale Diagnostik	**Fremdbeurteilung**
	• Inventar depressiver Symptome – Clinician Rating (IDS-C; Rush et al., 2003) • Hamilton Depression Rating Scale (HAMD; Hamilton, 1960; Dt. Version in CIPS, 2015) • Bech Rafaelsen Melancholie Skala (BRMS; Bech & Rafaelsen, 1980; Dt. Version in CIPS, 2015) • Montgomery-Asperg-Depressions-Rating-Skala (MADR; Neumann & Schulte, 1988; Dt. Version in CIPS, 2015)
	Selbstbeurteilung
	• Beck Depressions Inventar II (BDI-II; Beck, Steer & Brown, 1996; Dt. Version: Beck, Steer & Brown, 2009) • Der Gesundheitsfragebogen für Patienten, Patient Health Questionnaire-Depression (PHQ-9; Kroenke et al., 2001) • Hospital Anxiety and Depression Scale (HADS; Zigmond & Snaith, 1983; Dt. Version: HADS-D, Herrmann-Lingen, Buss & Snaith, 2018) • Geriatrische Depressions Skala (GDS; Yesavage et al., 1983; Dt. Version in CIPS, 2015)

4.1.3 Differenzialdiagnostik

Das Vorliegen von Niedergeschlagenheit, Erschöpfung und Traurigkeit, sowie anderer depressiver Symptome ist nicht zwangsläufig gleichbedeutend mit dem Vorliegen einer depressiven Störung. Bei einer Reihe von Erkrankungen gehören depressive Symptome ebenfalls zum typischen Erscheinungsbild:

- *Schizophrenie:* Symptome einer depressiven Störung sind von den Negativsymptomen einer schizophrenen Erkrankung wie sozialer Rückzug, verflachter Affekt und Apathie zu unterscheiden.
- *Anpassungsstörung:* Symptome einer Depression sind von einer (kürzeren) depressiven Reaktion auf ein belastendes Lebensereignis (z. B. nach Beendigung einer Beziehung; Verlust des Arbeitsplatzes) abzugrenzen.
- *Demenz:* Liegen bei älteren Patientinnen und Patienten primär Symptome einer Antriebsminderung sowie Affektlabilität vor, während andere typische depressive Symptome sowie Hinweise auf eine Depression in der Vorgeschichte fehlen, sollte immer an eine beginnende *Demenz* gedacht werden und eine entsprechende (Früh-)Diagnostik eingeleitet werden.
- *Organisch bedingte Depression:* Depressive Symptome sind in diesem Fall nicht Ausdruck einer psychischen Störung, sondern körperliche Folgen eines spezifischen medizinischen Krankheitsfaktors (z. B. Multiple Sklerose, Schlaganfall, Hypothyreose).

Depressive Symptome kommen außerdem häufig im Rahmen von Angst- und Panikstörungen, somatoformen Störungen, Substanzmissbrauch sowie Ess- und Persönlichkeitsstörungen vor. Eine differenzialdiagnostische Abklärung der Komorbidität hat eine große Relevanz, da diese sowohl die Behandlung als auch die Prognose der depressiven Störung beeinflussen kann.

4.1.4 Suizidalität

Das Suizidrisiko ist bei Patientinnen und Patienten mit Depression etwa 30-mal höher als in der Allgemeinbevölkerung (Harris & Barraclough, 1997). Deutlich über die Hälfte der Betroffenen berichtet während einer aktuellen depressiven Episode von Suizidgedanken (Bostwick & Pankratz, 2000). Es ist daher besonders relevant, die Suizidalität von Patientinnen und Patienten im Rahmen der Erstdiagnostik aktiv zu explorieren. Auch im weiteren Verlauf der Behandlung ist eine regelmäßige diagnostische Erfassung des Suizidrisikos unbedingt erforderlich. Dabei sollte vor allem der aktuelle Handlungsdruck (Lebensüberdruss, Todesgedanken, Suizidabsichten, Suizidpläne bzw. Suizidversuche) eingeschätzt werden. Entgegen der häufig geteilten Fehleinschätzung führt das aktive Befragen der Betroffenen zu ihren Suizidgedanken, -impulsen und -plänen nicht dazu, dass sie dadurch erst auf die Idee kommen. In der Regel sind Patientinnen und Patienten erleichtert, wenn das Thema angesprochen wird. Die Abschätzung des Suizidrisikos sollte durch Erfragen von Risikomerkmalen vorgenommen werden (vgl. Kasten).

Fragen zur diagnostischen Einschätzung des Suizidrisikos

- Haben Sie in letzter Zeit daran gedacht, nicht mehr leben zu wollen? Häufiger?
- Haben Sie auch daran denken müssen, ohne es zu wollen? Haben sich Suizidgedanken aufgedrängt?
- Konnten Sie diese Gedanken beiseiteschieben?
- Haben Sie konkrete Ideen, wie Sie es tun würden?
- Haben Sie Vorbereitungen getroffen?
- Umgekehrt: Gibt es etwas, was Sie davon abhält?
- Haben Sie schon mit jemandem über Ihre Suizidgedanken gesprochen?
- Haben Sie jemals einen Suizidversuch unternommen?
- Hat sich in Ihrer Familie oder Ihrem Freundes- und Bekanntenkreis schon jemand das Leben genommen?

4.2 Therapiebezogene Diagnostik

Anders als die diagnosebezogene Störungsdiagnostik hat die therapiebezogene Diagnostik die Funktion, folgende Aspekte zu erfassen:

- Ätiologisch relevante Störungsprozesse,
- Veränderungsprozesse und
- Interaktionsprozesse.

Im Folgenden werden einige Selbstbeurteilungsinstrumente vorgeschlagen, die Psychotherapeutinnen zur Erfassung von Störungs-, Veränderungs- und Interaktionsprozessen nutzen können (Übersicht vgl. Tabelle 10).

Störungsprozesse. Wie in Kapitel 1 dargestellt, sind an der Entwicklung und Aufrechterhaltung der chronischen Depression als Verarbeitungsprozess vor allem

Grübeln, als dysfunktionale Kognition Selbstkritik und -abwertung, und als interpersonelles Beziehungsmuster feindseliges Verhalten beteiligt. Zur Erfassung dieser Aspekte steht eine Reihe standardisierter Messinstrumente aus der Depressionsdiagnostik zur Verfügung. Grübeln kann durch den Response Styles Questionnaire (RSQ-D; Kühner et al., 2007) gemessen werden, der 23 Items mit den Subskalen Grübeln über Symptome, Grübeln über negative Aspekte des Selbst und Ablenkung enthält. Das Theoretische Depressive Experiences Questionnaire (TDEQ-12 Items; Krieger et al., 2014) erfasst Selbstkritik. Das Inventar Interpersoneller Probleme (IIP-D; Horowitz et al., 2016) enthält 64 Items, die acht Skalen und zwei Hauptdimensionen, darunter Affiliation mit den Polen Zuneigung vs. Feindseligkeit, zugeordnet werden. Unter den ätiologisch relevanten biografischen Faktoren kommen motivationale Schemata und insbesondere frühe Traumatisierungen infrage. Der Fragebogen zur Analyse Motivationaler Schemata (FAMOS; Grosse Holtforth & Grawe, 2002) enthält 94 Items, die 14 Annäherungs- und neun Vermeidungszielen zugeordnet werden. Für die Routineversorgung kann auch eine Kurzfassung des FAMOS mit 23 Items zu den Annäherungs- und Vermeidungszielen verwendet werden. Schließlich kann für die Erfassung traumatischer Erfahrungen der Childhood Trauma Questionnaire (CTQ; Klinitzke et al., 2012) verwendet werden, der mit 28 Items u. a. physischen, sexuellen und emotionalen Missbrauch erfragt.

Tabelle 10: Selbstbeurteilungsinstrumente zu Störungs-, Veränderungs- und Interaktionsprozessen

Störungsprozesse	Grübeln	Response Styles Questionnaire (RSQ-D)
	Selbstkritik	Theoretische Depressive Experiences Questionnaire (TDEQ-12)
	Interpersonelle Verhaltensmuster	Inventar Interpersoneller Probleme (IIP)
	Motivationale Schemata	Fragebogen zur Analyse Motivationaler Schemata (FAMOS)
	Traumatische Erfahrungen	Childhood Trauma Questionnaire (CTQ)
Behandlungs-/Veränderungsprozesse	Achtsamkeit	Five Facet Mindfulness Questionnaire (FFMQ)
	Wohlwollen	Fragebogen zu Wohlwollen (FWW) Fragebogen zu wohlwollenden Verhaltensweisen (FWWV)
	Emotionsregulation	Affective Style Questionnaire (ASQ)
Interaktionsprozesse	Beziehungsverhalten in der Therapie	Impact Message Inventory (IMI; Fragebogen für interpersonale Eindrücke)

Behandlungs-/Veränderungsprozesse. Zentrale therapeutische Ansatzpunkte sind im vorliegenden Programm vor allem Achtsamkeit und Wohlwollen. Es gibt eine Vielzahl von Fragebögen zu Achtsamkeit, von denen der Five Facet Mindfulness Questionnaire (FFMQ; Michalak et al., 2016) häufig eingesetzt wird. Der Fragebogen umfasst 39 Items, die fünf Facetten der Achtsamkeit zugeordnet sind: (1) Nicht-Reagieren auf innere Erfahrung, (2) Beobachten, Bemerken, Aufmerksamkeit gegenüber Empfindungen, Wahrnehmungen, Gedanken und Gefühlen, (3) automatisches Handeln vs. bewusstes Handeln, Konzentration, Nicht-Ablenkbarkeit, (4) Benennen, Beschreiben, Etikettieren mit Worten, (5) Nicht-Bewerten von Erfahrungen. Die Facetten können auch zur Veranschaulichung und Definition von Achtsamkeit herangezogen werden.

Zur Erfassung von Wohlwollen gibt es zwei Fragebögen, die sich noch in der Validierungsphase befinden. Der „Fragebogen zu Wohlwollen (FWW)" (Stangier, 2021a; vgl. Arbeitsblatt 1 auf Seite 165) erfasst mit 18 Items Wohlwollen gegenüber anderen, die Wahrnehmung von Wohlwollen anderer gegenüber der eigenen Person, und Wohlwollen sich selbst gegenüber (zur Auswertung siehe „Arbeitsblatt 1: Fragebogen zu Wohlwollen (FWW)" auf Seite 165). Der Fragebogen zu wohlwollenden Verhaltensweisen (FWWV; Stangier, 2021b; vgl. Arbeitsblatt 2 auf Seite 167) erfasst die Bedeutung und Häufigkeit des Auftretens wohlwollender Verhaltensweisen im Alltag; es wird zwischen Wohlwollen sich selbst und anderen Menschen gegenüber differenziert. Strategien der Emotionsregulation werden mit der deutschen Version des ASQ (ASQ; Graser et al., 2012) erfasst. Die Skala besteht aus 20 Items, die drei Subskalen zugeordnet sind: Unterdrückung, Umbewertung und Tolerieren/Akzeptieren von Emotionen.

Interaktionelle Prozesse. Zur Erfassung der interaktionellen Prozesse in der Therapie eignet sich das Impact Message Inventory (Fragebogen für interpersonale Eindrücke; Caspar et al., 2016; https://www.mindgarden.com/documents/IMI-German.pdf), das analog dem IIP-D 64 Items enthält, die der Einschätzung der Therapeutin dienen, wie der Patient auf sie wirkt. Unter den acht Subskalen befinden sich auch Subskalen zu feindseligem, feindselig-submissivem Verhalten und feindselig-dominantem Verhalten.

Kapitel 5
Therapie

5.1 Modul 1 – Modellableitung und Zielklärung

Übersicht

- Ableitung eines prozessbasierten Störungsmodells
- Klärung störungsbezogener motivationaler Schemata
- Zielklärung und Ableitung eines Positivmodells
- Behandlungsplanung

Materialien (vgl. Anhang und Online-Materialien)

- Therapietool 1: Ableitung eines kognitiven Modells
- Therapietool 2: Prozessbasiertes Erklärungsmodell (Vorlage)

Rational und Fallbeispiel. Die Ableitung eines individuellen Erklärungsmodells ist die zentrale Grundlage für die individuelle Therapieplanung (Hofmann & Hayes, 2019). Das Modell basiert auf der Exploration von Störungsprozessen, die zur Aufrechterhaltung des Problems führen. Das prozessbasierte Modell geht davon aus, dass ungünstige kognitive, emotionale und behaviorale Reaktionsmuster auf Verarbeitungsprozesse zurückzuführen sind (Stangier, 2019). Entsprechend dem aktuellen Forschungsstand wird chronische Depression durch Grübeln, selektiv-negative Gedächtnisprozesse, negative Vorstellungen und rigide Bewertungsmuster bezüglich des Selbst und der sozialen Beziehungen verursacht und aufrechterhalten (vgl. Kapitel 1). Zusätzlich sind biografisch erworbene motivationale Schemata zu berücksichtigen, insbesondere durch belastende aversive Kindheitserfahrungen hervorgerufene Vermeidungsmotive. Die Aufstellung eines Positivmodells stärkt die Annäherungsmotive und fördert die Nutzung vorhandener Ressourcen für die therapeutischen Veränderungsprozesse.

Fallbeispiel: Die Leidensgeschichte von Frau M.

Eine 58-jährige Patientin meldet sich wegen Depressionen für eine Therapie an. Sie lebt mit ihrem Ehemann und ihrem jüngeren Sohn zusammen, der ältere Sohn ist ausgezogen. Sie arbeitet in Vollzeit als Rechtsanwaltsgehilfin in der öffentlichen Verwaltung.

Die Patientin klagt über starke Niedergeschlagenheit und Antriebslosigkeit sowie Gefühle von Wertlosigkeit, die seit ihrer Jugend bestehen. Sie fühlt sich von allem überfordert und erschöpft, bereits Kleinigkeiten können sie aus der Bahn werfen, weshalb sie wiederholt Monate arbeitsunfähig geschrieben wurde. Sie hatte bereits drei ambulante psychotherapeutische Behandlungen sowie zwei stationäre Psychotherapien erhalten, die jedoch nur vorübergehende Verbesserung gebracht hatten. Im Alltag hat sie außer in der Arbeit nur zu ihrem Ehemann und ihren Kindern Kontakt. Ihre Freizeit verbringt so größtenteils allein, für Hobbys fehle ihr oft die Energie.

Frau M. ist unehelich geboren; zum Vater bestand kein Kontakt. Ihre Mutter, Sozialarbeiterin, hat sie als verschlossen und emotional kühl erlebt. Bedingt durch den Wohnungsmangel der Nachkriegszeit wohnte sie bei einer anderen („Pflege"-)Familie. Zu der „Pflegemutter" bestand ein emotional sehr gutes Verhältnis, von ihr hat sie körperliche Zuwendung und emotionale Nähe erhalten. Auch zu den beiden älteren „Pflege"-Geschwistern bestand ein liebevolles und gutes Verhältnis. Dennoch hat sie sich nie vollständig zu ihrer „Pflegefamilie" zugehörig gefühlt. Nach dem Fachabitur hat Frau M. Logopädie studiert, aber das Studium kurz vor dem Abschluss abgebrochen. Anschließend nahm sie eine Stelle in einer Behörde an, wo sie bis heute arbeitet. Dort hat sie zusätzlich eine duale Ausbildung zur Rechtsanwaltsgehilfin absolviert.

Die erste depressive Phase erlebte Frau M. mit 10 Jahren. Damals zog ihre Mutter mit ihr in eine andere Stadt um. Die Mutter hat ihr dies jedoch erst am Tage des Umzuges mitgeteilt. Die Trennung von ihrer „Pflegefamilie" hat die Patientin als Schock erlebt und reagierte mit tiefer Verzweiflung und Niedergeschlagenheit. In der Schule wurde sie von Mitschülern und Lehrern ausgegrenzt, da sie unehelich geboren war. Zudem wendeten die Lehrer auch körperliche Gewalt an. Sie hatte als Jugendliche kaum Freunde. Nach einer kürzeren Liebesbeziehung lernte sie mit 21 Jahren ihren Ehemann kennen, und zwei Jahre später heirateten sie. Sie erlebe die Beziehung sehr positiv und bekam einige Jahre später zwei Söhne.

Vor 10 Jahren wurde erneut eine depressive Episode ausgelöst, die bis zur Gegenwart andauert. Auslöser waren der Auszug ihres älteren Sohnes und kritische Rückmeldungen zu ihrer Arbeit am Arbeitsplatz gewesen. Die Patientin erlebte dies als schwere Zurückweisung und entwickelte Suizidgedanken. Es folgten mehrere Phasen der Krankschreibung und zwei stationäre sowie eine ambulante psychotherapeutische Behandlung, begleitet von verschiedenen psychopharmakologischen Behandlungsversuchen, jedoch ohne dauerhaften Erfolg.

In der Exploration berichtet Frau M. von permanenten Gedanken an die eigene Unfähigkeit und Wertlosigkeit, begleitet von Grübeln und dem Gefühl tiefer Traurigkeit. Ein häufiger Auslöser sind Stresssituationen am Arbeitsplatz, insbesondere die Anhäufung von Aufgaben unter Zeitdruck. Sie befürchtet dann, zu versagen und die Arbeit gekündigt zu bekommen. Die Anspannung und negative Stimmung belasten auch die Familie; so gebe es dauerhaft Spannungen mit der Schwiegertochter, die wiederum Gefühle von Hoffnungslosigkeit, Einsamkeit und Schuldgefühlen wegen der „kaputten" Beziehungen zu den Kindern verstärken.

5.1.1 Ableitung eines prozessbasierten Störungsmodells

Ausgangspunkt ist die Analyse einer konkreten Problemsituation aus dem aktuellen Alltagsleben des Patienten. Meist genügt es, nach der belastendsten Situation der letzten Zeit zu fragen. Die Exploration umfasst Kognitionen, Emotionen und Verhalten sowie Verarbeitungsprozesse (Grübeln, Vorstellungen, Erinnerungen). „Therapietool 1: Ableitung eines kognitiven Modells" (vgl. Seite 125) enthält ein Explorationsschema mit Beispielfragen. Als hilfreich hat sich ein Schema erwiesen, welches sich auch für die Antragstellung in der kassenpsychotherapeutischen Versorgung eignet. Abbildung 10 zeigt ein Erklärungsmodell, das auf der zuvor beschriebenen Falldarstellung von Frau M. beruht (vgl. hierzu auch „Therapietool 2: Prozessbasiertes Erklärungsmodell (Vorlage)" auf Seite 127).

Die Therapeutin sollte die erforderlichen Informationen gezielt erfragen und diese parallel schriftlich notieren. Für viele Patientinnen und Patienten sind insbesondere Fragen zu den Verarbeitungsprozessen nicht sicher zu beantworten, da diese in der Regel automatisch ablaufen und nicht bewusst erlebt werden. Deshalb hat das Modell explizit einen hypothetischen Charakter; es kann im Verlauf der weiteren Sitzungen auch korrigiert werden. Es ist hilfreich, wenn die Therapeutin nicht nur offene, sondern auch geschlossene Fragen stellt (z.B. „Haben Sie gegrübelt?").

Das schriftlich fixierte Erklärungsmodell sollte für die weiteren Therapiesitzungen immer verfügbar sein und bei Bedarf von der Therapeutin herangezogen werden, um die Ansatzpunkte der Therapie zu verdeutlichen. Es sollte im Therapieprozess immer wieder genutzt werden, um die Wahrnehmung des Problems (i.S. von decentering) und die Ziele der Therapie im Gedächtnis der Patientinnen und Patienten zu verfestigen. Sie sollten daher auch aufgefordert werden, mit dem eigenen Smartphone ein Foto des Erklärungsmodells

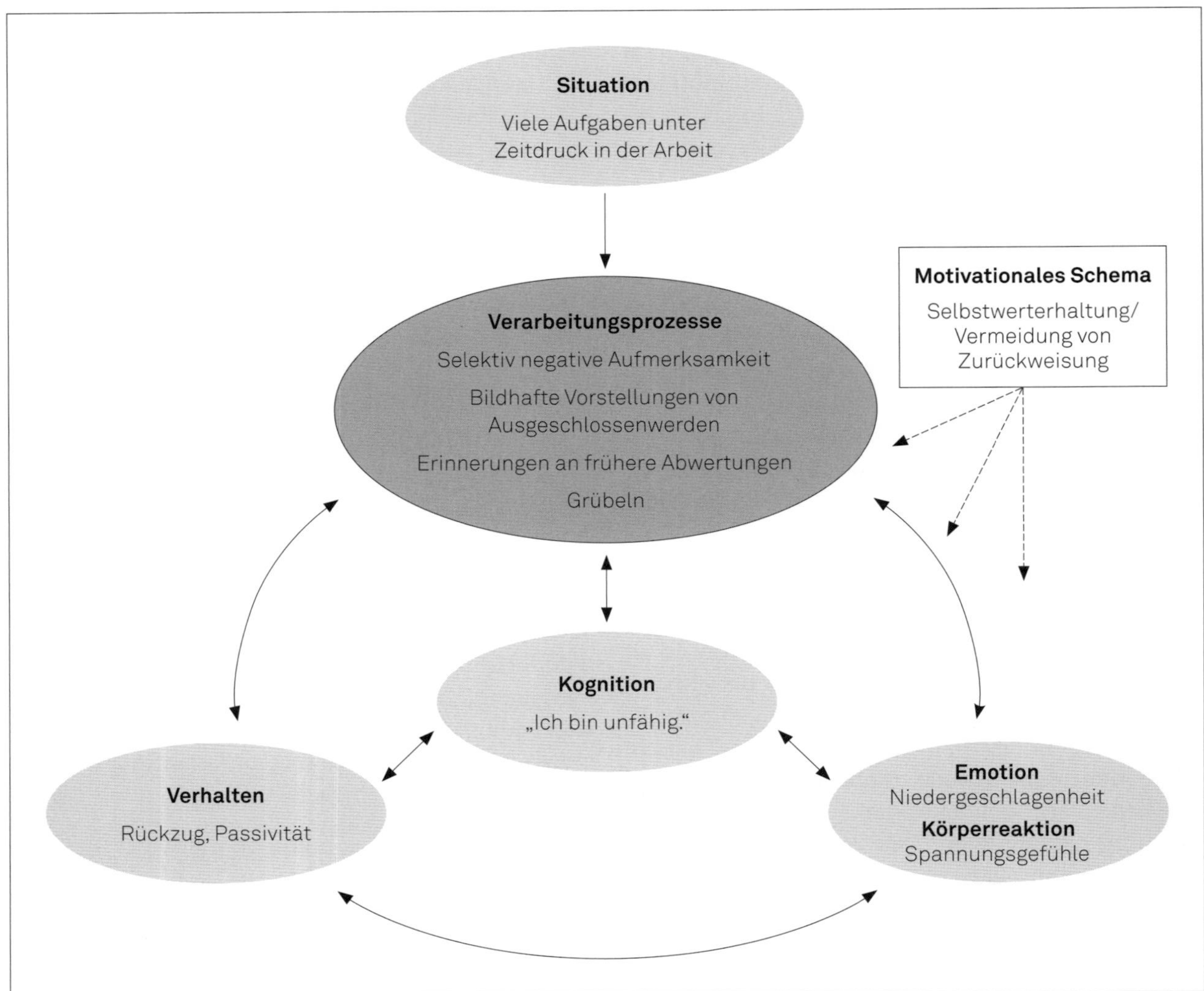

Abbildung 10: Prozessbasiertes Erklärungsmodell am Beispiel einer Patientin mit chronischer Depression

zu machen, verbunden mit der Hausaufgabe, sich dieses noch einmal in Ruhe anzusehen und ggf. mit anderen Situationen im Alltag zu vergleichen.

5.1.2 Klärung störungsbezogener motivationaler Schemata

Oftmals ergeben sich aus der Anamnese und Eingangsdiagnostik erste Anhaltspunkte für wichtige Motive der Patientinnen und Patienten. Beispielsweise könnten die im Fallbeispiel von Frau M. erhobenen biografischen Informationen (vgl. Kapitel 5.1.1) darauf hinweisen, dass aufgrund der Erfahrung von Abwertung die Vermeidung von Zurückweisung und die Erhaltung des Selbstwertes eine besondere Bedeutung haben könnten. Die Verwendung von Fragebögen, wie z.B. dem FAMOS (bzw. die Kurzform K-FAMOS, vgl. Stucki, 2004), kann die Identifikation zentraler Motive unterstützen (vgl. Tabelle 11).

Eine Validierung motivationaler Schemata kann im individuellen Fall durch die Frage erfolgen, ob sich dies denn auch im gegenwärtigen Alltag zeigt. Darüber hinaus kann das Interaktionsverhalten der Patientin in der Therapie Aufschluss über wichtige Vermeidungs- und Annäherungsmotive geben.

Sollte sich aufgrund von traumatischen Kindheitserfahrungen, komorbiden Persönlichkeitsstörungen oder starken Beeinträchtigungen des interpersonellen Verhaltens die Notwendigkeit schematherapeutischer Interventionen ergeben, ist die Abklärung von Schemata mithilfe des Young Schemafragebogens (YSQ) sinnvoll (vgl. Tabelle 12). Für chronische Depression sind besonders häufig die Domänen „Abgetrenntheit und Ablehnung" sowie „Übertriebene Wachsamkeit und Gehemmtheit" von Bedeutung.

Tabelle 11: Motivationale Schemata aus dem Fragebogen zur Analyse motivationaler Schemata (FAMOS; Grosse, Holforth & Grawe, 2002)

Annäherungsziele	Vermeidungsziele
• Intimität/Bindung • Geselligkeit • Anderen helfen • Hilfe bekommen • Anerkennung/Wertschätzung • Überlegen sein/Imponieren • Autonomie • Leistung • Kontrolle haben • Bildung/Verstehen • Glauben/Sinn • Das Leben auskosten • Selbstvertrauen/Selbstwert • Selbstbelohnung	• Alleinsein/Trennung • Geringschätzung • Erniedrigung/Blamage • Vorwürfe/Kritik • Abhängigkeit/Autonomieverlust • Spannungen mit anderen • Sich verletzbar machen • Hilflosigkeit/Ohnmacht • Versagen

Tabelle 12: Schemata und Schemadomänen des Young Schema Questionnaire (YSQ-s3; nach Sigmund et al., 2011)

Schemadomänen	Schema
Abgetrenntheit und Ablehnung	• Emotionale Entbehrung • Verlassenheit/Instabilität • Misstrauen/Missbrauch • Soziale Isolation • Unzulänglichkeit/Scham
Beeinträchtigung von Autonomie und Leistung	• Versagen • Abhängigkeit/Inkompetenz • Verletzbarkeit/Anfälligkeit für Schädigungen • Verstrickung/Unentwickeltes Selbst
Fremdbezogenheit	• Unterordnung/Unterwerfung • Selbstaufopferung • Streben nach Zustimmung/Anerkennung
Beeinträchtigung im Umgang mit Begrenzungen	• Anspruchshaltung/Grandiosität • Unzureichende Selbstkontrolle/Selbstdisziplin
Übertriebene Wachsamkeit und Gehemmtheit	• Emotionale Gehemmtheit • Überhöhte Standards/Übertrieben kritische Haltung • Negativismus/Pessimismus • Bestrafen/Strafneigung

5.1.3 Zielklärung und Ableitung eines Positivmodells

Betroffene mit chronischer Depression beschreiben spontan ihr Therapieziel oft i.S. der Symptomreduktion; sie wollen „sich von der Depression befreien". Dennoch ist es wichtig, eine positive, konkrete Definition der Ziele abzuleiten. Wie in Kapitel 3.3.1 dargestellt, sind folgende Punkte mögliche Therapieziele:

- Wahrnehmung und Akzeptanz eigener Werte, Bedürfnisse und Motive.
- Verbesserung von Achtsamkeit und Emotionsregulation.
- Aufbau von Wohlwollen.
- Stärkung zwischenmenschlicher Verbundenheit.
- Überwindung von Selbstkritik und feindseligen Einstellungen gegenüber anderen.

Eine anschauliche und für den weiteren Therapieverlauf sehr nützliche Form der Zieldefinition ergibt sich aus der Umwandlung des Störungs- in ein „Positiv"-Modell (Stangier, 2019). Hierdurch wird es dem Therapeuten möglich, nicht nur die oben sehr allgemein formulierten Ziele, sondern auch die hierfür erforderlichen Veränderungsprozesse einzubringen. Mögliche Komponenten eines Positivmodells könnten z.B. bei chronischer Depression sein:

- Motivationale Schemata: Selbstwerterhaltung, Bindung, Vertrauen.
- Verarbeitungsprozesse: Flexibilität, Achtsamkeit, Bewusstsein von Verbundenheit und von eigenen Stärken, positive Vorstellungen, Erinnerungen an positive Erfahrungen.
- Kognitionen: Positive Selbstbewertung/Wohlwollen, positive Einstellung zu anderen.
- Emotionen: Freude, Gelassenheit, Akzeptanz, Sympathie.
- Verhalten: Wohlwollendes Verhalten, Kontakt, Selbstsicheres Eintreten für eigene Bedürfnisse und Interessen.

Abbildung 11 zeigt ein Positivmodell anhand des Fallbeispiels von Frau M.

Bei vielen Betroffenen mit chronischer Depression löst die Definition positiver und konkreter Ziele Überforderung und Kritik aus (z.B. „Werde ich nie erreichen.", „Ich bin ein hoffnungsloser Fall", „unrealistisch."). Oftmals werden mit der Definition von Zielen perfektionistische Standards verbunden, die nur das eigene Scheitern erwarten lassen. Deshalb ist es sehr wichtig, das Positivmodell als Orientierungshilfe für die Therapie, aber auch als Entwicklungsaufgabe über die Therapie hinaus einzuführen.

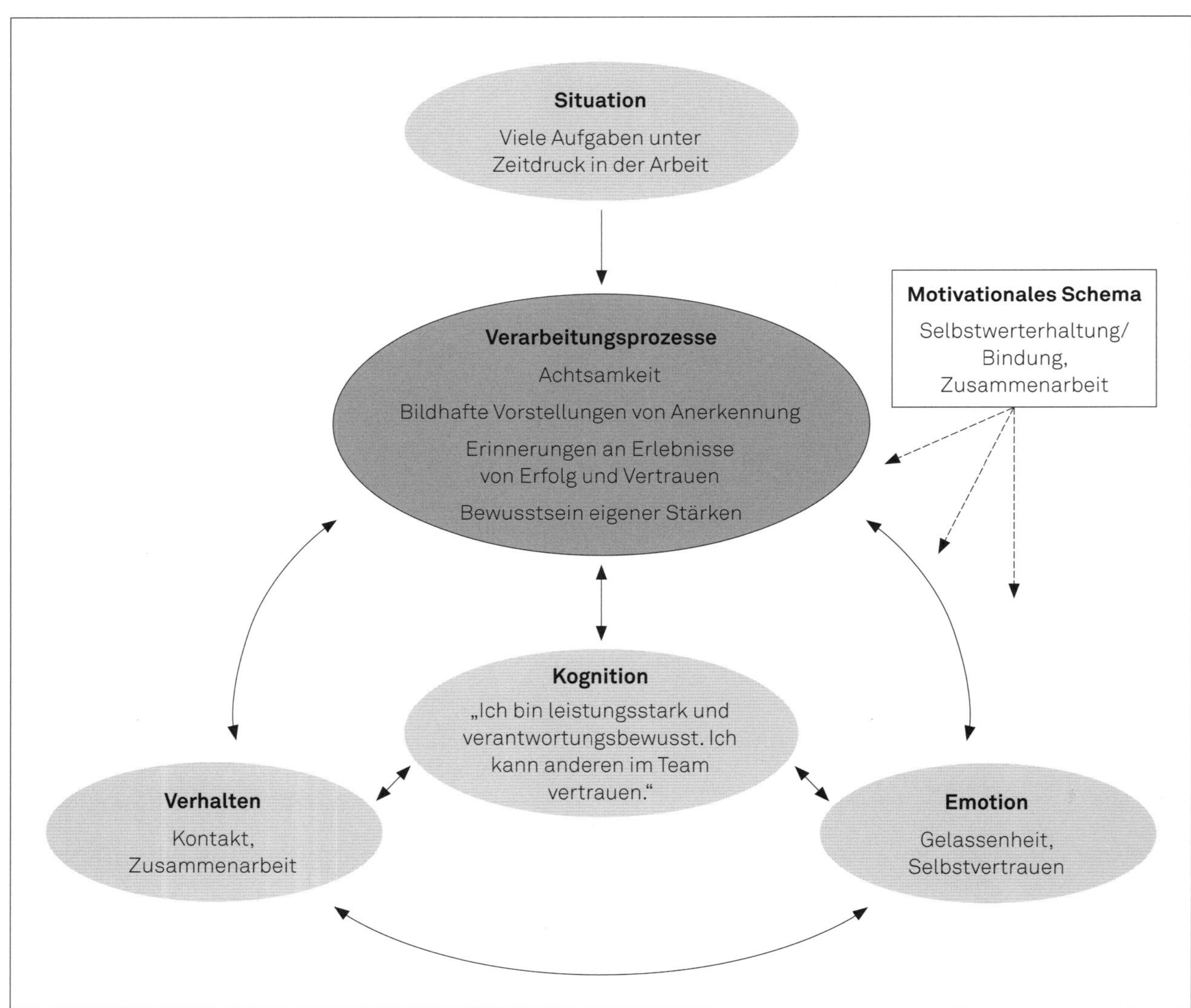

Abbildung 11: Das Positivmodell von Frau M.

5.1.4 Behandlungsplanung

Die Behandlungsplanung orientiert sich an der in Kapitel 3.3 dargestellten Gesamtkonzeption. Eine wichtige Rahmenbedingung für die Therapie ergibt sich aus der Möglichkeit, für die Durchführung von Metta-Meditation und dyadischen Übungen auf ein Gruppensetting zurückzugreifen. Dieses wird jedoch in der Regel eher an Hochschulambulanzen oder in Kliniken möglich sein als in der ambulanten Praxis.

Weiterhin sind bei der Planung bestehende Komorbiditäten zu berücksichtigen. Eine nicht immer eindeutig zu beantwortende Frage ist, ob die chronische Depression in funktionaler Hinsicht als primär und komorbide Störungen als Folge zu sehen sind. Insbesondere bei Suchtproblemen und schweren Angststörungen müssen ggf. die Prioritäten zunächst auf vordringliche Ziele gelegt werden.

Wie schon in Kapitel 3.3 dargestellt, ist eine häufige Komplikation bei chronischer Depression die Erfahrung von traumatisierenden Missbrauchserfahrungen in der Kindheit, die zu starken negativen Affekten, Selbstabwertung und interpersonellen Problemen wie Selbstunsicherheit oder Feindseligkeit beitragen. Nicht selten sind eine Vermeidend-Selbstunsichere, Dependente oder Borderline-Persönlichkeitsakzentuierung/-störung festzustellen. Im vorliegenden Therapieprogramm ist deshalb ein schematherapeutisch orientiertes Modul vorgesehen, das sich nach unseren Erfahrungen sehr gut in die Therapie integrieren lässt.

Im einzeltherapeutischen Setting ist es dann schon sehr früh möglich, das Störungsmodell im Sinne des Kind-Ich-Modus und das Positivmodell als Gesunder-Erwachsenen-Modus einzuführen (vgl. Modul 5 in Kapitel 5.5). Der Gesunde-Erwachsenen-Modus, der ein aktives Eintreten für eigene Bedürfnisse und Wohlbefinden impliziert, enthält danach als wichtige Komponenten selbstbezogenes Wohlwollen sowie im Hinblick auf die Gestaltung von verlässlichen und zufriedenstellenden zwischenmenschlichen Beziehungen auch auf andere Personen bezogenes Wohlwollen, einschließlich nahestehender Personen.

5.2 Modul 2 – Achtsamkeit

Übersicht

- Allgemeines Vorgehen
- Einführung in Achtsamkeit
- Nachbesprechung von Übungen („Inquiry")
- Body-Scan
- Sitzmeditation
- Atempause
- Gehmeditation und Achtsames Wahrnehmen der Natur
- Umgang mit Schwierigkeiten

Materialien (vgl. Anhang und Online-Materialien)

- Therapietool 3: Body-Scan
- Therapietool 4: Sitzmeditation
- Therapietool 5: Atempause
- Therapietool 6: Drei-Minuten-Atempause
- Therapietool 7: Gehmeditation
- Infoblatt 2: Der Autopilot
- Infoblatt 3: Umgang mit Schwierigkeiten beim Meditieren
- Arbeitsblatt 3: Meditationsprotokoll

Audiodateien (vgl. Online-Materialien)

- Audiodatei 1: Body-Scan
- Audiodatei 2: Sitzmeditation
- Audiodatei 3: Atempause

Rational und Ziele. Achtsamkeitsbasierte Therapie setzt an der Annahme an, dass automatisierte Verarbeitungsprozesse wie Grübeln oder negative Erinnerungen zusammen mit depressiven Gefühlen im Gedächtnis niedergelegt sind und durch geringfügige Belastungen ausgelöst werden können (Differential-Activation-Modell von Teasdale, vgl. Kapitel 1.2). Achtsamkeitsbasierte Meditation verbessert die Fähigkeit, diese Prozesse zu erkennen und sich von ihnen zu lösen. Die Achtsamkeitsbasierte Kognitive Therapie (MBCT; Segal, Williams & Teasdale, 2015), ursprünglich für die Rückfallprophylaxe von rezidivierender, zum Zeitpunkt der Behandlung remittierter Depression entwickelt, ist in ihrer Wirksamkeit für diese Störung wie für eine Vielzahl anderer Störungen gut belegt (Strauss et al., 2014). Bei der *Behandlung* von *chronischer* Depression jedoch scheinen die Effekte von MBCT nicht auszureichen, um eine nachhaltige deutliche Verbesserung hinsichtlich depressiver Symptome zu erlangen (Michalak et al., 2015).

Dennoch sind achtsamkeitsbezogene Interventionen eine wichtige Grundlage für das Metta-Meditationsprogramm, da sie neben der Fähigkeit zur Beobachtung und Akzeptanz innerer Vorgänge auch die Fähigkeit zum *Decentering* fördern (Stangier et al., 2021). Unter Decentering versteht man die Fähigkeit, Gedanken und Gefühle wahrnehmen und sich von diesen Vorgängen lösen bzw. *sich de-identifizieren* zu können. Hierdurch wird es depressiven Betroffenen möglich, sich besser von störenden Gedanken und Grübeln während des Meditierens (Konzentration auf Wohlwollen, vgl. Kapitel 5.3.2) zu distanzieren und auch im Alltag in adaptivere Verarbeitungsmodi zu wechseln (Bernstein et al., 2015). Darüber hinaus ist Decentering gleichzeitig auch eine wichtige Grundlage für die Durchführung kognitiver oder verhaltensbezogenen Interventionen (vgl. Kapitel 5.4).

Therapierational

- „Bei Personen mit chronischer Depression kann ein negatives Gefühl eine Abwärtsspirale von negativen Gedanken, Grübeln und depressiver Stimmung erzeugen."
- „Durch Meditationsübungen können Sie lernen, eine achtsame und akzeptierende Haltung zu Gedanken, Gefühlen oder Körperempfindungen zu entwickeln und sich von dieser Abwärtsspirale zu lösen."

5.2.1 Allgemeines Vorgehen

Betroffene mit chronischer Depression fällt es in der Regel nicht leicht, sich die Achtsamkeitsmeditation anzueignen. Deshalb ist ein flexibles Vorgehen extrem wichtig; das Beharren auf Prinzipien, die die Teilnehmenden nicht umsetzen können, wäre für den therapeutischen Fortschritt sehr ungünstig. Deshalb sind die nachfolgenden Vorschläge zum Einüben von Achtsamkeit lediglich als Orientierungshilfe gedacht. Entscheidend ist, dass die Patientin die Motivation entwickelt, regelmäßig die Übungen zu praktizieren, auch wenn Schwierigkeiten auftreten.

Für den Einstieg in das Modul ist es sinnvoll, den Teilnehmenden ein Verständnis von Achtsamkeit auf der Grundlage von Übung und *Reflexion* zu vermitteln, weniger durch ausführliche theoretische Informationen. Während der gemeinsamen Reflexionen können schrittweise die unterschiedlichen Aspekte von Achtsamkeit herausgearbeitet werden. Wir empfehlen, die grundlegenden Prinzipien der Achtsamkeit (Hier und Jetzt, Beobachten, nichtwertendes Annehmen) aufzuschreiben und entsprechende Infoblätter mitzugeben, um die Prinzipien zunehmend zu verinnerlichen.

Die regelmäßige, tägliche Übung ist von zentraler Bedeutung für die Wirksamkeit der Achtsamkeitsmeditation. Der Übergang zu neuen Übungen sollte nicht abrupt vorgenommen werden. Eventuell hilft es der Patientin, vorübergehend parallel zur neuen Übung eine besser funktionierende alte Übung beizubehalten. Es ist für die Therapie günstiger, wenn die Meditationsübung kontinuierlich beibehalten wird, die am besten gelingt. Nach unseren Erfahrungen ist die Atempause (vgl. Kapitel 5.2.6) für Patientinnen und Patienten am einfachsten umzusetzen und zudem die Grundlage für die nachfolgende Metta-Meditation. Falls allerdings das Bedürfnis besteht, den Body-Scan (vgl. Kapitel 5.2.4) oder die Sitzmeditation (vgl. Kapitel 5.2.5) parallel weiterzuführen, sollte die Therapeutin dies unterstützen.

Merke

Die Übungen werden zu Beginn durch die Therapeutin angeleitet. Die Übungen zu Hause können zunächst durch Audioaufnahmen unterstützt werden, sollten dann aber zunehmend auch selbstangeleitet durchgeführt werden.

Die *formellen* Meditationsübungen folgen einem festgelegten Schema und sollten als Ritual täglich geübt werden. *Informelle* Übungen (Gehmeditation und achtsam Natur wahrnehmen, vgl. Kapitel 5.2.7) zielen darauf ab, Achtsamkeit bei alltäglichen Aktivitäten einzuüben und hierdurch in den Alltag zu integrieren.

Betroffene mit chronischer Depression können schnell den Mut verlieren. Gerade zu Beginn sollte darauf geachtet werden, dass Übungen nicht vorschnell aufgrund von Schwierigkeiten abgebrochen werden. Grundsätzlich gilt jedoch, dass die Übungen nach Bedarf verkürzt, verlängert oder modifiziert werden können. Wichtiger als ein starres Befolgen vorgegebener Anleitungen ist eine flexible Umsetzung.

Übungsprotokolle können für Patientinnen und Therapeutinnen eine Hilfe sein, die Kontinuität des Übens aufrechtzuerhalten und eine Übersicht über Regelmäßigkeit und Schwierigkeiten beim Üben zu bekommen sowie auch Fortschritte zu erkennen (vgl. „Arbeitsblatt 3: Meditationsprotokoll" auf Seite 170).

Im Hinblick auf die Modellfunktion sollte auch der Therapeut eine achtsame Haltung in der therapeutischen Beziehung einnehmen. Dies gilt z.B. im Umgang mit Schwierigkeiten: Statt diese zu bewerten oder zu versuchen, das Programm zu verteidigen, sollte stattdessen eine Haltung von Offenheit und Neugierde gegenüber dem Geschehen sowie Akzeptanz vermittelt werden, auch bei kritischen oder von Frustration geprägten Äußerungen der Patientin. Ein Schlüssel der Therapie ist es, die Fertigkeit zu stärken, aus einem von Zielen getriebenen „Tun-Modus" in einen achtsamen, dezentrierten „Seins-Modus" wechseln zu können. Wir empfehlen deshalb Therapeutinnen und Therapeuten, selbst zu meditieren, um anhand eigener Erfahrungen ein vertieftes Verständnis von Achtsamkeit zu entwickeln.

5.2.2 Einführung in Achtsamkeit

Ziele der Einführung in Achtsamkeit:

- Nutzen von Achtsamkeit verdeutlichen.
- Grundprinzipien von Achtsamkeit vermitteln.
- Offenheit und Neugier fördern.

Zur Einführung in das Thema können das „Infoblatt 2: Der Autopilot" (vgl. Seite 154) sowie das „Infoblatt 3: Umgang mit Schwierigkeiten beim Meditieren" (vgl. Seite 155) genutzt werden.

Die Therapeutin erklärt zunächst die Bedeutung des „Autopiloten" anhand von Grübeln, das den meisten chronisch Depressiven bekannt ist. Die Therapeutin veranschaulicht Grübeln (Rumination, „Wiederkäuen") als ein permanentes Nachdenken über belastende Probleme, Erfahrungen oder Fehler der Vergangenheit. Grübeln ist nicht zielgerichtet, sondern eine passive Beschäftigung, die oftmals auch als „automatisch" und unkontrollierbar erlebt wird und mit Anspannung einhergeht. Grübeln gilt als ein Faktor, der zur Aufrechterhaltung von depressiver Stimmung beiträgt.

Die Therapeutin stellt nun Achtsamkeit als Gegenprinzip zu Grübeln vor. Achtsamkeit ist eine Haltung gegenüber inneren Vorgängen, die gekennzeichnet ist durch

- das bewusste Wahrnehmen im *Hier und Jetzt,* nicht der Vergangenheit oder Zukunft verhaftet sein,
- die Perspektive eines *nichtwertenden inneren Beobachters* anstelle des Kritisierens,
- die Haltung der *Akzeptanz und des Nicht-Reagierens,* d.h. des Annehmens dessen, was ist, anstelle von Unterdrücken oder Verändern wollen, was nicht zu verändern geht.

Tabelle 13 fasst die wesentlichen Punkte in einer Gegenüberstellung zusammen und enthält beispielhaft Merksätze zu den einzelnen Prinzipien.

Tabelle 13: Abgrenzung unterschiedlicher Aspekte von Achtsamkeit von anderen Prozessen und Haltungen – Merksätze und Beispiele

Achtsamkeit	Autopilot	Merksatz zur Förderung von Achtsamkeit
Aufmerksamkeit im Hier und Jetzt	• Konzentration auf Vergangenheit (Grübeln) oder • Zukunft (Sich-Sorgen-machen); • Fantasiewelt	• „Ich konzentriere mich auf das, was jetzt in diesem Augenblick geschieht."
Absichtsvolle, bewusste Wahrnehmung	• „Autopilot", Selbstvergessenheit, Rausch	• „Ich nehme mich wahr."
Nichtwertendes Beobachten („Innerer Beobachter")	• Identifikation mit automatischen Gedanken, Gefühlen, Körperempfindungen	• „Gedanken sind keine Tatsachen." • *„Ich habe den Gedanken* ‚Ich bin ein Versager'." statt *„Ich bin ein Versager."*
Akzeptanz, Nicht-Reaktivität	• Sich Kritisieren für/Unterdrücken von negativen Gedanken oder Gefühlen; • Festhalten an Vertrautem und Angenehmem.	• „So ist es eben." • „Akzeptieren statt verbissen Ankämpfen." • „Loslassen statt Festhalten."

5.2.3 Nachbesprechung von Übungen („Inquiry")

Jede Übung sollte nachbesprochen werden. Die Nachbesprechung enthält explorative Fragen („Inquiry"), die der Konsolidierung einer achtsamen („Was geschieht?") und akzeptierenden („Wie gehe ich mit dem Geschehen um?") Haltung dienen sollen. Mithilfe dieser gemeinsamen Reflexion kann das Verständnis für Achtsamkeit gefördert und es können etwaige Missverständnisse oder Fehlauffassungen empathisch korrigiert werden.

Beispiele für Fragen nach der Übung

- Was haben Sie während der Übung bei sich beobachtet?
- Wie sind Sie mit Störungen/Abschweifen umgegangen?
- Wo waren Sie während der Übung mit Ihrer Aufmerksamkeit?
- Wie war es für Sie, Gedanken, Gefühle, Impulse bewusst wahrzunehmen und loszulassen?
- Haben Sie versucht, immer wieder zum Fokus der Übung zurückzukehren?
- Wie war es für Sie, sich um eine akzeptierende Haltung gegenüber Störungen zu bemühen?

Nach unseren Erfahrungen kann ein Verständnis der Grundprinzipien von Achtsamkeit in der Nachbesprechung von Übungen sogar besser als durch theoretische Einführungen vermittelt werden, da es nicht auf Worten, sondern auf eigenem unmittelbarem Erleben beruht:

- Das Hier-und-Jetzt-Prinzip kann zum Beispiel anhand von Gedanken während der Meditation verdeutlicht werden. Gedanken, die sich auf die weitere Tagesplanung oder auf vorangegangene Erlebnisse beziehen, sind Ausdruck des Autopiloten. Das Prinzip des Hier und Jetzt bedeutet beim Meditieren, sich auf den jeweils in der Meditationsübung angesprochenen Fokus zu konzentrieren, z.B. auf die Atmung, Körperempfindungen oder Haltungen. Natürlich ist dies immer begleitet von Ablenkungen, und es ist die Aufgabe des Meditierenden, sich immer wieder den Fokus der Aufmerksamkeit bewusst zu machen und auf das zu konzentrieren, was gerade in der Übung geschieht.

- Nichtwertendes Beobachten und Distanzierung gegenüber innerpsychischen Erfahrungen können in der Nachbefragung anhand des Umgangs mit negativen Empfindungen und störenden Gedanken verdeutlicht werden. Automatische Bewertungen, z.B. „Die Übung ist langweilig" oder „Ich sollte diesen Gedanken nicht haben" werden als auftretende innere Ereignisse betrachtet, die nicht unerwünscht sind, sondern mit Neugier oder Interesse beobachtet werden (vgl. Abbildung 12).
- Auch das Prinzip des Akzeptierens („Annehmen") bzw. Nicht-Reagierens kann veranschaulicht werden, indem die in der Meditationsübung gemachten Erfahrungen so angenommen werden, wie sie sind, ohne sie direkt verändern zu wollen. Es sei an dieser Stelle erwähnt, dass Akzeptanz zudem bedeutet, nicht verbissen an perfektionistischen Zielen (z.B. „Ich muss 100% entspannt/konzentriert/achtsam sein.") festzuhalten. Vielfach wird die Haltung des Akzeptierens auch als Resignation und Versagen bewertet: Man soll sich mit den negativen Seiten des Lebens und der Depression abfinden. Dies ist mit Akzeptanz nicht gemeint, sondern Annehmen dessen, was ist. Dies schließt nicht aus, Veränderungen anzustreben und sich aktiv für Veränderungen einzusetzen.

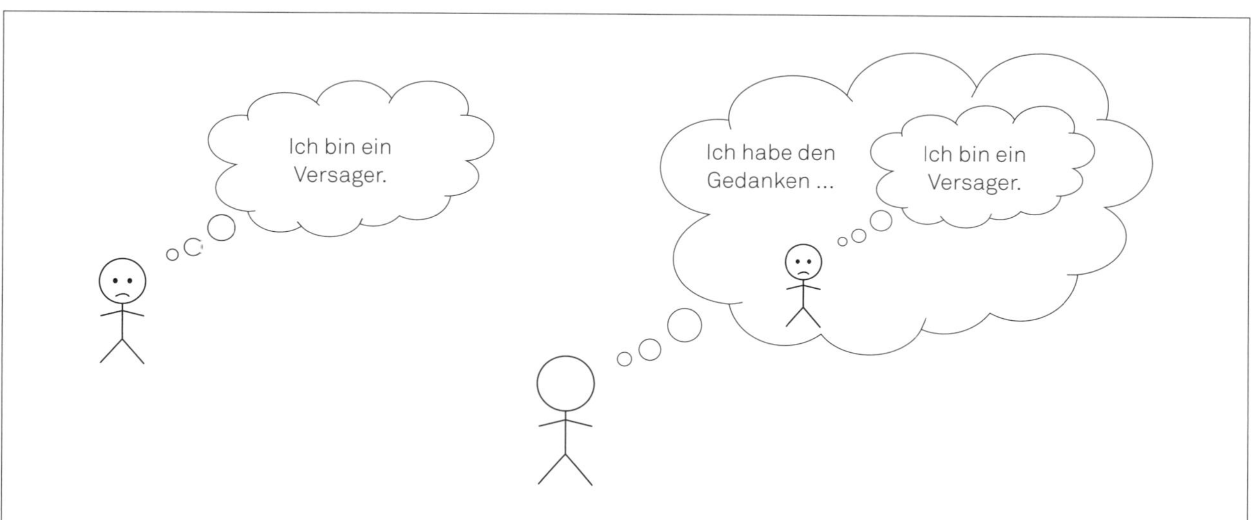

Abbildung 12: Veranschaulichung der Identifikation mit negativen Gedanken und Decentering

5.2.4 Body-Scan

Für die Durchführung der Übung Body-Scan (ca. 30 Minuten) steht „Therapietool 3: Body-Scan" (vgl. Seite 128) zur Verfügung sowie für die Teilnehmenden zum Üben zu Hause die „Audiodatei 1: Body-Scan" (vgl. Online-Materialien). Weiterhin wird den Patientinnen und Patienten das „Arbeitsblatt 3: Meditationsprotokoll" (vgl. Seite 170) ausgehändigt, auf dem sie die Anwendung der Übung protokollieren können.

Der Body-Scan ist eine körperbezogene Übung, in der die Aufmerksamkeit nacheinander auf Empfindungen in einzelnen Körperteilen gerichtet wird. Den Teilnehmenden sollte als Ziel der Übung vermittelt werden, dass die Konzentrationsfähigkeit gestärkt werden soll, indem eingeübt wird, die Aufmerksamkeit auf verschiedene Körperteile von den Füßen bis zum Kopf zu richten. Die Übung eignet sich aufgrund des hohen Strukturierungsgrades (die Abfolge der Körperteile ist leicht zu merken) gut für den Einstieg in die Meditationsübungen.

Zur Unterstützung der Aufmerksamkeitslenkung dient dabei die Vorstellung, dass der Atem durch die Nase zu diesem Körperteil hinfließt und beim Ausatmen wieder zurück durch die Nase aus dem Körper herausfließt. Dabei soll der Atem weder verändert noch kontrolliert werden. Angefangen bei den Zehen, wird die Aufmerksamkeit sukzessive auf alle weiteren Bereiche des Körpers gelenkt, also auf diese Weise „gescannt". Gleichzeitig werden mit den Instruktionen auch einzelne Aspekte der achtsamen Haltung gegenüber Körperempfindungen und der Akzeptanz von Ablenkung und störenden Gedanken und Gefühlen vermittelt.

Üblicherweise wird der Body-Scan auf dem Rücken liegend durchgeführt, daher empfiehlt es sich, geeignete Unterlagen (z.B. Yoga-Matten) zu haben. Für manche Teilnehmende ist das Liegen bei geschlossenen Augen unangenehm, z.B. aufgrund mangelnder Kontrolle und dem Gefühl, beobachtet zu werden. Deshalb kann die Übung in der Therapiesitzung auch im Sitzen ausgeführt werden.

Störungen und Ablenkungen sind auch aus therapeutischer Sicht keine unerwünschten Phänomene. Sie ermöglichen es erst, die Grundprinzipien der achtsamen Haltung zu verdeutlichen, die dann auch auf Grübeln und negative Gedanken im Alltag übertragen werden sollen. Dies sollte den Teilnehmenden in der Nachbesprechung verdeutlicht werden, indem die Therapeutin auftretende Schwierigkeiten als willkommene Gelegenheit zum Einüben des Hier-und-Jetzt-Prinzips, der Beobachter-Perspektive, des Akzeptierens und der De-Identifikation (Decentering) nutzt.

Für viele Patientinnen und Patienten ist diese konstruktive Sichtweise zunächst befremdlich. Deshalb ist es hilfreich, das Ungewohnte im Umgang mit Problemen gezielt auch als therapeutische Aufgabe umzudefinieren: So wie man z.B. eine Fremdsprache zunächst nicht versteht, kann man durch geduldiges Üben mit der Zeit ein Verständnis und eine aktive Anwendung der Sprache entwickeln. Im Fall der Depression ist es nicht die Sprache, sondern die Konzentrationsfähigkeit, die eingeübt wird, um den Teufelskreislauf von Grübeln, negativen Gedanken und depressiven Gefühlen verlassen zu können.

5.2.5 Sitzmeditation

Für die Durchführung der Übung sollten ca. 30 bis 40 Minuten eingeplant werden. Hinweise zur Durchführung der Übung finden sich in „Therapietool 4: Sitzmeditation" (vgl. Seite 131). Für die Patientinnen und Patienten steht für das Üben zu Hause zudem die „Audiodatei 2: Sitzmeditation" (vgl. Online-Materialien) zur Verfügung, zusätzlich erhalten die Patientinnen und Patienten wiederum „Arbeitsblatt 3: Meditationsprotokoll" zur Dokumentation ihrer Übungsdurchführungen.

Die Sitzmeditation ist aufgrund des geringeren Strukturierungsgrades eine anspruchsvollere Übung. Sie folgt nicht, wie der Body-Scan, dem Prinzip der fokussierten Aufmerksamkeit, sondern dem Prinzip der offenen Beobachtung. Ziel ist es, sich auf die Inhalte des momentanen Erlebens zu konzentrieren und sich um eine offene und neugierige Haltung zu bemühen, ohne zu werten oder zu reagieren. Somit verlangt sie in einem noch stärkeren Maße als der Body-Scan die Fähigkeit zum De-Identifizieren (Decentering), d.h. die Beobachtung von Gedanken als mentale Ereignisse im Bewusstseinsstrom und nicht als Tatsachen.

In einer aufrechten und entspannten Sitzhaltung wird zunächst der Atem beobachtet, z.B. durch die Konzentration auf die Empfindungen beim Ein- und Ausströmen der Luft in der Nase oder auf das Heben und Senken der Bauchdecke. Der Atem dient dabei als Anker, der dabei hilft, bei Ablenkungen die Aufmerksamkeit wieder auf das *Hier und Jetzt* zu lenken. Die Übung bietet sich an, um die bereits im Body-Scan vermittelten Fähigkeit zu vertiefen, die Ablenkung durch störende Gedanken bewusster wahrzunehmen und die Aufmerksamkeit wieder zurück auf den Fokus, im Fall der Sitzmeditation die Atmung, zu lenken. Insofern ist nicht die Meisterschaft in Achtsamkeit das Ziel, sondern die Zunahme an Flexibilität, den Fokus wechseln zu können (z.B. „Wenn du 100-mal abschweifst, kehre 100-mal zurück"). Dabei werden auch das Gefühl von Frustration, immer wieder vom eigentlichen Fokus abgelenkt zu werden, pessimistische Gedanken (z.B. „Ich schaffe das nie.") und Selbstkritik (z.B. „Ich bin eine Versagerin.") als innere Ereignisse aufgefasst, deren Auftreten als willkommene Gelegenheit zum Üben begrüßt wird. Abbildung 13 verdeutlicht die Dynamik, wobei der Wechsel von Fokussierung und Ablenkung oftmals nicht so linear verläuft, wie hier dargestellt.

5.2.6 Atempause

Für die Durchführung der Übung Atempause stehen zwei Übungsanleitungen zur Verfügung (vgl. „Therapietool 5: Atempause" auf Seite 134 sowie „Therapietool 6: Drei-Minuten-Atempause" auf Seite 135). Die Teilnehmenden können für das Üben zwischen den Therapiesitzungen auf die „Audiodatei 3: Atempause" (vgl. Online-Materialien) zurückgreifen.

Die Atempause (oder auch Atemraum; englisch: breathing space) ist eine kurze (ca. 5 Minuten), vergleichsweise gut zu erlernende Meditationsübung, die auch zur flexiblen Anwendung in Alltagssituationen geeig-

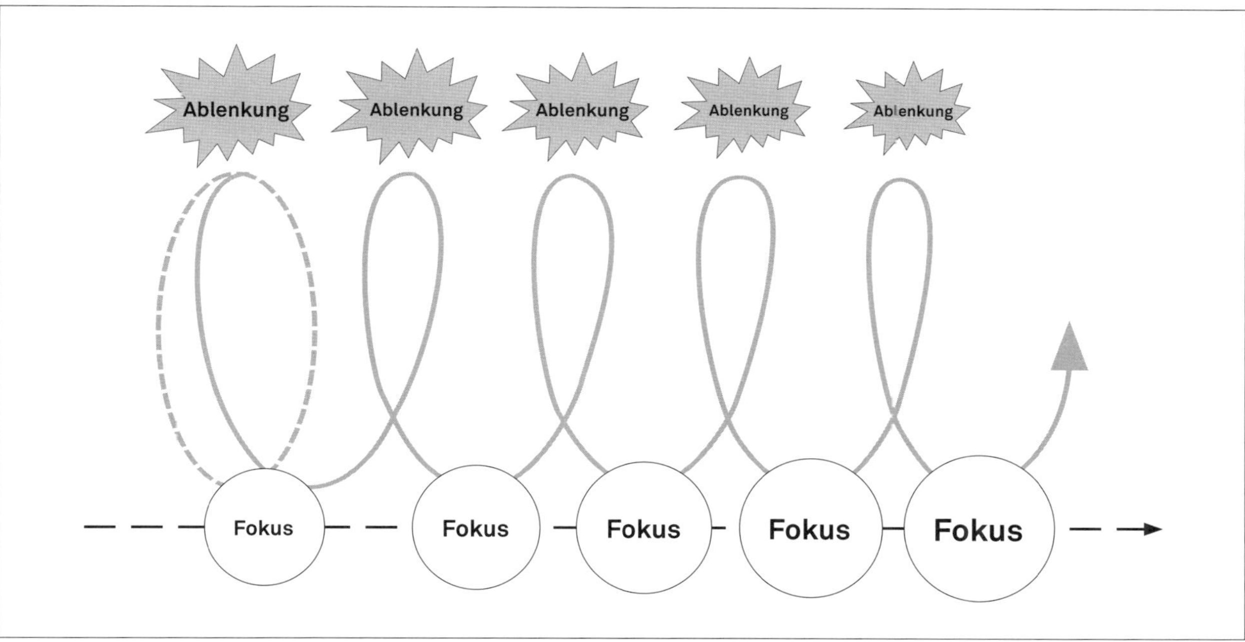

Abbildung 13: Ablenkung und Fokussierung der Aufmerksamkeit bei Achtsamkeitsmeditation

net ist. Sie konzentriert in drei Schritten die wesentlichen Elemente von Achtsamkeitsmeditation:

- Die Beobachtung von Gedanken, Gefühlen und Körperempfindungen als innere Ereignisse.
- Die Konzentration auf mit der Atmung einhergehende Empfindungen in Nase und Bauchraum.
- Die Ausweitung der Aufmerksamkeit auf den Körper als Ganzes.

Die Anleitung zur dezentrierten Beobachtung innerer Vorgänge wird im ersten Schritt durch die Aufforderung, Gedanken oder Gefühlen Benennungen (Schlagwörter oder „Etikette“) zu geben, unterstützt, ohne sich mit diesen zu identifizieren. Der zweite Schritt stellt eine starke Einengung der Aufmerksamkeit auf einfach wahrzunehmende Körpervorgänge dar, die mit dem Ein- und Ausströmen des Atems in der Nase (kalte Luft beim Einatmen, warme Luft beim Ausatmen) und der Bauchdecke (Heben und Senken) einhergehen.

Die Ausdehnung der Aufmerksamkeit auf den Körper als Ganzes schließlich kann unterstützt werden durch die Vorstellung, dass die Atmung in den gesamten Körper „hinein- und hinausfließt“. Daneben wird die bewusste Wahrnehmung der Körperhaltung, des Gesichtsausdrucks und Empfindungen von Spannung gefördert und durch „Hineinatmen“ in diesen Bereich ein „Aufweichen“ und „Loslassen“ der Spannung beim Ausatmen gefördert. Die Atempause ist für Personen mit chronischer Depression von großer Nützlichkeit, da sie einfacher zu erlernen und flexibel im Alltag einzusetzen ist. Gleichzeitig stellt sie im vorliegenden Programm die Basis für die weiterführende Metta-Meditation dar.

5.2.7 Gehmeditation und achtsames Wahrnehmen der Natur

Für die Durchführung der *Übung* Gehmeditation kann „Therapietool 7: Gehmeditation“ (vgl. Seite 136) genutzt werden.

Das Ziel der Gehmeditation ist es, die mit dem hochautomatisierten Vorgang des Gehens einhergehenden Bewegungen und Empfindungen bewusst und achtsam wahrzunehmen. Als angeleitete Übung in der Therapiesitzung ist sie eine formelle Übung; übertragen auf den Alltag stellt sie jedoch eine informelle Übung dar, indem sie sich jederzeit auch auf das Gehen beziehen kann. Das Grundprinzip kann auch auf andere aktive Tätigkeiten (z.B. Essen, Zähneputzen, Schwimmen) oder auf einen anderen Umgebungskontext, wie z.B. Spazierengehen in der Natur, übertragen werden.

Bei der Gehmeditation wird die Patientin angeleitet, im Therapieraum (oder auch geeigneten unbeobachteten Räumen außerhalb des Therapieraums) die ansonsten automatischen Gehbewegungen sehr langsam und bewusst durchzuführen und die hierbei auftretenden Empfindungen in den Füßen, Beinen und im ganzen Körper zu beobachten. Die Durchführung erfordert vom Patienten viel Offenheit und Vertrauen, da die Verlangsamung der Bewegungen leicht auch als peinlich wahrgenommen werden kann. Oftmals fällt es Teilnehmenden leichter, die Übung allein als Hausaufgabe durchzuführen.

Meditationsübungen, die die Natur einbeziehen, erweitern den Fokus auf die Sinnesmodalitäten Sehen und Hören, ggf. auch auf Fühlen (z.B. Wind, Regen, Sonnenstrahlen) oder Riechen (Waldgeruch). Für die Übung ist im Therapiekontext das Aufsuchen von naturnahen Orten (Park, Botanischer Garten, Wald) notwendig. Eventuell kann die Übung auch mit der Gehmeditation verbunden werden, wenn der naturnahe Ort aufgesucht werden muss. Orte, an denen es üblich ist, langsam zu gehen, auf einer Bank zu verweilen und die Natur zu betrachten, wie z.B. Parks oder (botanische) Gärten, sind hierfür besonders geeignet.

Auch wenn der Ablauf und die Dauer nicht vorgegeben sind, so ist doch die Protokollierung der Körperempfindungen und Sinneswahrnehmungen und deren Nachbesprechung sehr wichtig, um die informelle Ausweitung der Achtsamkeit zu unterstützen.

5.2.8 Umgang mit Schwierigkeiten

Frustration über Ablenkungen

Insbesondere am Anfang der Meditationspraxis können bei Personen mit chronischer Depression Ablenkung, Schwierigkeiten und störende Gedanken oder Empfindungen leicht zu Frustration und zum Grübeln führen. Deshalb ist es wichtig, ideale Beschreibungen wie „völlige innere Ruhe“ oder „Glück“ zu vermeiden und stattdessen eine Lernhaltung mit Üben und Überwinden von Schwierigkeiten als eigentliches Ziel zu betonen. Gerade bei chronischer Depression ist allerdings eine wertende, sehr kritische Haltung sehr ausgeprägt; deshalb muss auch der Therapeut Geduld und Gelassenheit im Vermitteln einer achtsamen Haltung zeigen. Entscheidend ist nicht, dass das Meditieren von Anfang an perfekt funktioniert, sondern das regelmäßige und häufige Üben.

Beispiele für Fragen zu ablenkenden Bewertungen und Gedanken

- Welche Bewertungen sind in den Gedanken enthalten? Als diese Bewertungen aufgetreten sind, waren Sie dann noch im Hier und Jetzt?
- Welche Assoziationen haben die Gedanken ausgelöst? Wie führten diese Gedanken Sie vom ursprünglichen Fokus weg? Welche Ähnlichkeit haben die Assoziationen und Gedankenketten mit Grübeln gehabt?

Vermeidung negativer Erfahrungen und Streben nach Wohlbefinden

Häufig besteht die Vorstellung, dass die Übungen darauf abzielen, negative Zustände zu beenden oder einen angenehmen Zustand herzustellen. *Grundsätzlich* besteht das Ziel der Übungen jedoch darin, mentale Fertigkeiten (v.a. Decentering, Flexibilität, bewusste Wahrnehmung und Lenkung von Aufmerksamkeit) zu trainieren, welche in Alltagssituationen eingesetzt werden können. Insbesondere die Atempause zielt aber auch darauf ab, sich von belastenden Gedanken zu distanzieren, und einen hilfreichen Verarbeitungsmodus einzunehmen. Implizit ist somit auch das Ziel, depressive Gefühle zu überwinden; allerdings übergeht ein explizites Streben nach positiven Gefühlen oftmals den Zwischenschritt, negative Gefühle und Leiden als Teil des Lebens zu akzeptieren. Die Folge sind oftmals Versuche, Frustration, Traurigkeit oder Schmerz zu unterdrücken. Deshalb sollten Therapeutinnen und Therapeuten auch aufmerksam wahrnehmen, wie akzeptierend Patientinnen und Patienten gegenüber negativen Gefühlen sind.

Schlüsselsätze und Metaphern

- „So wie Sie in der Übung störende Geräusche als vorübergehende Ereignisse wahrnehmen, so können Sie in Ihrem Alltag störende Gedanken als mentale Ereignisse wahrnehmen und kommen und gehen lassen.“
- „So wie Ihnen beim achtsamen Betrachten der Natur (Blätter, Blüten, Borke, Wasserflächen, Steine etc.) vielleicht bislang unbeachtete Dinge aufgefallen sind, so könnten Ihnen im Alltag beim achtsamen und wohlwollenden Blick auf Ihre persönliche Umwelt neue Aspekte bewusst werden.“
- Metapher vom Ball unter Wasser: „Emotionen zu unterdrücken kann ähnlich sein wie der Versuch, einen luftgefüllten Ball unter Wasser zu halten: Es erfordert viel Kraft und beständige Aufmerksamkeit. Außerdem hat man keine Hand mehr frei und kann sich nicht wirklich anderen Dingen zuwenden. Sind Sie einmal abgelenkt und der Ball entweicht Ihrem Griff, springt er Ihnen mit Wucht entgegen.“
- Metapher vom ungebeten Partygast: „Unangenehme Gedanken, Gefühle oder Körperempfindungen können wie ein ungebetener Partygast sein. Es gelingt Ihnen als Gastgeber vielleicht, ihn für kurze Zeit vor die Tür setzen, doch er wird immer wieder versuchen, sich in Ihr Haus zu schleichen. Um das zu verhindern, fangen

Sie vielleicht an, die Eingangstür zu bewachen. So schaffen Sie es, ihn immer wieder frühzeitig abzufangen – doch von Ihrer Feier bekommen Sie womöglich auch nicht mehr viel mit. Wenn Sie es zulassen, dass der ungebetene Gast auf Ihre Feier kommt, müssen Sie ihn zwar tolerieren. Doch können Sie sich auch Ihren anderen Gästen – dem Wesentlichen – zuwenden."

Vermeidung positiver Gefühle

Viele Patientinnen mit chronischer Depression zeigen eine ausgeprägte Anhedonie und können sich auch beim Meditieren zunächst nicht auf eine nichtwertende und akzeptierende Einstellung gegenüber ihren Gefühlen einlassen. Positive Gefühle, die normalerweise mit Achtsamkeitsübungen einhergehen, können aufgrund einer selbstkritischen und negativistischen Grundmotivation nicht zugelassen werden (z. B. „Ich verdiene es nicht."). Im Sinne einer selbstverifizierenden Motivation werden deshalb Akzeptanz und Wohlbefinden in Bezug auf die eigene Person verneint. Negative Gefühle bestätigen das negative Konzept des Selbst und des eigenen Lebens, positive Gefühle werden jedoch als Gegensatz und Infragestellung erlebt (z. B. „Mein Leben besteht nur aus Leiden.").

Grundsätzlich lassen sich solche motivationalen Schemata, die auf einer Vermeidung von positiven Gefühlen aufgrund vergangener schmerzvoller Enttäuschungen und Verletzungen beruhen, nur durch eine intensivere Schemadiagnostik (vgl. Kapitel 5.5.2) erkennen. Darüber hinaus können die Vermeidung positiver Gefühle und selbstkritische Einstellungen auch mithilfe schematherapeutischer Methoden (vgl. Modul 5 in Kapitel 5.5) sinnvoll bearbeitet werden. Bei manchen Patienten kann es jedoch ausreichend sein, die negativen Gefühle im Sinn eines achtsamen und akzeptierenden Umgangs zur Kenntnis zu nehmen und sich dem Hier und Jetzt zuzuwenden.

Fallbeispiel: Frau M.

Nach einer anfänglich starken Abneigung gegen Achtsamkeitsübungen, insbesondere den Body-Scan, erkannte Frau M. darin für sich einen bedeutsamen persönlichen Nutzen. So gelang es ihr, Auslöser biografisch geprägter belastender Verarbeitungsschemata zunehmend besser zu erkennen und sich von diesen zu distanzieren – sowohl im beruflichen als auch im privaten Bereich. Die Atempause entwickelte sich zur bevorzugten und häufig angewandten Übung von Frau M., da sie sich gut in den Arbeitsalltag integrieren ließ. Während einer Phase von Rückenschmerzen beobachtete Frau M. bei sich einen deutlich gelasseneren Umgang mit den Beschwerden als bei früheren Phasen, was sich für sie in größerer Akzeptanz und einer verringerten Tendenz zum Katastrophisieren widerspiegelte.

5.3 Modul 3 – Wohlwollen kultivieren

Überblick

- Psychoedukation und strukturierte Reflexion zu Wohlwollen
- Einführung der Metta-Meditation
- Umgang mit häufig auftretenden Schwierigkeiten
- Metta-Meditation *Selbst*
- Metta-Meditation *Freund* und *Neutrale Person*
- Metta-Meditation *Person, die ich schwierig finde*
- Metta-Meditation *Alle vier* und *Alle Lebewesen*

Materialien (vgl. Anhang und Online-Materialien)

- Therapietool 8: Einleitende Atempause
- Therapietool 9: Metta *Selbst*
- Therapietool 10: Metta *Freund*
- Therapietool 11: Metta *Neutrale Person*
- Therapietool 12: Metta *Person, die ich schwierig finde*
- Therapietool 13: Metta *Alle vier*
- Therapietool 14: Metta *Alle Lebewesen*
- Infoblatt 4: Philosophische und psychologische Grundlagen von Wohlwollen
- Infoblatt 5: Wohlwollen sich selbst gegenüber
- Infoblatt 6: Formeln zu Wohlwollender Zuwendung
- Arbeitsblatt 3: Meditationsprotokoll
- Arbeitsblatt 4: Besinnungsaufsatz – Wie ich Positives im Leben anderer Personen bewirke
- Arbeitsblatt 5: Besinnungsaufsatz – Die Bedeutung von Wohlwollen
- Arbeitsblatt 6: Formeln und Barrieren zu Metta *Selbst*
- Arbeitsblatt 7: Formeln und Barrieren zu Metta *Freund*
- Arbeitsblatt 8: Formeln und Barrieren zu Metta *Neutrale Person*
- Arbeitsblatt 9: Formeln und Barrieren zu Metta *Person, die ich schwierig finde*

Audiodateien (vgl. Online-Materialien)

- Audiodatei 4: Metta-Meditation *Selbst*
- Audiodatei 5: Metta-Meditation *Selbst* ohne Wunschvorgabe
- Audiodatei 6: Metta Meditation *Selbst + Freund + Neutrale Person*
- Audiodatei 7: Metta-Meditation *Selbst + Freund + Neutrale Person ohne Wunschvorgabe*
- Audiodatei 8: Metta-Meditation *Selbst + Freund + Neutrale Person + Person, die ich schwierig finde*
- Audiodatei 9: Metta-Meditation *Selbst + Freund + Neutrale Person + Person, die ich schwierig finde* ohne Wunschvorgabe
- Audiodatei 10: Metta-Meditation *Alle vier*
- Audiodatei 11: Metta-Meditation *Alle vier* ohne Wunschvorgabe
- Audiodatei 12: Metta-Meditation *Alle Lebewesen*

Rational. Dieses Modul verbindet Psychoedukation mit den Übungen der Metta-Meditation (vgl. hierzu auch Kapitel 6). Durch die Psychoedukation soll ein Verständnis für die Bedeutung von Wohlwollen aufgebaut werden und die Motivation zum Einüben der Metta-Meditation gefördert werden. Die Metta-Meditation baut auf achtsamkeitsbasierter Meditation auf und zielt mithilfe von Wunschformeln darauf ab, die Motivation zu einer wohlwollenden Haltung sich und anderen gegenüber durch Vorstellungen und emotionale Assoziationen zu stärken. Neben den formalen Metta-Übungen enthält das Modul auch eine Vorstellungsübung, die für die Umsetzung von Wohlwollen in den nachfolgenden Modulen eingesetzt werden kann. Darüber hinaus wird ein Gedanken-Tagebuch (vgl. Arbeitsblatt 11 in Kapitel 5.4) eingesetzt, um im Alltag hinderliche Gedanken und Einstellungen bezüglich Wohlwollen zu identifizieren und sich von diesen zu lösen.

5.3.1 Psychoedukation und strukturierte Reflexion zu Wohlwollen

Das grundsätzliche Ziel dieser Interventionen ist es, Informationen über die philosophischen Grundlagen von Metta und Wohlwollen und die wissenschaftliche Forschung hierzu zu vermitteln. In Übungen mit strukturierter Reflexion wird eine Auseinandersetzung mit der persönlichen Bedeutung dieser Haltung für das Wohlbefinden vertieft (Arieli et al., 2014).

Die Therapeutin benutzt als Grundlage für die Besprechung in der Therapiesitzung das „Infoblatt 4: Philosophische und psychologische Grundlagen von Wohlwollen“ (vgl. Seite 156), um Wohlwollen zu definieren und von Egoismus und Selbstlosigkeit abzugrenzen. Die Bezüge zur abendländischen und buddhistischen Philosophie sollten nur am Rande herausgestellt werden. Die Therapeutin geht auf die wissenschaftlichen Ergebnisse zu Wohlwollen als psychologischen Schutzfaktor ein, stellt den Bezug zur Entstehung chronischer Depression her und weist auf die nachgewiesene Wirksamkeit von Meditation als psychotherapeutische Methode bei diesem Problem hin.

Zur konzeptuellen Auseinandersetzung mit dem Thema Wohlwollen können auch Besinnungsaufsätze als Hausaufgabe verwendet werden. Der erste Aufsatz sollte sich darauf beziehen, was man selbst Positives im Leben anderer bewirkt (vgl. hierzu „Arbeitsblatt 4: Besinnungsaufsatz: Wie ich Positives im Leben anderer Personen bewirke“ auf Seite 171).

In einem weiteren Besinnungsaufsatz soll eine philosophische Auseinandersetzung mit Wohlwollen gefördert werden (vgl. hierzu „Arbeitsblatt 5: Besinnungsaufsatz: Die Bedeutung von Wohlwollen“ auf Seite 172). Dabei sollte die Patientin die Rolle einer Expertin oder Verteidigerin von Wohlwollen in einer „Wahrheitskommission“ einnehmen und Argumente für die Verwirklichung von Wohlwollen vorbringen, ggf. kann sie auch auf Gegenargumente eingehen und am Ende ein kurzes Schlussplädoyer notieren.

Es ist sehr wichtig, dass in einer Nachbesprechung im Sinne eines Sokratischen Dialogs auch die Reflexion des Patienten gefördert wird. Gelegentlich können Patienten durch die Hausaufgaben unter Erfolgsdruck geraten. Deshalb sollte betont werden, dass es lediglich um die innere Auseinandersetzung geht, nicht um die schriftliche Abhandlung. Darüber hinaus sollte verdeutlicht werden, dass die innere Auseinandersetzung durch die nachfolgenden therapeutischen Schritte noch vertieft und fortgesetzt werden wird.

5.3.2 Einführung der Metta-Meditation

Rational. Metta-Meditation (oder Loving-Kindness-Meditation) legt den Fokus der Aufmerksamkeit auf das Wohlwollen sich selbst und anderen gegenüber (vgl. hierzu „Infoblatt 5: Wohlwollen sich selbst gegenüber“ auf Seite 159). Anders als in der Achtsamkeitsmeditation, die sich in einer akzeptierenden Weise auf die Wahrnehmung von inneren Vorgängen oder äußerlichen Sinnesreizen im Hier und Jetzt bezieht, steht bei dieser Meditation der Wunsch, dass es anderen und einem selbst gut geht, im Vordergrund. Metta-Meditation fördert somit eine Motivation, die mit positiven Gefühlen und einer positiven Beziehung zu sich selbst und anderen Menschen verbunden ist (Hofmann et al., 2011).

Die angestrebte wohlwollende Haltung wird durch Konzentration auf bestimmte Sätze (Wunschformeln oder Verse) eingeübt, bei denen die guten Wünsche auf unterschiedliche Personen bezogen werden:
- sich selbst,
- einen Freund,
- eine neutrale Person,
- eine Person, die ich schwierig finde,
- alle vier zuvor genannten Personen,
- alle Menschen oder Lebewesen.

Allerdings stehen nicht die spezifischen Personen selbst im Zentrum, sie sind nur Beispiele für die Lebewesen an sich; hier zeigt sich das buddhistische Grundprinzip, in dem alle Menschen und Lebewesen in ihrem Wunsch nach Wohlergehen wechselseitig verbunden sind (Salzberg, 2009). Auch die unterschiedlichen Aspekte des seelischen oder körperlichen Wohlergehens oder Wohlbefindens sind nicht entscheidend. Die allgemeinen Wunschformeln beziehen sich auf vier Aspekte des Wohlergehens: Sicherheit, Glück, Gesundheit und Wohlbefinden. Jedoch können diese Aspekte wie auch die Personen, auf die sich das Wünschen bezieht, individualisiert werden.

Die tiefgreifenden Auswirkungen regelmäßiger Metta-Meditation auf das psychische Befinden sind sowohl für nichtklinische (Fredrickson et al., 2008) als auch klinische Populationen (Galante et al., 2014) beschrieben. Das hier vorliegende Programm war in einer randomisiert-kontrollierten Therapiestudie mit chronisch-depressiven Patientinnen mit hohen Effekten auf Symptomatik und Wohlbefinden verbunden (Stangier et al., 2021). Die Wirkfaktoren von Metta-Meditation werden erst seit kurzem erforscht und zeigen sich u.a. in spezifischen Aktivierungsmustern des Gehirns (Fox et al., 2016). Aus motivationspsychologischer Sicht ist anzunehmen, dass durch Metta-Meditation Vorstellungen und begleitende positive Emotionen aktiviert werden, die wiederum Wohlwollen verstärken (Renner et al., 2019).

Vorgehen

Die in diesem Manual beschriebenen Vorgehensweisen sind aufgrund der Erfahrungen aus einer Serie von Pilotstudien (vgl. Kapitel 3.2) entwickelt worden. Besonderer Wert wurde darauf gelegt, die Begründungen und Formulierungen von spezifischen religiösen oder weltanschaulichen Hintergründen zu lösen und die Techniken den besonderen Problemen von Patientinnen mit chronischer Depression anzupassen, um eine größtmögliche Akzeptanz und Generalisierbarkeit zu erreichen. Deshalb wurde der ursprünglich in der englischen Übersetzung der Loving-Kindness-Meditation vorgesehene Konjunktiv („Mögest du ...") geändert, da dieser für das Sprachgefühl mancher Teilnehmenden in den Pilotgruppen befremdlich wirkte. Sollten Patientinnen und Patienten jedoch mit diesen Formulierungen keine Probleme haben oder sie gar bevorzugen, sehen wir keinen Grund, sie nicht in der ursprünglichen Form einzuüben. Darüber hinaus unterstützen wir auch die Beschäftigung mit den jeweiligen buddhistischen, christlichen oder sonstigen weltanschaulichen Quellen, wenn bei den Patientinnen und Patienten das Bedürfnis hierfür besteht.

In der Metta-Meditation bauen die einzelnen Übungsschritte aufeinander auf. Ausgangspunkt ist die Atempause, die – beginnend mit den Wunschformeln zum Selbst – in jeder Sitzung jeweils um eine weitere Person erweitert wird (d.h. nach den Wunschformeln zum Selbst folgen dann Wunschformeln zu einem Freund, einer neutralen Person, einer Person, die ich schwierig finde, allen vier zuvor genannten Personen sowie allen Menschen). Die Wunschformeln richten sich jeweils an die verschiedenen Adressaten („Ich wünsche dir/mir, dass du/ich ...") und sind zunächst auf allgemeine Aspekte des Wohlergehens bezogen (z.B. „Ich wünsche dir, dass du dich sicher fühlst/zufrieden und glücklich bist/gesund bist/inneren Frieden und Ruhe findest.").

Nachbesprechung der Übungen

Analog zu den Achtsamkeitsübungen (vgl. Kapitel 5.2) sollte jede Übung nachbesprochen werden. In aller Regel berichten die meisten Patienten von Problemen (vgl. Kapitel 5.3.3). Der Therapeut sollte abwägen, inwieweit es der Patientin möglich ist, i.S. einer achtsamen und akzeptierenden Haltung (decentering, De-Identifikation) mit den Problemen umzugehen oder ob eine intensivere Bearbeitung der störenden Gedanken und Gefühle notwendig ist. Grundsätzlich sollte auch bei der Metta-Meditation eine Lernhaltung vermittelt werden: Ziel ist ja der Aufbau einer wohlwollenden Einstellung sich selbst und anderen gegenüber, und dies benötigt Zeit und Geduld. Bei manchen Patienten genügt es, einen grundsätzlichen Optimismus in den weiteren Therapieprozess zu vermitteln.

Oftmals ist es jedoch notwendig, die Probleme ausführlicher zu thematisieren. Manche störenden Kognitionen und Gefühlsreaktionen sind durch eine weniger aufwendige Besprechung der Barrieren auszuräumen (vgl. Kapitel 5.3.3). Nicht selten treten jedoch sehr rigide Überzeugungen und intensive Affekte zu Tage, die auf belastende frühe Erfahrungen und motivationale Schemata zurückzuführen sind und mit schematherapeutischen Prinzipien intensiver bearbeitet werden müssen (vgl. Kapitel 5.5).

Beispiele für Fragen nach der Übung

- Welche Empfindungen, Gefühle oder Bilder traten während der Übung auf?
- In welcher Form fühlten Sie sich mit der anderen Person oder den Personen verbunden?
- Traten störende Gedanken oder Gefühle während der Übung auf?

Mythen zu Wohlwollen

Bei der gemeinsamen therapeutischen Arbeit daran, Wohlwollen zu fördern, wird der Therapeut möglicherweise mit Fehlannahmen des Patienten über das Konzept konfrontiert. Diese Missverständnisse können zu Vorbehalten gegenüber der Metta-Meditation und der Umsetzung von wohlwollendem Verhalten führen und somit dem Therapieverlauf schaden. Der Therapeut sollte daher frühzeitig etwaige falsche Vorstellungen des Patienten aufdecken:

- *„Wohlwollen sich selbst gegenüber ist egozentrisch":* Manche Patientinnen verwechseln Wohlwollen möglicherweise mit einer undisziplinierten, egoistischen oder übermäßig selbstverwöhnenden Haltung. Sie denken, sich selbst gegenüber wohlwollend zu sein bedeutet, dass man es sich selbst so bequem wie möglich macht, nur auf eigene Bedürfnisse achtet und zügellos eigenem Verlangen nachgeht. Manche Fehlannahmen könnten auch zum Inhalt haben, dass Wohlwollen damit gleichgesetzt wird, dass man faul wird und aufhört, an sich und seinen Problemen zu arbeiten. Sich selbst gegenüber wohlwollend zu sein bedeutet jedoch nicht, dass man jedem Trieb nachgeht, keine Grenzen setzt und sich maßlos verwöhnt. Es bedeutet auch nicht, dass man sich die Dinge bequem schönredet und aufhört, an sich zu arbeiten. Im Gegenteil, wenn wir wohlwollendes Verhalten aktivieren, dann nehmen wir Leid und unbefriedigte Bedürfnisse bewusst wahr, ohne sie zu verklären und reagieren dann mit Wohlwollen darauf. Auf dieser Basis entscheiden wir, ob wir unbefriedigten Bedürfnissen Grenzen setzen wollen oder versuchen wollen, diese zu befriedigen. Wohlwollen entspricht also nicht einem „Freifahrtschein", zügellos eigenen Trieben und Wünschen nachzugehen, es ist vielmehr ein bewusstes Wahrnehmen und verantwortungsbewusstes Entscheiden über eigene Bedürfnisse. Dies trägt zu Weiterentwicklung, Veränderung und Wachstum bei.

- *„Wohlwollen anderen gegenüber bedeutet Selbstlosigkeit":* Eine weitere Vorstellung könnte sein, dass Wohlwollen anderen gegenüber bedeutet, dass man eigene Bedürfnisse und Belange selbstlos hintenanstellt. Die Bereitschaft, Leid oder unerfüllte Bedürfnisse anderer wahrzunehmen, sich damit auseinanderzusetzen und dafür Verantwortung zu übernehmen, bedeutet jedoch nicht, dass man dabei die eigenen Bedürfnisse hintenanstellen oder gar übergehen sollte. Es geht vielmehr darum, eine Balance zu erlernen, andere wohlwollend wahrzunehmen, ohne den achtsamen Blick auf sich selbst zu verlieren. Wohlwollendes Verhalten kann darüber hinaus auch bedeuten, anderen Grenzen zu setzen.
- *„Wohlwollen sich selbst gegenüber ist rücksichtlos und aggressiv gegenüber anderen":* Schließlich gehen manche Betroffene mitunter davon aus, dass das Kultivieren von Wohlwollen sich selbst gegenüber es erlaubt, anderen gegenüber rücksichtlos zu sein oder ihnen Schaden zuzufügen. Eine solche Verhaltensweise stünde allerdings in klarem Widerspruch zum Konzept. Wohlwollendes Verhalten sich selbst gegenüber ist dadurch definiert, dass man sich den eigenen Bedürfnissen bewusst und fürsorglich zuwendet und ggf. versucht, diese zu befriedigen. Die Befriedigung eigener Bedürfnisse setzt dabei stets am eigenen Verhalten an und fokussiert nicht auf andere, etwa um ihnen etwas Schlechtes zuzufügen. Zudem wird die Befriedigung eigener Bedürfnisse stets durch die Berücksichtigung der Bedürfnisse anderer begrenzt. Ein bewusstes Schaden oder rücksichtsloses In-Kauf-nehmen von Schaden anderer ist demnach nicht in Einklang zu bringen mit dem Konzept des wohlwollenden Verhaltens sich selbst gegenüber.

Merke

Unter Wohlwollen sind Einstellungen und Handlungen zu verstehen, die auf einer liebevollen Grundhaltung sich selbst und anderen gegenüber basieren und die einem selbst und/oder einer anderen Person seelisch und/oder körperlich guttun. Wohlwollende Haltungen und wohlwollendes Verhalten können erlernt und aufgebaut werden. Wohlwollen ist abzugrenzen von Egoismus (Ignorieren der Bedürfnisse von anderen Personen), Selbstlosigkeit (Ignorieren der eigenen Bedürfnisse) und Aggression (jemandem Schaden zufügen wollen).

5.3.3 Umgang mit häufig auftretenden Schwierigkeiten

Im Verlauf von Metta-Meditation treten als häufige Störungen Unkonzentriertheit, Schwierigkeiten mit der Wahl der Person, fehlende Gefühle oder Vorstellungen oder intensive negative Gefühle und Vorstellungen auf. Starke Ablenkbarkeit und Unkonzentriertheit können sich oftmals aus der Länge der Übung ergeben. Mit der sukzessiven Erweiterung um die einzelnen Metta-Übungen dauert die Übung oftmals bis zu 30 Minuten. Grundsätzlich ist zwar ein achtsamer und akzeptierender Umgang mit den störenden Gedanken ein Weg, Ungeduld und Langeweile zu begegnen (vgl. Kapitel 5.2.8), jedoch ist auch eine Verkürzung der Übungen denkbar. Die Entscheidung, Teile der Metta-Meditation wegzulassen, sollte jedoch erst dann getroffen werden, wenn sich die Patientin über eine gewisse Zeit vergeblich mit diesen speziellen Teilen befasst hat.

Die Wahl der Adressaten zu einer Metta-Übung (z. B. ein Freund oder eine neutrale Person) sollte nicht spontan erfolgen, sondern vorbereitet werden (vgl. Seiten 173 bis 176). Trotzdem können während der Übung Irritationen entstehen, indem z. B. spontan andere Personen vorgestellt werden, oder die gewählten Adressaten nicht zu Wohlwollen, sondern zu Grübeln führen, z. B. durch Nachdenken über Versäumnisse gegenüber oder Konflikte mit Freunden. Deshalb ist es hilfreich, wenn die Therapeutin in den Nachbesprechungen immer wieder den Zweck der Meditation, nämlich Einüben von Wohlwollen, in den Vordergrund stellt. Die Wahl der spezifischen Personen und auch der spezifischen Aspekte, die mit dem Wohl der Person verbunden sind, sollten nicht zu große Bedeutung haben.

Nicht selten berichten Teilnehmerinnen und Teilnehmer, dass sie während einer Übung „nichts fühlen". Die Aktivierung von Emotionen kann durch die Exploration von konkreten Situationen gefördert werden, die die Patientin als positiv erlebt hat. Darüber hinaus kann die emotionale Intensität der Übungen verstärkt werden, wenn die Patientin sich vorstellt, die betreffende Person vor sich zu sehen, wie sie lächelt und positive Gefühle wie Freude oder Liebe erlebt. Hilfreich ist auch die Vorstellung der Empfindung von Wärme in der Herzgegend oder anderer angenehmer körperlicher Empfindungen. Es sollte jedoch vermieden werden, übertriebene Erwartungen von intensiven Gefühlen zu erzeugen, die zu Leistungsdruck und Frustration bei der Patientin führen könnten.

Weiterhin können auch aversive Gefühle bis hin zu Ärger gegenüber der Meditation selbst auftreten, die mit einem inneren Widerstand gegenüber positiven Gefühlen zusammenhängen (in Abgrenzung zu negativen Gefühlen gegenüber der Person, die ich schwierig finde). Hinzu kommt, dass nach vielen Jahren der Vermeidung die Öffnung für positive Gefühle häufig auch mit dem Schmerz einhergeht, ein lebenslanges Leiden ohne Freude und Hoffnung ausgehalten zu haben. Deshalb ruft das Therapietool zu positiven Gefühlen sich selbst oder anderen gegenüber, aber auch das Erleben von solchen positiven Gefühlen, oftmals auch die Assoziation mit Erinnerungen an vergangenes Leiden hervor, und aktiviert ungünstige Metakognitionen (z.B. „Ich verdiene es nicht, Glück zu empfinden."). Gilbert (2010) spricht auch von einer „Angst vor Selbstmitgefühl", die auf schmerzhafte Bindungserfahrungen zurückzuführen ist. Der Therapeut sollte diese Zusammenhänge validieren und darauf hinweisen, dass mit einer achtsamen Wahrnehmung der widersprüchlichen Gefühle Verarbeitungsprozesse in Gang gesetzt werden, die auch zu einer Öffnung für positive Einstellungen führen können. Gegebenenfalls ist dieser Prozess durch die Analyse biografischer Erfahrungen im Rahmen weiterführender schematherapeutischer Interventionen zu unterstützen (vgl. Kapitel 5.5).

5.3.4 Metta-Meditation *Selbst*

In der ersten Stufe der Metta-Meditation werden die Teilnehmenden dazu angeleitet, sich auf folgende Formeln zu konzentrieren:

- „Ich wünsche mir, dass ich mich sicher fühle."
- „Ich wünsche mir, dass ich zufrieden und glücklich bin."
- „Ich wünsche mir, dass ich gesund bin."
- „Ich wünsche mir, dass ich innere Ruhe und Frieden finde."

Für die Durchführung der ersten Stufe kann den Patienten das „Infoblatt 6: Formeln zu Wohlwollender Zuwendung" auf Seite 160, das „Arbeitsblatt 6: Formeln und Barrieren zu Metta *Selbst*" auf Seite 173 sowie das „Arbeitsblatt 3: Meditationsprotokoll" ausgehändigt werden. Für das Üben zu Hause stehen für die Teilnehmenden zudem die „Audiodatei 4: Metta-Meditation *Selbst*" und die „Audiodatei 5: Metta-Meditation *Selbst* ohne Wunschvorgabe" zur Verfügung (vgl. Online-Materialien; Die Audiodateien ohne Wunschvorgabe enthalten an Stelle der vorformulierten Wünsche eine Pause, in der fortgeschrittene Teilnehmende eigene Formeln einsetzen können.).

Weiterhin kann für die Durchführung auf das „Therapietool 8: Einleitende Atempause" auf Seite 137 sowie das „Therapietool 9: Metta *Selbst*" auf Seite 138 zurückgegriffen werden.

Wohlwollen gegenüber sich selbst beinhaltet, sich liebevoll, fürsorglich und verständnisvoll zu behandeln, ohne sich zu bewerten. In der buddhistischen Philosophie sind alle Menschen in dem Wunsch miteinander verbunden, dass es ihnen selbst wie allen Menschen gut geht; Wohlwollen sich selbst gegenüber beinhaltet somit auch Wohlwollen anderen gegenüber. Dieses Gefühl der Verbundenheit mit anderen schützt vor dem Gefühl von Isoliertsein und Einsamkeit, wie auch vor einer egoistischen Haltung, die sich nur auf das eigene Wohlergehen konzentriert und dem der anderen gegenüber gleichgültig ist. Umgekehrt ist Wohlwollen anderen Menschen gegenüber nicht ohne ein Bewusstsein des Wohlwollens sich selbst gegenüber möglich. Somit schließen sich Wohlwollen und Selbstverleugnung oder Selbstaufgabe, wie sie oftmals mit Altruismus verbunden werden, aus.

Die praktische Durchführung dieser Stufe beinhaltet die Vorstellung von sich selbst in einem positiven Zustand. Hilfreich ist es, sich vorzustellen, wie man lächelt und sich wohlfühlt. Die Entstehung positiver Gefühle kann durch die bewusste Wahrnehmung der Atmung und die Vorstellung unterstützt werden, dass mit jedem Atemzug Wohlwollen, Liebe und Zuwendung in sich selbst gesendet werden.

Für viele Personen mit chronischer Depression stellt Wohlwollen zu sich selbst jedoch eine große Herausforderung dar. Aufgrund der selbstkritischen und selbstabwertenden Haltung entstehen beim Meditieren über selbstbezogenes Wohlwollen oftmals starke negative Gefühle. Nicht selten werden Gedanken oder Erinnerungen an Erfahrungen der Abwertung und Demütigung ausgelöst, einhergehend mit der Überzeugung, Wohlwollen nicht verdient zu haben. Oder es werden Erinnerungen an eigene Verfehlungen oder Versagen wachgerufen, begleitet von Schuldgefühlen.

Diese negativen Verarbeitungsweisen sollten in einer achtsamen Haltung als Gedanken und Gefühle wahrgenommen und angenommen werden; sie sind Ausdruck des eigenen Befindens, und somit eine unvermeidliche Barriere beim Einüben von Wohlwollen sich selbst gegenüber. Sie zu unterdrücken oder zu umgehen, ist nicht möglich, sondern nur, im Hier und Jetzt eine positive Haltung zu entwickeln und zu stärken. Oftmals ist diese Übung auch mit der Notwendigkeit verbunden, in dem Moment eigenes Leiden zu akzeptieren, aber auch empathisches Mitgefühl mit sich selbst zu entwickeln und dem Wunsch Raum zu geben, frei von Leiden zu sein. Deshalb kann es auch sinnvoll sein, der Übung eine weitere Wunschformel hinzuzufügen, die ggf. auch auf körperliches Leiden ausgedehnt werden kann (z. B. „Ich wünsche mir, frei von psychischem Leiden zu sein.").

5.3.5 Metta-Meditation *Freund* und *Neutrale Person*

In den nächsten beiden Stufen der Metta-Meditation wird nun einem Freund und einer neutralen Person Wohlwollen jeweils mit folgenden Wunschformeln gesendet:

- „Ich wünsche dir, dass du dich sicher fühlst."
- „Ich wünsche dir, dass du zufrieden und glücklich bist."
- „Ich wünsche dir, dass du gesund bist."
- „Ich wünsche dir, dass du innere Ruhe und Frieden findest."

Zur Durchführung dieser beiden Stufen erhalten die Patienten das „Arbeitsblatt 7: Formeln und Barrieren zu Metta *Freund*" auf Seite 174, das „Arbeitsblatt 8: Formeln und Barrieren zu Metta *Neutrale Person*" auf Seite 175 sowie das „Arbeitsblatt 3: Meditationsprotokoll". Für das Üben zu Hause stehen für die Patienten die „Audiodatei 6: Metta Meditation *Selbst + Freund + Neutrale Person*" und die „Audiodatei 7: Metta-Meditation *Selbst + Freund + Neutrale Person* ohne Wunschvorgabe" zur Verfügung (vgl. auch Online-Materialien).

Therapeutinnen und Therapeuten können für die Durchführung auf das „Therapietool 10: Metta *Freund*" auf Seite 139 und auf das „Therapietool 11: Metta *Neutrale Person*" auf Seite 140 zurückgreifen.

Für einen Freund sollte jemand gewählt werden, der einem nahesteht, ohne dass man mit dieser Person grundsätzliche Konflikte hat (also nicht eine Person, die man schwierig findet, siehe unten). In manchen Versionen von Metta-Meditation ist auch von einem Wohltäter die Rede, d. h. einer Person, die einem Gutes getan hat. Ungünstig ist ein Partner, zu dem man sich sexuell hingezogen fühlt, oder eigene Kinder oder Eltern, mit denen man eine enge familiäre Bindung hat, da die Beziehung von intensiven (positiven, ggf. aber auch negativen) Gefühlen bestimmt wird, die nach buddhistischer Sichtweise durch ein „Anhaften", also einem Festhalten an Vergänglichem, gekennzeichnet ist. Die Person sollte am besten in der gleichen Lebensphase sein wie man selbst, also nicht viel jünger oder viel älter sein als man selbst. Ebenso sollte die Person nicht verstorben sein. Diese Hinweise dienen vor allem der Vermeidung von ungünstigen Assoziationen, die möglicherweise mit dem Wesen von Wohlwollen interferieren könnten. Gelegentlich kommt es vor, dass Patientinnen beschreiben, so isoliert zu sein, dass sie keine Freunde haben, oder dass sie die Möglichkeit freundschaftlicher Beziehungen grundsätzlich infrage stellen. In aller Regel jedoch lassen sich solche Probleme gut bewältigen, indem die Patientin angeleitet wird, sich eine Person auszuwählen, die ihr schon einmal Gutes getan hat. Mitunter kann es den Patienten auch verunsichern, wenn er keine intensiven freundschaftlichen Gefühle erlebt. Hier ist es wichtig, zu hohe Erwartungen oder Leistungsansprüche an sich selbst zu senken und darauf hinzuweisen, dass dies angesichts der „künstlichen Übungssituation" normal ist. Hilfreich sind auch Vorstellungen von der Person, wie sie lächelt und sich offensichtlich wohlfühlt, oder die Vorstellung, dass der Patient dem Freund ein Geschenk macht, welches ihm Freude bereitet.

Für die darauffolgende Stufe der neutralen Person eignet sich jemand, der weder starke positive noch starke negative Gefühle auslöst. Dies kann eine Person sein, mit der man vielleicht regelmäßig in Kontakt kommt, wie z. B. ein Verkäufer in einem Supermarkt oder eine Nachbarin, die man nicht näher kennt. Die Schwierigkeit der Übung wird nun also dadurch erhöht, dass eine Person zum Adressaten guter Wünsche wird, zu der eigentlich keine tiefere Beziehung besteht. Jedoch eignet sich diese Stufe besonders gut, um deutlich zu machen, dass selbst ein Fremder nicht vollkommen fremd ist, denn man ist mit ihm in dem Wunsch verbunden, glücklich zu sein. Insofern wird mit dieser Stufe das Prinzip der Verbundenheit aller Wesen besonders deutlich vermittelt.

Nicht selten wird diese Übung als paradox empfunden und ruft Langeweile oder innere Leere hervor.

Jedoch ist es hilfreich, zu verdeutlichen, dass diese Übung auf einen Lernprozess abzielt: Es geht darum, Interesse, Offenheit und Neugier anderen Menschen gegenüber zu entwickeln, mit denen man keine persönliche Beziehung hat. Aus anonymen Menschen werden hierdurch Personen, deren Erleben, mit allen Bedürfnissen und Gefühlen, aber auch Problemen, in vielerlei Hinsicht dem eigenen Erleben ähnlich ist.

5.3.6 Metta-Meditation *Person, die ich schwierig finde*

Auch auf dieser Stufe können idealerweise die Grundformeln wie in Kapitel 5.3.2 verwendet werden. Die gleichzeitige Bezugnahme auf positive und negative Aspekte in der Haltung zu der Person macht es jedoch meist notwendig, die Wunschformeln abzuwandeln. Beispiele hierfür sind:

- „Ich wünsche dir, dass du innere Ruhe und Frieden finden kannst."
- „Ich wünsche dir, dass du Wohlwollen erfahren kannst."
- „Ich wünsche dir, dass du gesund bist."
- „Ich wünsche dir, dass du wie jeder Mensch Freude haben kannst."

Für die Durchführung dieser Stufe der Meditation stehen für die Teilnehmenden das „Arbeitsblatt 9: Formeln und Barrieren zu Metta *Person, die ich schwierig finde*" auf Seite 176 und das „Arbeitsblatt 3: Meditationsprotokoll" sowie für das Üben zwischen den Sitzungen die „Audiodatei 8: Metta-Meditation *Selbst + Freund + Neutrale Person + Person, die ich schwierig finde*" und die „Audiodatei 9: Metta-Meditation *Selbst + Freund + Neutrale Person + Person, die ich schwierig finde* ohne Wunschvorgabe" zur Verfügung (vgl. auch Online-Materialien).

Zudem kann „Therapietool 12: Metta *Person, die ich schwierig finde*" auf Seite 141 für die Durchführung der Übung herangezogen werden (vgl. Online-Materialien).

Mit der Vorstellung von Wohlwollen gegenüber einer „Person, die ich schwierig finde", wird meist auch die höchste Anforderung in den Stufen der Metta-Meditation erreicht. Hierzu sollte eine Person ausgewählt werden, mit der die Patientin Konflikte hat. Vielfach wird die Übung auch „Schwierige Person" genannt; weil dieses aber impliziert, dass die Schwierigkeit ausschließlich in der anderen Person liegt, wird die o.g. umständlichere Version häufiger bevorzugt. Da das Ziel das Einüben von Wohlwollen und nicht die Auflösung des Problems ist, sollte nicht eine Person gewählt werden, mit der die Patientin die intensivsten negativen Gefühle wie Feindschaft oder Hass verbindet (z.B. aufgrund von emotionalem Missbrauch in der Kindheit). Besser geeignet sind eher Freunde oder nahestehende Personen, mit denen gerade Konflikte bestehen. Ungeeignet sind auch Symbolfiguren, die man nicht persönlich kennt (z.B. Hitler).

Fallbeispiel: Frau M.

Als „Person, die ich schwierig finde" wählte Frau M. zunächst ihre verstorbene Mutter. Dieser wünschte Frau M. u.a. „... dass du Frieden und Glück erlebst, wo immer du auch bist". In der folgenden Sitzung berichtete Frau M. ausgeprägte Schwierigkeiten beim selbstständigen Durchführen der Übung, u.a. Spannungsgefühle und häufiges, als unkontrollierbar erlebtes Grübeln. Aus der anschließenden gemeinsamen Exploration wurde deutlich, dass die intensiven Affekte wahrscheinlich mit nicht ausreichend verarbeiteten Erlebnissen der Kindheit und Jugend zusammenhingen. Es wurde vereinbart, diese Themen zu einem späteren Zeitpunkt schematherapeutisch (vgl. Kapitel 5.5) zu bearbeiten. Durch die Wahl der Mutter als Adressatin hatte die Übung offenbar einen zum damaligen Zeitpunkt zu hohen Schwierigkeitsgrad. Um weiteres Üben zu erleichtern, wurde die Patientin dazu angeregt, eine andere Person auszuwählen. Die Patientin entschied sich für eine Arbeitskollegin, was ihr einen besseren Zugang zur Übung ermöglichte.

Das Ziel dieser Übung ist es nun, auch gegenüber dieser Person Wohlwollen zu entwickeln, trotz der negativen Gefühle, und sich vorzustellen, dass die Person, wie man selbst, Gutes im Leben erfährt. Die Übung zielt darauf ab, die Person differenzierter wahrzunehmen und sich nicht nur der negativen, sondern auch der positiven Eigenschaften der Person bewusst zu werden. Die Aufgabe dieser Übung besteht auch darin, trotz aller Unterschiede die Verbundenheit mit der Person zu entdecken. Möglicherweise teilt man mit der Person positive Eigenschaften und Bedürfnisse; vielleicht sind es sogar eigene negative Seiten, die man in der anderen Person ablehnt. Hilfreich ist es auch, sich vorzustellen, wie die Person selbst auch unter psychischen Beeinträchtigungen wie mangelnder Empathie oder Selbstwohlwollen leidet, die wiederum von negativen Erfahrungen in der Lebensentwicklung herrühren, die nicht selbst verschuldet sind. Insofern ist für die Wahrnehmung von Wohlwollen gegenüber der schwierigen Person auch Mitgefühl notwendig.

Personen mit chronischer Depression fällt diese Differenzierung schwer. Nicht selten wählen die Patientinnen Personen aus, die sie abgewertet oder gedemütigt haben, und die Übung löst intensive Erinnerungen und Gefühle von Feindseligkeit aus. Die Rechtfertigung von Gefühlen der Verletztheit und Feindseligkeit lassen es unzumutbar erscheinen, Wohlwollen gegenüber dieser Person zu entwickeln. In der Logik des Schwarz-Weiß-Denkens hat man entweder selbst Unrecht oder die Person ist böse, und verdient Strafe oder gar Rache, jedoch kein Wohlwollen. Aus dieser egozentrischen Perspektive wird Wohlwollen zu einer Belohnung, die andere nur verdienen, wenn sie mir Gutes tun.

Die Therapeutin sollte die negativen Auswirkungen verdeutlichen, die die innere Auseinandersetzung um erlittenes Unrecht und Vergeltung auf das eigene Wohlbefinden hat. Nicht selten ist die Kultivierung einer lebenslangen Aversion mit erheblicher Verbitterung und Schmerz verbunden. Somit wird der „Krieg" gegen eine andere Person „auf dem eigenen Rücken ausgetragen". Im Sinn einer wohlwollenden Haltung sich selbst gegenüber ist es deshalb notwendig, sich von dieser destruktiven Aufrechterhaltung der Beschäftigung mit den erlittenen Verletzungen und Unrecht zu lösen, ohne die vergangenen Tatsachen zu verleugnen. Die Verbundenheit mit allen Menschen, auch denen, die sich mir gegenüber schlecht verhalten haben, führt dazu, dass Wohlwollen gegenüber anderen gleichzeitig auch mir selbst guttut. Insofern sind „Feinde" im Leben im Buddhismus willkommener Anlass, eigene Tugenden wie Geduld, Großzügigkeit, Mitgefühl und die Fähigkeit zum Vergeben zu entwickeln.

Patientinnen mit chronischer Depression sind nicht nur gegenüber anderen Personen, sondern auch sich selbst gegenüber feindselig und ablehnend. Daher können die Übungen zur „Person, die ich schwierig finde", zu einem „Freund" oder zu einer „neutralen Person" auch umgewidmet werden. In diesem Fall geht es darum, sich selbst gegenüber Wohlwollen durch die Bewusstmachung positiver Seiten wie die eines Freundes, unbekannter oder neuer Seiten wie die einer neutralen Person oder „schwieriger" Seiten wie die einer Person, die ich schwierig finde, zu entwickeln.

Merksätze für die Überwindung von Problemen im Umgang mit „schwierigen Personen"

- „Schwierige Personen" haben nicht nur negative Seiten.
- Wir teilen auch mit Personen, die wir schwierig finden, viele Gemeinsamkeiten.
- Wohlwollen zu entwickeln, bedeutet nicht, Verletzungen zu bagatellisieren oder Unrecht zu entschuldigen.
- Durch das Schließen von Frieden mit dem inneren Feind tut man sich selbst Gutes.
- „Feinde" geben uns Gelegenheit, wichtige Fähigkeiten im Umgang mit uns selbst zu erlernen.

5.3.7 Metta-Meditation *Alle vier* und *Alle Lebewesen*

In den beiden nächsten Stufen wird das Wohlwollen zunächst auf mehrere Personen und dann auf alle Menschen und alle Lebewesen ausgeweitet. Die fünfte Stufe bezieht sich auf alle bisher genannten Personen (Selbst, Freund, neutrale Person und Person, die ich schwierig finde):

- „Ich wünsche uns, mir selbst, dem guten Freund, der neutralen Person, der Person, die ich schwierig finde, dass wir uns sicher fühlen."
- „Ich wünsche uns, dass wir zufrieden und glücklich sind."
- „Ich wünsche uns, dass wir gesund sind."
- „Ich wünsche uns, dass wir innere Ruhe und Frieden finden."

Für die Durchführung der Übungen steht das „Arbeitsblatt 3: Meditationsprotokoll" zur Verfügung. Weiterhin erhalten die Patientinnen und Patienten die „Audiodatei 10: Metta-Meditation *Alle vier*", die „Audiodatei 11: Metta-Meditation *Alle vier* ohne Wunschvorgabe" sowie die „Audiodatei 12: Metta-Meditation *Alle Lebewesen*" (vgl. auch Online-Materialien).

Therapeutinnen und Therapeuten greifen für die Durchführung der Meditation auf das „Therapietool 13: Metta *Alle vier*" auf Seite 142 und das „Therapietool 14: Metta *Alle Lebewesen*" auf Seite 143 zurück.

In der Übung *Metta alle vier* wird die Patientin angeleitet, sich selbst, den Freund, die neutrale Person und die schwierige Person, d.h. alle vier zusammen zu sehen und allen vier Personen gleichermaßen alles Gute zu wünschen. Erneut gilt es, achtsam jede Tendenz wahrzunehmen, „Favoriten" zu bevorzugen, indem z.B. dem Freund mehr Glück gewünscht wird als den anderen.

Die sechste Stufe schließt nun alle Menschen ein:

- „Ich wünsche allen Menschen, dass sie sich sicher fühlen."
- „Ich wünsche allen Menschen, dass sie zufrieden und glücklich sind."

- „Ich wünsche allen Menschen, dass sie gesund sind.“
- „Ich wünsche allen Menschen, dass sie Ruhe und Frieden finden.“

In der letzten Stufe werden die guten Wünsche auf alle Menschen und alle Wesen ausgeweitet. Die im Buddhismus verwurzelte Überzeugung der Verbundenheit aller Menschen (common humanity) fußt auf dem Bewusstsein des gemeinsamen Strebens nach Glück. Dies zu wünschen, geht danach einher mit der Erkenntnis, dass alle Wesen leiden und dass sie dem Leiden entkommen wollen.

Mitunter wird von Teilnehmenden auch die Frage aufgebracht, welche Person Wohlwollen verdient; und ob zum Beispiel Verbrecher nicht von Wohlwollen ausgeschlossen werden sollten. Analog der Diskussion um die Person, die man schwierig findet, sollte darauf verwiesen werden, dass eine Differenzierung danach, wer Wohlwollen verdient, von dem grundsätzlichen Ziel der Metta-Meditation wegführt. Am Ende geht es um die eigene Fähigkeit, eine wohlwollende Haltung zu kultivieren, und nicht um spezifische Personen.

Alle Handlungen, selbst destruktive und fehlgeleitete, werden aus buddhistischer Sicht als ein Versuch gewertet, dem Leiden zu entkommen. Durch das Einüben von Wohlwollen wird jedoch die Weisheit erreicht, dass wahres Glück nicht durch Hass und Gewalt erreicht wird, sondern durch Liebe und Achtsamkeit.

Hinweis

Bis zu dieser Stufe sind weder Partnerin bzw. Partner noch Familie explizit mit einbezogen worden; und tatsächlich werden die am nächsten stehenden Personen in den meisten Versionen der Metta-Meditation nicht explizit bedacht, da die Beziehungen durch die intensiven emotionalen Bindungen einen „anhaftenden“ (besitzergreifenden) Charakter haben. Andererseits sind die Beziehungen zur Partnerin bzw. zum Partner und zur Familie von großer Bedeutung für das psychische Wohlergehen. Deshalb schlagen wir vor, im Anschluss an die fünfte Stufe („Alle vier“) als Zwischenstufe Familie sowie Partnerinnen und Partner in die Wunschformeln aufzunehmen oder diese in der Vorbesprechung zur sechsten Stufe implizit in „Alle Menschen“ aufzunehmen.

5.4 Modul 4 – Wohlwollen in die Tat umsetzen

Überblick

- Grundlagen
- Identifikation persönlich bedeutsamer wohlwollender Verhaltensweisen
- Planung und Umsetzung wohlwollender Aktivitäten: Orientierung an Grundbedürfnissen
- Stärkung der inneren Bereitschaft zu wohlwollendem Verhalten
- Umgang mit hinderlichen Kognitionen

Materialien (vgl. Anhang und Online-Materialien)

- Infoblatt 7: Körperliche Bedürfnisse
- Arbeitsblatt 10: Checkliste Grundbedürfnisse
- Arbeitsblatt 11: Gedanken-Tagebuch
- Arbeitsblatt 12: Top Five meiner persönlichen Stärken
- Arbeitsblatt 13: Meine Stärken als Alltagshelfer
- Arbeitsblatt 14: Wohlwollen-Tagebuch

5.4.1 Grundlagen

Rational. Verhaltensaktivierung ist ein sehr wirksames Verfahren in der Depressionsbehandlung und beinhaltet die geplante Umsetzung von Verhaltensweisen. Ursprünglich verstärkungstheoretisch begründet, wird zunehmend die Überwindung der Vermeidung negativer Erfahrungen als Wirkmechanismus betont (Dimidjian et al., 2011). Die Motivierung zu wohlwollenden Aktivitäten führt zu einer deutlichen Abnahme von Depression, insbesondere bei streitbereiten Menschen (Mongrain et al., 2018). Wohlwollende Handlungen steigern das psychische Wohlbefinden insbesondere, wenn sich diese auf andere und nicht auf sich selbst beziehen (Nelson et al., 2016). Bei der Umsetzung müssen hinderliche selbstkritische und feindselige Kognitionen identifiziert und bearbeitet werden (Stefan & Hofmann, 2019).

Die therapeutischen Basisstrategien umfassen die:

- Identifikation persönlich bedeutsamer wohlwollender Aktivitäten,
- Planung und Umsetzung wohlwollender Aktivitäten (Orientierung an Grundbedürfnissen),
- Stärkung der inneren Bereitschaft zu wohlwollendem Verhalten,
- Identifikation von hinderlichen Kognitionen für wohlwollende Handlungen.

Fallbeispiel: Frau M.

Frau M. ist an diesem Morgen schon früher zur Arbeit gefahren, um die liegengebliebene Arbeit der letzten Tage endlich zu erledigen. Seit Tagen überhäuft ihre Chefin sie mit zusätzlichen Aufgaben, der neue Kollege bittet oft um ihre Hilfe, was sie zusätzlich Zeit kostet. Am frühen Abend hat sie, ohne eine Mittagspause zu machen, alles geschafft. Sie freut sich auf ihren Feierabend. Als sie gerade das Büro verlassen möchte, meldet sich ihre Chefin mit einer dringend zu erledigenden Aufgabe. Eine innere Stimme sagt Frau M., dass sie nicht Nein sagen kann: „Wenn ich jetzt ablehne, gelte ich als faul und unmotiviert. Der neue Kollege wird es dann machen müssen, das wird ihn überfordern." Die übliche Reaktion von Frau M. ist, sich von dieser fordernden und kritischen Stimme leiten zulassen, um den Erwartungen ihrer Chefin und den Bedürfnissen ihres Kollegen gerecht zu werden.

Aus dem Verhaltensmuster von Frau M. ergeben sich für die Wohlwollenfokussierte Therapie zwei zentrale Fragen bzw. Ziele: (1) Wie lassen sich wohlwollende Verhaltensweisen bei Frau M. steigern? und (2) Welche hinderlichen Kognitionen gibt es bei Frau M. und wie lassen sich diese überwinden?

5.4.2 Identifikation persönlich bedeutsamer wohlwollender Verhaltensweisen

Ziel des Vorgehens ist es, dass die Patientin persönlich bedeutsame wohlwollende Verhaltensweisen sich selbst und anderen gegenüber erfasst. Dazu bietet es sich zunächst an, gemeinsam mit der Patientin eine Bestandsaufnahme im Hinblick darauf zu machen, welche wohlwollenden Verhaltensweisen sie sich selbst und anderen gegenüber *aktuell im Alltag* bereits zeigt. Die subjektive Einschätzung des Therapeuten hinsichtlich der Notwendigkeit des Aufbaus wohlwollender Verhaltensweisen im Alltag kann mit Erkenntnissen ergänzt werden, die die Patientin durch regelmäßige Selbstbeobachtungen im Alltag gewinnt. Auf diese Weise können im Therapieverlauf auch Veränderungen im Ausmaß alltäglicher wohlwollender Verhaltensweisen der Patientin sich selbst und anderen gegenüber erfasst werden.

Zur Dokumentation von wohlwollenden Verhaltensweisen im Alltag eignet sich das „Arbeitsblatt 2: Fragebogen zu wohlwollenden Verhaltensweisen (FWWV)" (S. 167, vgl. Kapitel 4). Dabei trägt der Patient in einer Liste verschiedener wohlwollender Verhaltensweisen zunächst ein, wie persönlich bedeutsam die verschiedenen aufgelisteten Verhaltensweisen für ihn sind. Im Anschluss beurteilt der Patient nur bei denjenigen Verhaltensweisen, die für ihn sehr bedeutsam sind, wie häufig er diese Verhaltensweisen in den vergangenen sieben Tagen gezeigt hat. Diese Bestandsaufnahme wird sowohl für wohlwollende Verhaltensweisen sich selbst als auch anderen gegenüber gemacht. Im Anschluss an die Bearbeitung des Arbeitsblatts 2 zieht die Therapeutin gemeinsam mit dem Patienten eine erste Bilanz hinsichtlich der Häufigkeit, mit der der Patient für ihn bedeutsame wohlwollende Verhaltensweisen in den Alltag integriert. Folgende Fragen können dabei hilfreich sein:

- Wie wohlwollend waren Sie (in der letzten Woche) anderen und sich selbst gegenüber?
- Waren Sie sich in Momenten, in denen Sie wohlwollend waren, dessen bewusst?
- Wieviel Energie hat es Sie gekostet wohlwollend zu sein? Wieviel Energie hat es Ihnen gegeben?
- Welche Barrieren gab es, sich selbst und/oder anderen gegenüber wohlwollend zu sein?
- Wie könnten Sie wohlwollende Handlungen sich selbst und anderen gegenüber im Alltag steigern?

5.4.3 Planung und Umsetzung wohlwollender Aktivitäten: Orientierung an Grundbedürfnissen

Ziel der Intervention ist es, Grundbedürfnisse erkennen zu lernen und mit wohlwollenden Verhaltensweisen zu beantworten. Zur Unterstützung des therapeutischen Vorgehens liegen das „Infoblatt 7: Körperliche Bedürfnisse" auf Seite 161 und das „Arbeitsblatt 10: Checkliste Grundbedürfnisse" auf Seite 177 vor.

Der Therapeut erklärt, dass es in akuten Situationen des Leidens hilfreich sein kann, mit sich selbst achtsam und wohlwollend zu kommunizieren. Dabei kann man sich selbst fragen, was man gerade wirklich braucht, welcher Teil von einem gerade am meisten Aufmerksamkeit braucht und wie man sich selbst am besten unterstützen könnte. Der Therapeut regt die Patientin dazu an, sich in Situationen des akuten Leidens selbst aufmerksam zuzuhören und wohlwollend mit sich selbst zu kommunizieren (vgl. „Arbeitsblatt 10: Checkliste Grundbedürfnisse").

Wohlwollende Fragen an sich selbst

- Was beobachte ich, was nehme ich wahr?
- Was brauche ich *(jetzt)*, um mich körperlich wohlzufühlen?
- Was brauche ich *(jetzt)*, um zufrieden zu sein?

Die Fragen machen deutlich, dass der Patient beim Aufbau wohlwollender Verhaltensweisen sowohl auf seine körperlichen Grundbedürfnisse als auch auf seine psychischen Bedürfnisse achten soll.

Körperliche Bedürfnisse. Hinsichtlich körperlicher Bedürfnisse kann die Patientin dazu angeregt werden, in Situationen des Leidens darauf zu achten, ob das Bedürfnis nach körperlichem Wohlergehen befriedigt ist. Wie kann man körperlich für sich sorgen? Es werden vier verschiedene Formen der körperlichen Selbstfürsorge unterschieden:

- Auf die Gesundheit achten,
- auf Signale des eigenen Körpers hören,
- auf sein Äußeres achten und
- für körperliche Genuss- und Entspannungsmomente sorgen.

Anhand der Beispiele, die die Patientin nennt, werden die einzelnen Formen der körperlichen Selbstfürsorge besprochen und am Flipchart in den Kategorien gesammelt. Die Patientin erhält das „Infoblatt 7: Körperliche Bedürfnisse" und wird dazu angeregt konkrete Beispiele der körperlichen Selbstfürsorge umzusetzen und auf deren Wirkung zu achten.

Neben den körperlichen Bedürfnissen sind nach der Taxonomie von Grawe (1998) zudem psychische Bedürfnisse wie die nach Bindung, Kontrolle, Lust und Selbstwerterhöhung zentral.

Bedürfnis nach Bindung. Auf das Bedürfnis nach Bindung zu achten, bedeutet beispielsweise, dass Patientinnen und Patienten prüfen sollten, ob sie sich gerade nach Aufmerksamkeit, Interesse und Anteilnahme sehnen. Wenn dies der Fall ist, sollten sie versuchen, Verhaltensweisen auszuüben, die diese Bedürfnisse befriedigen (z. B. Kontakt zu Personen suchen, die ihnen guttun). Wenn sich Patienten einsam fühlen und kurzfristig keine Kontakte zur Verfügung stehen, sollten sie sich selbst unterstützen, indem sie Aktivitäten ausführen, die die Einsamkeit reduzieren können. Das Bedürfnis nach Bindung kann auch über die „Sich selbst bewusst berühren"-Übung gestillt werden.

Übung: Sich selbst bewusst berühren

Sich selbst zu berühren, stimuliert und erhöht Glücksgefühle. Deshalb können sich Patientinnen und Patienten, wenn sie sich einsam fühlen, beispielsweise selbst umarmen (vgl. auch Umarm-Übung, Neff, 2011). Darüber hinaus können auch andere Stimulationen der Haut zu körperlichen Prozessen führen, die positive Gefühle hervorrufen. Man kann zum Beispiel ein Bad nehmen, ein Kleidungsstück tragen, das sich besonders angenehm auf der Haut anfühlt, oder ein Massagegerät ausprobieren.

Da sich die Haut schnell an bestimmte Berührungen gewöhnt, ist Abwechslung und ein gewisser Überraschungseffekt wichtig. Patientinnen und Patienten sollten ermutigt werden, flexibel, kreativ und spielerisch an die Sache heranzugehen, um so Wege zu finden, sich bei Einsamkeit und dem Bedürfnis nach Bindung wohlwollend zu begegnen.

Bedürfnis nach Kontrolle und Selbstbestimmung. Wenn Patientinnen unter negativen Gefühlen leiden, kann es für sie auch nützlich sein, darauf zu achten, dass ihr Bedürfnis nach Kontrolle und Selbstbestimmung befriedigt ist. Auch hier erarbeiten Therapeutin und Patientin Beispiele und Möglichkeiten für konkrete Verhaltensweisen. Die Therapeutin erläutert, dass das Erfüllen von Pflichten und das bewusste Planen von Aktivitäten zur Befriedigung der Bedürfnisse nach Kontrolle, Selbstwirksamkeit und Selbstwertgefühl beiträgt. Anhand der unten genannten Beispiele (vgl. Kasten) können konkrete Verhaltensweisen individualisiert für die Patientin abgeleitet werden.

Aktivitäten, die das Gefühl von Kontrolle und Selbstwirksamkeit steigern

- Auf eine Sache hinarbeiten, die einem wichtig ist.
- Sich aktiv um die Lösung eines belastenden Problems kümmern.
- Täglich To-Do-Listen oder Wochenpläne schreiben und Punkte abhaken.
- Feste Routinen einhalten, z. B. zu festen Zeiten aufstehen, Mahlzeiten zu sich nehmen etc.
- Aktiv den Wechsel zwischen angenehmen Aktivitäten und Pflichten in den Tagesablauf einplanen.
- Sich bewusst machen, dass man durch das eigene Verhalten Einfluss auf das Weltgeschehen und damit Kontrolle hat, z. B. die Umwelt durch den eigenen achtsamen Verbrauch von Strom und Wasser zu schützen; die Welt zu einem etwas besseren Ort machen, indem man sich wohlwollend anderen gegenüber verhält etc.

Bedürfnis nach Lust und Freude. Wohlwollen sich selbst gegenüber beinhaltet auch den Wunsch, Lust oder Freude zu erleben. Hier kann an gängige Techniken der Verhaltensaktivierung angeknüpft werden. Aufgrund der selektiv negativen Erinnerungen und Vorstellungen fällt es Betroffenen jedoch schwer, konkrete Aktivitäten zu nennen, die mit positivem Erleben verbunden sind. Indem man bei früheren Lebensphasen ansetzt, in denen es der Patientin gut ging, können durch gezielte, geduldige Exploration positive Erinnerungen und Vorstellungen geweckt werden. Hierbei sollte auch an die zentralen Werte und Bedürfnisse angeknüpft werden, die in der Anfangsphase der Therapie thematisiert und ggf. in einem Positivmodell aufgenommen worden sind (siehe Kapitel 5.1.2 und 5.1.3). Im Alltag fehlt dieser Zugang jedoch oft. Deshalb sollte das Prinzip des „Handelns nach Plan, nicht nach Gefühl" eingeführt werden: positive Stimmung ist nicht Voraussetzung, sondern Folge einer Handlung bzw. Bewertung dieser. Zur Unterstützung der Vermittlung dieses Zusammenhangs kann das „Arbeitsblatt 11: Gedanken-Tagebuch" (Seite 178) eingesetzt werden.

Mögliche Schwierigkeiten bei der Exploration von Aktivitäten, die Lust und Freude bereiten. Manche Patientinnen und Patienten haben Schwierigkeiten, Aktivitäten zu benennen, die ihnen persönlich wirklich Freude bereiten. Vielmehr führen sie „angenehme" Tätigkeiten aufgrund innerer oder äußerer (gesellschaftlicher) Erwartungen heraus aus. Dies kann sich darin bemerkbar machen, dass die Patientin zwar die von ihr als „angenehm" bezeichneten Aktivitäten ausführt, diese von ihr jedoch als nicht wohlwollend sich selbst gegenüber oder stimmungsaufhellend erlebt werden. In solchen Fällen ist es ratsam, zu explorieren, welche Motive (außer Lust) eine Rolle bei der Ausführung der Aktivitäten spielen könnten. Manche Menschen machen beispielsweise Sport eher aus einem Pflichtgefühl heraus (Motiv Kontrolle) als aus dem Wunsch heraus, dass es ihnen gut geht. Andere pflegen anspruchsvolle Hobbys, wie z. B. ein Musikinstrument lernen oder Schach spielen, eher aus dem Antrieb einem hohen Anspruch gerecht zu werden (Motiv Selbstwerterhöhung) als aus dem Grund, dass es ihnen wirklich Freude bereitet. Gibt es Hinweise darauf, dass primär andere Motive (anstelle von Lust) eine Rolle bei der Unternehmung angenehmer Aktivitäten stehen, thematisiert der Therapeut dies und erklärt die Bedeutung der verschiedenen Motive.

Bedürfnis nach Selbstwerterhöhung. Selbstwert lässt sich auch als Resultat von Erfahrungen mit der Befriedigung oder Versagung der bereits genannten körperlichen und psychischen Grundbedürfnisse verstehen. Die Therapeutin erläutert daher, dass es in Situationen des Leidens auch in Hinblick auf den Selbstwert sinnvoll ist, darauf zu achten, dass eigene Bedürfnisse nach Bindung, Kontrolle und Lust sowie körperliche Bedürfnisse befriedigt sind. Sind diese Grundbedürfnisse erfüllt, bzw. ist die Patientin in der Lage, sich diese Bedürfnisse zu erfüllen, dann hat dies auch eine steigernde Wirkung auf ihren Selbstwert (und umgekehrt). Zusätzlich können Therapeutin und Patientin gemeinsam konkrete Verhaltensweisen erarbeiten, die einer Selbstwerterhöhung dienlich sind. Hierzu zählt zum Beispiel bewusst etwas zu tun, von dem man bereits weiß, dass man es gut kann. Selbstwertdienlich kann aber auch sein, etwas Neues zu lernen und sich weiterzuentwickeln. Wichtig ist, dass es sich um kleinere, im Alltag gut realisierbare Aktivitäten handelt (vgl. Beispiele in Tabelle 14).

Bei der Planung von Aktivitäten oder bei Entscheidungskonflikten kann es hilfreich sein, sich selbst zu fragen, welche der oben genannten Motive gerade im Vordergrund stehen und die eigenen Handlungsbereitschaften beeinflussen. Auf Basis dieser Überlegung kann abgewogen werden, ob ein Vorhaben oder eine Handlungsentscheidung sinnvoll und erwünscht ist.

Fallbeispiel: Frau M.

Frau M. kann sich beispielsweise fragen, welche Motive bei dem Konflikt, die zusätzliche Aufgabe nach einem langen Arbeitstag zu übernehmen oder nicht, eine Rolle spielen. Eine mögliche Konstellation besteht z. B. darin, dass bei Frau M. einerseits das Lustmotiv aktiviert ist, sich nach einem langen Arbeitstag zu entspannen. Andererseits spielen womöglich auch Vermeidungsmotive eine Rolle, z. B. die Chefin und den Kollegen nicht enttäuschen zu wollen. Auf Basis des Sich-Bewusstwerdens über die verschiedenen Motive könnte Frau M. abwägen, ob sie sich wohlwollend motiviert dafür entscheidet, die Chefin und den Kollegen zu unterstützen oder ob sie sich selbst Wohlwollen entgegenbringt und die Aufgabe ablehnt, weil sie erschöpft und müde ist.

Schlüsselsätze

In Momenten des Leids kann es hilfreich sein, mit sich selbst wohlwollend zu kommunizieren. Dabei kann man sich selbst fragen, ob man gerade ein körperliches oder psychisches Bedürfnis wahrnimmt. Wohlwollendes Verhalten sich selbst gegenüber zeichnet sich also dadurch aus, dass man körperliche Grundbedürfnisse (z. B. auf die eigene Gesundheit/körperliche Signale achten, für kör-

Tabelle 14: Beispiele für Aktivitäten zur Steigerung des Selbstwerts

Beispiele für Aktivitäten, von denen man weiß, dass man sie gut kann	Beispiele für Aktivitäten die man (schnell) neu lernen kann
Einen Kuchen backen	Ein Origami falten
Das Fahrrad reparieren	Eine Yoga-Position lernen
Etwas zeichnen	Ein Fotobuch erstellen
Ein Kreuzworträtsel/Sudoku lösen	Ein Mandala zeichnen
Den Schrank neu ordnen	Richtig atmen lernen
Jemanden trösten	Etwas über Geografie lernen
Jonglieren	Sich ein paar Worte/Sätze in einer fremden Sprache aneignen (z. B. mit Sprach-Apps)
Ein Gedicht schreiben	Kräuter anpflanzen
Fotografieren	Ein Computerprogramm lernen

perliche Entspannung sorgen etc.) und psychische Grundbedürfnisse (z. B. nach Kontakt zu anderen, Erlebnis von Freude, Gefühl von Kontrolle etc.) achtsam wahrnimmt und diese befriedigt oder zumindest versucht, diese zu befriedigen.

5.4.4 Stärkung der inneren Bereitschaft zu wohlwollendem Verhalten

Über die Planung und Umsetzung wohlwollender Aktivitäten hinaus empfiehlt es sich, die grundsätzliche innere Bereitschaft des Patienten zu wohlwollendem Verhalten zu stärken. Dies kann insbesondere für die Bewältigung schwieriger Situationen relevant sein, in denen der Patient ggf. zu einem wohlwollenden Verarbeitungsmodus zurückfinden muss. Einige zentrale therapeutische Prinzipien sind dabei zu beachten (vgl. Kasten).

Wichtige therapeutische Prinzipien bei der Förderung der Bereitschaft zu wohlwollendem Handeln

1. *Einsatz von bildhaften Vorstellungen der positiven Folgen von wohlwollendem Handeln.* Der Patient wird dazu angeleitet, sich vorzustellen, wie er selbst oder wie eine andere Person aussieht, wenn er bzw. sie Gutes erfahren hat (z. B. ein zufriedenes Lächeln auf dem Gesicht haben, „Danke" sagen).
2. *Auf realistische (Zwischen-)Ziele achten.* Es sollten wohlwollende Handlungen ausgewählt werden, bei denen es leichter fällt, sie umzusetzen, die die Bandbreite an Handlungen erweitern, die an die eigenen Grenzen gehen.
3. *Den Patienten ermutigen, Rückmeldung einzuholen.* Patientinnen und Patienten sollten ermutigt werden, nahestehende Personen in die eigenen Versuche, wohlwollendes Verhalten aufzubauen, einzubeziehen und das Entwicklungsziel Wohlwollen zu erklären.
4. *Betonung von Lernen und Geduld.* Statt einer Schwarz-Weiß-Zuspitzung (z. B. „Entweder man kann es oder ist unfähig") sollte die Orientierung auf geduldigem Üben (z. B. „Wohlwollen muss gelernt werden") liegen und die Notwendigkeit klar sein, sich Zeit zu geben.
5. *Erhöhung des emotionalen Engagements.* Es sollen positive Gefühle angesprochen werden, die mit der Ausführung der Handlung verbunden sind (z. B. Stärke, Wärme im Herzen, etc.).

Gedanken-Tagebuch

Patienten sollten dazu angeleitet werden, ein Tagebuch zu führen (vgl. „Arbeitsblatt 11: Gedanken-Tagebuch" auf Seite 178), in dem sie täglich notieren, inwiefern negative Gefühle, die in bestimmten Situationen entstehen, aus dem *Modus des inneren Kritikers* heraus motiviert sind. Ziel ist es, sich in schwierigen Situationen über den inneren Modus bewusst zu werden. Die Therapeutin erklärt, dass das Sich-Bewusstwerden über den eigenen Verarbeitungsmodus gleichzeitig bereits eine Distanzierung von dieser Verarbeitungsweise bewirken kann. Die Patientin wird darüber hinaus angeregt, zusätzlich eine bewusste Distanzierung, z. B. in Form einer Atempause, zu vollziehen. Dies kann dabei helfen, aktiv in den Modus des wohlwollenden Begleiters zu wechseln und Verhalten aus diesem Modus heraus zu steuern.

Vorbild des Wohlwollens

Der Therapeut erklärt, dass es für die Umsetzung wohlwollenden Verhaltens sich selbst und anderen gegenüber förderlich sein kann, sich jemanden vorzustellen, der ein Vorbild in Bezug auf Wohlwollen ist. Es geht also um die Entwicklung einer Leitfigur (Modelllernen). Dabei sollte verdeutlicht werden, dass sich jede Person dafür eignet, die für die Patientin repräsentativ für den wohlwollenden Umgang mit sich und anderen ist und die zum Nachahmen einlädt. Es kann sich dabei um eine Person handeln, die einem persönlich bekannt ist (z. B. ein guter Freund), die einem persönlich nicht bekannt ist (z. B. der Dalai-Lama) oder die rein fiktiv ist (z. B. Pippi Langstrumpf). In Situationen, in denen es der Patientin schwerfällt, sich oder anderen gegenüber wohlwollend zu sein, kann sie sich fragen, wie diese Person sich verhalten würde. Was würde sie tun? Was würde sie sagen? Wichtig ist, dass die Leitfigur nicht unbedingt immer perfekt reagieren muss, sondern sie vielmehr ein Vorbild dafür ist, konstant an wohlwollendem Verhalten zu arbeiten.

Wohlwollen planen – Das Abendritual

Bei dieser Intervention geht es um die vorausschauende Planung wohlwollender Aktivitäten sowie um die Stärkung der Selbstwirksamkeit. Anstelle des retrospektiven Vorgehens beim Wohlwollen-Tagebuch (siehe unten) kann es die Selbstwirksamkeit und Regulationsfähigkeit der Patientin stärken, wenn sie vorausschauend plant, welche wohlwollenden Verhaltensweisen sie in naher Zukunft umsetzen möchte. Dazu kann die Patientin beispielsweise in einem abendlichen Ritual vor dem Schlafengehen den kommenden Tag vor dem inneren Auge ablaufen lassen (z. B. „Wie wird der Tag ablaufen? An welchen Stellen des Tages kann ich wohlwollend mir gegenüber sein? Wann kann ich anderen gegenüber Wohlwollen zeigen? Was muss ich im Laufe des Tages berücksichtigen, damit mir das gelingt?"). Die vorausschauende Planung hat den Vorteil, dass sie festlegt, welche wohlwollenden Verhaltensweisen zu bestimmten Zeitpunkten im Tagesablauf umgesetzt werden, unabhängig davon, welches Gefühl zu diesem Zeitpunkt, in der jeweiligen Situation vorherrschend ist. Hinderliche Gedanken und Gefühle werden damit nicht zur Leitschnur für das Handeln gemacht.

Bewusstmachung von persönlichen Stärken

Die Patientin soll über ihre eigenen Stärken und Fähigkeiten reflektieren, um so zu einer Stärkung des Selbstvertrauens zu gelangen. Der Therapeut zitiert das Sprichwort: „Wer sich seiner Stärke bewusst ist, braucht sich nicht immer stark zu machen". Therapeut und Patientin erörtern gemeinsam, was das Sprichwort zum Ausdruck bringen will. Dabei ist darauf zu achten, dass ein Bezug zwischen der Bewusstmachung eigener Stärken und wohlwollendem Verhalten hergestellt wird. Der Therapeut erklärt, dass die Fähigkeit, sich selbst und anderen Wohlwollen entgegenzubringen, viel mit Vertrauen in sich selbst und die eigenen Stärken zu tun hat. Wer sich selbst mit seinen Fähigkeiten und Stärken kennt, der kann die Gelassenheit und den Großmut entwickeln, Unzulänglichkeiten und Bedürfnissen von sich und den anderen mit einer wohlwollenden und liebevollen Haltung zu begegnen (und „muss sich nicht stark machen"). Der Patientin wird nahegelegt, anhand des „Arbeitsblatts 12: Top Five meiner persönlichen Stärken" auf Seite 179 sowie des „Arbeitsblatts 13: Meine Stärken als Alltagshelfer" auf Seite 180 über die eigenen Stärken zu reflektieren und Alltagsbeispiele schriftlich festzuhalten, bei denen diese Stärken zum Ausdruck gekommen sind.

Wohlwollende Selbstgespräche

Ziel der Intervention ist es, die Entwicklung von Selbstkommunikation zu fördern und somit die Handlungssteuerung zu unterstützen. Die Handlungssteuerung der Patientin kann gezielt dadurch unterstützt werden, indem Therapeutin und Patientin gemeinsam selbstverstärkende Sätze formulieren, die eine positive Bewertung von wohlwollendem Handeln beinhalten. Die Therapeutin sollte darauf achten, dass die Sätze individuell für die Patientin stimmig sind und ggf. an hinderlichen Gedanken ansetzen (Beispiele für Selbstinstruktionen vgl. Kasten). Die Formeln können auf Karteikarten geschrieben werden, die die Patientin bei sich trägt (z. B. in der Jackentasche) oder an zentralen Plätzen in der Wohnung (z. B. neben dem Bett, über dem Küchentisch etc.) oder am Arbeitsplatz (z. B. am Schreibtisch) angebracht werden. Dadurch soll immer wieder ein Modus der gedanklichen Veränderung initiiert und Distanz zu hinderlichen negativen Gedanken aufgebaut werden. Es ist sinnvoll, die Patientinnen und Patienten darauf vorzubereiten, dass eine solche Selbstkommunikation zunächst ungewohnt sein kann und sich auch nicht mühelos „von heute auf morgen" in die Gedankenabläufe integrieren lässt. Hier sollte die Therapeutin die Bedeutung von Lernen und Geduld hervorheben

Beispiele für wohlwollende Selbstkommunikation

- „Es ist mein gutes Recht, dass es mir gut geht."
- „Es ist ein gutes Ziel, anderen Gutes zu tun."
- „Nur wenn du gut zu dir selbst bist, kannst du auch gut zu anderen sein."

Wohlwollen-Tagebuch

Der Patient wird angeregt, täglich wohlwollende Verhaltensweisen zu üben und diese Umsetzung in einem Wohlwollen-Tagebuch zu protokollieren (vgl. „Arbeitsblatt 14: Wohlwollen-Tagebuch" auf Seite 181). Darin wird festgehalten, inwiefern die Umsetzung wohlwollender Verhaltensweisen sich selbst und anderen gegenüber gelungen ist und welche wohlwollenden Verhaltensweisen durch andere erfahren wurden. Auch wahrgenommene (gedankliche) Hindernisse sollen notiert werden. Die Therapeutin erklärt, dass es die Motivation fördern kann, Fortschritte bewusst zu reflektieren und schriftlich festzuhalten. Sich bewusst an wohlwollende Verhaltensweisen anderer einem selbst gegenüber zu erinnern, kann zudem im Sinne einer korrektiven Erfahrung hinderlichen Gedanken entgegenwirken. Das Tagebuch kann auch eine „überwachende" Funktion im Therapieverlauf haben, indem es ggf. früh Schwierigkeiten in der Umsetzung wohlwollender Verhaltensweisen sichtbar macht.

5.4.5 Umgang mit hinderlichen Kognitionen

In der therapeutischen Arbeit zur Planung und Umsetzung wohlwollender Aktivitäten sollte die Therapeutin mögliche störende Gedanken, die in diesem Zusammenhang auftreten können, bei der Patientin thematisieren, da diese potenzielle Hindernisse in der Realisierung wohlwollender Aktivitäten darstellen.

Häufige störende Gedanken von Patientinnen und Patienten in Bezug auf Wohlwollen sich selbst gegenüber sind:

a) „Darf ich mich so wichtig nehmen?“, „Ist das nicht egoistisch?“
b) „Ich habe es mein Leben lang gelernt, mich nicht so wichtig zu nehmen.“
c) „Wenn ich wohlwollend auf mich schaue, werde ich faul und träge.“

Solche oder ähnliche Überzeugungen gilt es mithilfe von kognitiven Techniken zu bearbeiten. Dabei sollten sowohl Techniken der kognitiven Umstrukturierung als auch Decentering-Techniken (vgl. Kapitel 5.2) zur Anwendung kommen (zur Vereinbarkeit der beiden Techniken vgl. Kasten).

Exkurs:
Zur therapeutischen Vereinbarkeit von Techniken der kognitiven Umstrukturierung und Decentering

Ein häufiges Missverständnis bezüglich Techniken der kognitiven Umstrukturierung und metakognitiven Techniken ist, dass Therapeutinnen und Therapeuten meinen, diese stünden im Widerspruch zueinander. Dies rührt vermutlich daher, dass die Zugänge, die beide Techniken wählen, um kognitive Veränderung zu erzielen, zunächst gegensätzlich erscheinen: Während kognitive Umstrukturierung Kontrolle („Mastery“) und die Veränderung von unerwünschten Kognitionen in den Mittelpunkt der Intervention stellt, fokussiert die Methode des Decentering auf Akzeptanz und eine Beobachterperspektive des nicht Verändernwollens. Tatsächlich aber sind die beiden Techniken nicht nur miteinander vereinbar, sie befruchten und bedingen sich auch gegenseitig. So kann der wiederholte Einsatz von kognitiver Neubewertung Patienten helfen, zu verstehen, dass Gedanken nur zeitlich begrenzte mentale Ereignisse sind, die sich im Laufe der Zeit verändern und nicht notwendigerweise das eigene Selbst oder die externe Realität darstellen. Umgekehrt stellt Decentering einen ersten kritischen Schritt bei der kognitiven Umstrukturierung dar: Eine Veränderung von Kognitionen ist nur dann möglich, wenn Betroffene das Bewusstsein entwickelt haben, dass ihre Überzeugungen ihren (veränderlichen) Gedanken entspringen und nicht einer unmittelbar erfassbaren Wahrheit.

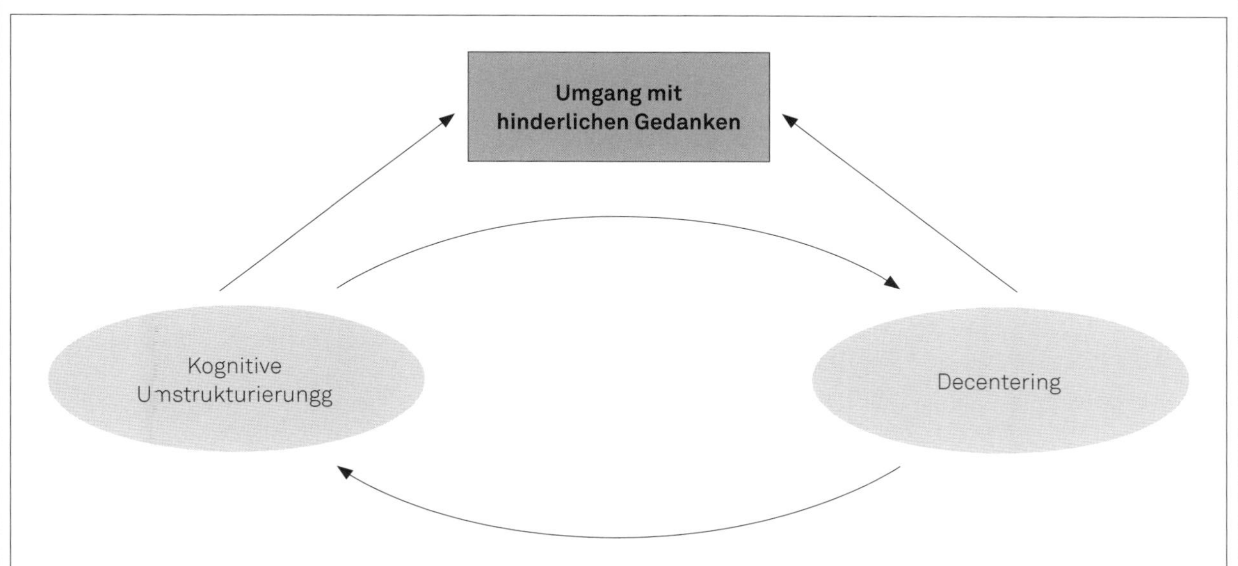

Abbildung 14: Vereinbarkeit von Techniken der kognitiven Umstrukturierung und Decentering

Um Decentering bei der Patientin zu fördern, d.h. Gedanken aus der Beobachterperspektive wahrzunehmen, kann der Therapeut mündliche oder schriftliche Distanzierungsübungen durchführen und diese täglich üben lassen. Dabei sollte der Patientin verdeutlicht werden, wie sie durch unterschiedliche Formulierungen zwischen dem Modus *Identifikation* (z.B. „Ich bin egoistisch, wenn ich mich selbst wohlwollend behandle.") und *De-Identifikation* (z.B. „Ich habe den Gedanken, dass ich egoistisch bin, wenn ich mich selbst wohlwollend behandle.") wechseln kann. Auch Imaginationstechniken (z.B. Gedanken, die als Seifenblasen über dem Kopf schweben) sind sinnvoll, um Distanz und die Beobachterperspektive der Patientin zu fördern.

Um hinderliche Gedanken inhaltlich zu verändern, können die Überzeugungen des Patienten mithilfe des geleiteten Entdeckens hinterfragt werden. Beispielsweise können zur Überprüfung des oben unter (a) aufgelisteten Gedankens folgende Fragen aufgeworfen werden:

- Was geschieht, wenn Sie nicht gut bzw. nicht gut genug für sich sorgen?
- Wie gut können Sie für andere sorgen, wenn Ihre eigene Batterie nicht aufgeladen ist?
- Wie erleben Sie andere, die für sich sorgen?

Um Patienten zu verdeutlichen, dass es sich bei selbstwohlwollenden Verhaltensweisen nicht um Egoismus handelt (vgl. auch Kapitel 5.2), sondern diese sogar eine Basis für die Fürsorge für andere darstellen, bietet sich die Verwendung der Sauerstoffmasken-Metapher an:

Metapher Sauerstoffmaske (vgl. Fliegel & Kämmerer, 2015)

Denken Sie an Ihren letzten Flug zurück. Erinnern Sie sich an die Sicherheitsinstruktionen der Flugbegleiter? „*Zuerst setzten Sie die eigene Sauerstoffmaske auf, dann helfen Sie anderen!*" Diese Anweisung ist eindeutig: Ich kann mich nur dann um andere kümmern, wenn ich mich zuerst gut um mich selbst gekümmert habe. Diese völlig simple Anweisung könnte eine gute Metapher für Ihren Alltag sein.

Zur Bearbeitung des unter (b) genannten Gedankens kann der Therapeut gemeinsam mit der Patientin die Frage erörtern, inwiefern negatives Verhalten, das erlernt wurde, auch wieder verlernt werden kann. Wenn erlernt wurde, sich selbst nicht wichtig zu nehmen, kann dann auch erlernt werden, sich selbst wichtig zu nehmen? Was ist notwendig, wenn man etwas Neues lernen will? Der Therapeut sollte an dieser Stelle darauf aufmerksam machen, dass wohlwollendes Verhalten erlernbar und trainierbar ist, dass jedoch dem regelmäßigen und häufigen Üben eine hohe Bedeutung zukommt.

Zur Überprüfung des unter (c) aufgelisteten Gedankens sollte die Therapeutin verdeutlichen, dass es nicht darum geht, einen gesunden Ehrgeiz zu unterbinden, sondern darum, eine Härte und Strenge zu vermeiden, die dem Selbstwert schadet. Überzogene Forderungen an sich selbst können eine Art „innerer Revolte", d.h. innere Verweigerungshaltung bewirken (man tut gar nichts mehr), die wiederum zu Selbstabwertung führt.

5.5 Modul 5 – Überwindung von Hindernissen für Wohlwollen

Überblick

- Dysfunktionale Schemata als Hindernis in der Umsetzung von Wohlwollen
- Ableitung eines individuellen Erklärungsmodells mit Schemamodul
- Schemabasierte Interventionen (Schema-Tagebuch, Stuhlübung, Imaginatives Überschreiben; Imaginationsübung wohlwollender Begleiter)
- Verhaltensexperimente

Materialien (vgl. Anhang und Online-Materialien)

- Infoblatt 8: Was ist ein Modus?
- Arbeitsblatt 15: Mein Modus-Modell - Kind-Ich
- Arbeitsblatt 16: Mein Modus-Modell - Innerer Kritiker
- Arbeitsblatt 17: Mein Modus-Modell - Erwachsenen-Ich
- Arbeitsblatt 18: Schema-Tagebuch
- Arbeitsblatt 19: Verhaltensexperiment-Protokoll

Rational. Stehen verfestigte Schemata im Vordergrund problematischer Verarbeitungsprozesse, ist das schematherapeutische Vorgehen ein wirksames Verfahren in der Depressionsbehandlung (Egli et al., 2020; Rein, Höhn & Keck, 2018). Die Korrektur dysfunktionaler Verarbeitungsmodi und das gezielte Ansteuern des wohlwollenden Erwachsenen-Modus durch erlebnisaktivierende Verfahren stehen dabei im Mittelpunkt. Die Veränderung maladaptiver Schemata geht mit einer deutlichen Symptomveränderung bei chronischer Depression einher (Renner et al., 2016). Auf der Verhaltensebene hat sich der Einsatz von Verhaltensexperimenten als wirksam in der Veränderung von Grundüberzeugungen erwiesen (Clement, Lin & Stangier, 2019).

5.5.1 Dysfunktionale Schemata als Hindernis in der Umsetzung von Wohlwollen

Häufig fällt es Betroffenen schwer, ihre eigenen Bedürfnisse anzuerkennen und eine Bereitschaft zu entwickeln, sich selbst wohlwollend zu begegnen. Die Motivation, eigene Bedürfnisse zu befriedigen, kann dadurch geschwächt werden, dass Vermeidungsmotive, z.B. bzgl. Versagen und Zurückweisung, stark ausgeprägt sind. So kann beispielsweise eine kritische, wenig wohlwollende Haltung sich selbst gegenüber dazu dienen, dass man sich mehr anstrengt, um weniger Kritik und Abwertung durch andere zu erfahren. Demgegenüber stünde eine wohlwollende Haltung sich selbst gegenüber, z.B. sich selbst Fehler zuzugestehen, mit einer solchen Vermeidungsmotivation im Konflikt.

Eine Vermeidungsmotivation kann auf frühen negativen Erfahrungen basieren, die sich in Form von dysfunktionalen Schemata in die Wahrnehmung und Interpretation von Situationen und Erlebnissen „einschleichen“. Solche Verarbeitungsmodi stellen eine Barriere in der Umsetzung von Wohlwollen dar, weil sie den Handlungsfokus auf die Kompensation nicht erfüllter Bedürfnisse in der Vergangenheit richten und den Blick auf die Bedürfnisse der Betroffenen im Hier und Jetzt versperren. Beispielsweise könnte eine Patientin aufgrund häufig erlebter Abwertung in der Kindheit negative Rückschlüsse bzgl. ihres Bedürfnisses nach Anerkennung ziehen (z.B. „Ich kann nichts.“). Ein (dysfunktionaler) Bewältigungsversuch, um vielleicht doch noch Anerkennung von Bezugspersonen zu erhalten, könnte beinhalten, dass die Patientin versucht, übermäßig perfekt zu sein und sich keine Fehler zu erlauben (z.B. „Ich muss die Beste sein.“). Sind solche Verarbeitungsmodi bei Patienten ausgeprägt, behindern sie die Bereitschaft, sich selbst wohlwollend zu begegnen.

Identifikation von Verarbeitungsmodi

Bei dieser Intervention geht es darum, Patientinnen und Patienten eine Einführung in das Modus-Konzept zu geben und sie zu befähigen, eigene *Kind-Ich-*, *Innerer Kritiker-* und *Bewältigungs*-Modi zu identifizieren (vgl. dazu auch „Infoblatt 8: Was ist ein Modus?“ auf Seite 162).

Um in der therapeutischen Arbeit interne Verarbeitungsprozesse der Patientin zu modifizieren, kann es hilfreich sein, relevante Verarbeitungsmodi herauszuarbeiten. Dabei werden Modi, die hilfreich bei der

Stärkung des inneren wohlwollenden Begleiters sind *(gesunder Erwachsenen-Modus)* von maladaptiven Schemata *(Kind-Modus; Innerer Kritiker)* unterschieden. Ein maladaptives Schema nach Young ist definiert als „umfassendes Thema oder Muster, das aus Emotionen, Erinnerungen, Kognitionen und Körperempfindungen besteht, welches im Verlauf der Kindheit und Adoleszenz entstanden ist und im Verlauf des Lebens weiter ausgeprägt wurde“ (Young et al., 2008, S. 36). Die Wohlwollenfokussierte Therapie hat zum Ziel, den Patienten darin zu unterstützen, maladaptive Schemata wahrzunehmen und durch einen wohlwollenden Umgang mit sich selbst zu einem gesunden „Erwachsenen-Ich“ zurückzufinden.

Die folgenden Abschnitte geben einen kurzen Überblick über die verschiedenen herauszuarbeitenden Modi (vgl. auch Tabelle 15):

- *Kind-Ich-Modus.* Häufig beschreiben sich Patientinnen und Patienten in bestimmten Situationen als emotional überwältigt und kaum handlungsfähig. Solche Zustände können therapeutisch als „emotional wunder Punkt“ verstanden werden, d. h. als Situation, der gegenüber die Patientin aufgrund früherer Lernerfahrungen stark sensibilisiert ist. Die Patientin befindet sich im *Kind-Modus,* d. h. es werden intensive ihr „altbekannte“ leidvolle Emotionen aktiviert, die der aktuellen Situation objektiv betrachtet nicht angemessen sind (typischerweise geben Betroffene auch an, dass sie sich wie ein Kind fühlen; häufig sogar mit recht spezifischer Altersangabe). Dies können etwa Angst, Verzweiflung, Hoffnungslosigkeit, Einsamkeit, Verlorenheit oder das Gefühl existenzieller Bedrohung sein. Auch Zorn, Ärger oder (ohnmächtige) Wut gehören zu solchen Emotionen, ebenso wie Trotz, ein Mangel an Disziplin oder Impulsivität. Kind-Modi werden in der Regel anhand des im Vordergrund stehenden Gefühls benannt, z. B. „das traurige Kind“, „das wütende Kind“ etc. (vgl. Tabelle 15)
- *Innerer Kritiker-Modus.* In emotionalen Verarbeitungsmustern drücken sich nicht nur prägende Erfahrungen der Vergangenheit aus (Kind-Modus), sondern auch die verinnerlichten Reaktionen naher Bezugspersonen darauf, die sich in Form eines *inneren Kritikers* manifestieren können. Befindet sich die Patientin im Modus des *Inneren Kritikers,* empfindet sie, ähnlich wie im *Kind-Modus,* starke negative Gefühle. Im Vordergrund stehen allerdings Emotionen wie Selbsthass oder Schuld. Es wird davon ausgegangen, dass der Modus des inneren Kritikers durch soziale Rückmeldung entstanden ist, die die Patientin durch Eltern oder andere wichtige Bezugspersonen in ihrer Kindheit und Jugend erhalten hat. Dabei wird vom *strafenden inneren Kritiker* gesprochen, wenn das Erleben geprägt ist von Selbsthass und Selbstbestrafung. Typisch für diesen Modus sind Selbstkritik, Selbstverachtung, Selbstverletzungen und Suizidfantasien (wenn sie aus Selbsthass und nicht zur Selbstberuhigung entstehen). Beim *fordernden inneren Kritiker* stehen im Unterschied dazu eher überhöhte Ansprüche und Perfektionismus im Vordergrund. Patientinnen und Patienten in diesem Modus fühlen sich nur durch Leistung und Disziplin akzeptiert, die Äußerung eigener Wünsche ist unzulässig. Das korrespondierende Gefühl ist in der Regel schuld.
- *Dysfunktionale Bewältigungs-Modi.* Als *dysfunktionaler Bewältigungs-Modus* wird ein psychischer Zustand bezeichnet, in dem eine Patientin das emotionale Leid, das mit dem Modus des *Kind-Ich* und dem Modus des *Inneren Kritikers* verbunden ist, durch Erdulden, Vermeidung oder Überkompensation bewältigt (Jacob & Arntz, 2014). Wenn eine Patientin in einem Bewältigungs-Modus ist, berichtet sie weniger intensive Gefühle, was in der Regel kurzfristig entlastend ist. *Erdulden* beinhaltet übermäßige Anpassung und Konfliktvermeidung. Patientinnen und Patienten in diesem Bewältigungs-Modus stellen eigene Ansprüche zurück und lassen im Extremfall zu, dass schlecht mit ihnen umgegangen wird. Patientinnen und Patienten, die sich im Modus der *Vermeidung* befinden, tun dies häufig in der Gestalt eines *distanzierten Beschützers* (kontrolliertes, fassadenhaftes Auftreten, emotional kaum zugänglich), eines *distanzierten Selbstberuhigers* (suchtartiges Betreiben von Ersatzaktivitäten wie Sport, Substanzmissbrauch, Essanfälle, um schmerzhafte Emotionen nicht wahrzunehmen) oder eines *ärgerlichen Beschützers* (gereizte, ironische Reaktionen, aggressive Reaktionen auf Anforderungen). Der Bewältigungs-Modus der *Überkompensation* kann sich in der Gestalt eines *Angebers* (egozentrisches, großspuriges Auftreten, Mangel an Empathie), eines *Kontrolleurs* (perfektionistisches Auftreten, um Kritik zu vermeiden, Unterstellung von Böswilligkeit bei anderen) oder als *Schikanierer und Angreifer* (verbale, emotionale, sexuelle oder physische Schädigung anderer) zeigen.
- *Modus des wohlwollenden Erwachsenen-Ich.* In Anbetracht der oben genannten maladaptiven Modi wird deutlich, dass die Patientin eine innere Instanz benötigt, die Kontrolle über die verschiedenen Zustände ausübt und in gewisser Weise „Regie führt“ in deren Zusammenspiel: Das Kind-Ich muss getröstet werden, der innere Kritiker muss begrenzt werden und die ungünstigen Bewältigungsmodi müssen eingeschränkt und abgebaut werden. Der innere Anteil, der das leisten soll, wird *„Gesunder*

wohlwollender Erwachsenen-Modus“ genannt. Im gesunden Erwachsenen-Modus ist die Patientin in der Lage, alle eigenen Modi selbst angemessen zu behandeln und zu integrieren. Das leitende Gefühl im *gesunden Erwachsenen-Modus* ist Empathie und Wohlwollen sich selbst und anderen gegenüber.

Tabelle 15: Überblick, Beschreibung und zentrale Emotionen der Modi Kind-Ich, Innerer Kritiker und Wohlwollendes Erwachsenen-Ich

Modi			**Beschreibung**	**Leitfühl**
Modus Kind-Ich	**Verletzbarkeit**	*Einsames Kind*	Fühlt sich wie ein einsames Kind, das nur dann Aufmerksamkeit bekommt, wenn es seinen Eltern alles recht macht. Fühlt sich leer, ungeliebt, nicht liebenswert.	Angst, Traurigkeit
		Verlassenes oder missbrauchtes Kind	Erlebt die schweren emotionalen Schmerzen und Ängste von Verlassenheit oder Missbrauch. Fühlt sich extrem verletzlich und allein, und sucht nach einer fürsorglichen Elternfigur.	Scham
	Ärger	*Ärgerliches Kind*	Ist ärgerlich, wütend oder ungeduldig, weil seine (Grund-) Bedürfnisse nicht erfüllt werden. Der Ärger wird unangemessen ausgedrückt, andere fühlen sich vor den Kopf gestoßen.	Zorn
		Wütendes Kind	Rastet aus und ist blind vor Ärger und Wut, verletzt andere Menschen oder Dinge.	Hass
	Mangel an Disziplin	*Impulsives Kind*	Handelt impulsiv, um seine Bedürfnisse zu befriedigen ohne Rücksicht auf negative Konsequenzen.	Gier
		Undiszipliniertes Kind	Kann sich nicht dazu bringen Routinearbeiten zu erledigen, gibt schnell auf. Wirkt oft verwöhnt.	Überdruss
Modus Innerer Kritiker	*Strafend*		Innere Stimme, die kritisiert und entwertet. Selbstkritik, Selbstverachtung, Selbstverletzungen und Suizidfantasien (wenn sie aus Selbsthass und nicht zur Selbstberuhigung entstehen) sind typisch für diesen Modus.	Selbsthass
	Fordernd		Fühlt sich nur durch Leistung, Disziplin und Perfektionismus akzeptiert. Vertritt auch die Ansicht, dass man bescheiden bleiben und sich nicht überheblich gebärden dürfe, Spontanität und Äußerung eigener Wünsche sind unzulässig.	Schuld
Modus Wohlwollendes Erwachsenen-Ich			Ist in der Lage, alle eigenen Modi selbst angemessen zu behandeln und zu integrieren. Kann Erwachsenen-Funktionen, wie Übernahme von Verantwortung und Verpflichtungen, ausfüllen, kann mitleiden, sich mitfreuen und seine Zeit lebenszielorientiert gestalten.	Empathie, Wohlwollen

Tabelle 15: Fortsetzung

Modi			Beschreibung	Leitfühl
Maladaptive Bewältigungs-Modi	**Erdulden**	*Ergebener Mitmacher*	Ist übermäßig angepasst und autoritätsgläubig, konfliktvermeidend, stellt eigene Ansprüche zurück und versichert sich bei anderen. Im Extremfall lässt er widerspruchslos zu, dass schlecht mit ihm umgegangen wird.	Anhänglichkeit, Sicherheit
	Vermeiden	*Distanzierter Beschützer*	Wirkt kontrolliert und fassadenhaft, manchmal kühl und distanziert, Emotionen sind abgeschaltet und nicht zugänglich. Charakteristisch sind Leere, Langeweile, psychosomatische Beschwerden.	Innere Leere
		Distanzierender Selbstberuhiger	Betreibt (oft suchtähnlich) Ersatzaktivitäten, um schmerzhafte Emotionen nicht wahrzunehmen: Substanzmissbrauch, Workaholismus, exzessiver Sport, eigentlich jede Art exzessiver Zerstreuung, aber auch Dauerfernsehen, Essanfälle oder Selbstverletzungen, wenn sie der Spannungsreduktion dienen.	Entspannungsdrang
		Ärgerlicher Beschützer	Reagiert gereizt, ironisch und abweisend, wirkt mürrisch. Fühlt sich bei Anforderungen durch andere bedroht, reagiert dann auch aggressiv und entwertend.	Reizbarkeit
	Überkompensation	*Angeber*	Tritt egozentrisch und großspurig auf, als habe er besondere Rechte, zeigt dabei wenig Empathie; prahlt und sucht Bewunderung.	Überlegenheit
		Kontrolleur	Kann als Perfektionist auftreten, um Kritik oder Unglück zu vermeiden, oder als misstrauischer Kontrolleur, der andere und ihr Verhalten dauernd auf Indizien für Böswilligkeit hin überprüft.	Misstrauen
		Schikanierer und Angreifer	Schädigt andere kontrolliert und absichtlich verbal, emotional, sexuell oder physisch.	Kalte Wut

Die verschiedenen Modi lassen sich mithilfe der „DVD-Metapher" erklären (Faßbinder & Schweiger, 2013). Ist eine DVD eingelegt, erscheinen Bilder und Töne in einem festgelegten Muster. Welche „Modus-DVD" eingelegt ist, wird durch bestimmte Umgebungsbedingungen oder Gedanken ausgelöst. Sämtliche Informationen in der jeweiligen Situation werden im Sinne des Modus ausgewertet, d.h. im Sinne eines für den Modus typischen Musters an Gefühlen, Gedanken, Körperreaktionen und Verhalten. Zusätzlich wird die Wahrnehmung so ausgerichtet, dass die Sichtweise des Modus bestätigt wird und diskrepante Informationen von der Verarbeitung ausgeschlossen werden. Die DVD-Metapher beinhaltet auch die Art des Veränderungsprozesses. Während eine DVD ausgeworfen und eine andere DVD eingelegt werden kann, ist die Veränderung der Inhalte einer DVD schwierig.

Schlüsselsätze: DVD-Metapher (nach Faßbinder & Schweiger, 2013)

Wie wir eine Situation wahrnehmen, hat damit zu tun, welcher Modus bei uns gerade aktiv ist, d.h. „welche DVD eingelegt ist". Je nachdem welche DVD gerade abgespielt wird, haben wir eine eher negative oder positive Sicht auf die Dinge, sind guter oder schlechter Stimmung, ist unser Handeln eher schädlich oder eher konstruktiv. Uns ist dabei nie vollständig bewusst, welche DVD gerade läuft. Ziel der Therapie ist es, zu erkennen lernen, welche Modus-DVD gerade eingelegt ist, um das eigene Handeln, Fühlen und Denken zu verstehen und ggf. in die Haltung des gesunden wohlwollenden Erwachsenen zu wechseln.

Zur Identifikation zentraler Modi wird der Patientin zunächst „Infoblatt 8: Was ist ein Modus?" ausgehändigt. Die Patientin wird gebeten, sich als Hausaufgabe das Informationsblatt aufmerksam durchzulesen und festzustellen, welche der Modi („DVDs") sie bei sich selbst wiedererkennt und/oder welche intensive negative Gefühle auslösen. In der nachfolgenden Sitzung wird die Hausaufgabe ausführlich nachbesprochen. Die Erkenntnisse der Patientin in Bezug auf die Modi *Kind-Ich* und *Innerer Kritiker* werden vertieft und ggf. in biografischen Bezug gesetzt. Am Ende der Sitzung werden die für die Patientin zentralen Modi festgehalten.

5.5.2 Ableitung eines individuellen Erklärungsmodells mit Schemamodul

Wie in Kapitel 5.1 beschrieben, wird zu Beginn der Therapie mit dem Patienten ein individuelles Störungsmodell erarbeitet. Besteht eine Indikation für ein schemaorientiertes Vorgehen (belastende Kindheitserfahrungen, komorbide Persönlichkeitsstörungen mit dysfunktionalen interpersonellen Verhaltensmustern; zur Prüfung der Indikation vgl. Kasten) wird ein Störungsmodell mit den jeweils für den Patienten relevanten Modi erarbeitet. Die individuelle Fallkonzeptualisierung erfolgt also unter Berücksichtigung der Modi *Kind-Ich, Innerer Kritiker* und *gesundes Erwachsenen-Ich.*

Merke

Es ist sinnvoll, zu Beginn des Therapieprozesses zu prüfen, ob eine Indikation für ein schemaorientiertes Vorgehen vorliegt. Hinweise für eine solche Indikation können erhöhte Werte im Childhood Trauma Questionnaire (CTQ; Klinitzke et al., 2012) und/oder in der PTSD Checklist (PCL-5; Krüger-Gottschalk et al., 2017) sein. Insbesondere bei Patientinnen und Patienten, bei denen frühe belastende Lebenserfahrungen, z.B. in Form von Traumatisierung (und Wiedererleben in der Gegenwart) eine Rolle spielen, kann die Herausarbeitung von Schemata gewinnbringend für den Therapieprozess sein.

Das Modus-Modell bringt alle wichtigen aktuellen Symptome und interpersonellen Probleme mit dem biografischen Kontext in Verbindung. Im weiteren Verlauf werden auftretende Probleme oder Symptome innerhalb dieses Modus-Modells konzeptualisiert und behandelt. Das heißt, es wird jeweils erarbeitet, welche Modi bei einer bestimmten Problemsituation beteiligt sind. Dabei werden die beiden maladaptiven Modi *Innerer Kritiker* und *Kind-Ich* vom *gesunden Erwachsenen-Modus* unterschieden (vgl. Abbildung 15). Ein Modus lässt sich hierbei als situationsbezogenes Programm der Verhaltenssteuerung verstehen, welches maßgeblich das Fühlen, Denken und Handeln in der aktuellen Situation beeinflusst. Bei der Analyse einer auslösenden Situation ist demnach zu berücksichtigen, welcher der vorherrschende aktive Modus bei der Patientin war. Abbildung 15 veranschaulicht das Erklärungsmodell unter Berücksichtigung der Modi *Kind-Ich, Innerer Kritiker* und *gesundes Erwachsenen-Ich,* die bei der Verarbeitung einer Situation beteiligt sind.

Zur Ableitung des Erklärungsmodells unter Berücksichtigung der verschiedenen Modi stehen das „Arbeitsblatt 15: Mein Modus-Modell - Kind-Ich" auf Seite 182, das „Arbeitsblatt 16: Mein Modus-Modell - Innerer Kritiker" auf Seite 183 und das „Arbeitsblatt 17: Mein Modus-Modell - Erwachsenen-Ich" auf Seite 184 zur Verfügung. Die Modelle werden mit der Patientin möglichst interaktiv erarbeitet. Das jeweilige Arbeitsblatt sollte so platziert werden, dass Patientin und Therapeut gemeinsam darauf schauen können. Es empfiehlt sich, darauf zu achten, dass die Bezeichnung des jeweiligen Modus für die Patientin stimmig ist. Gegebenenfalls kann es hilfreich sein, individuelle Namen für die jeweiligen Modi zu wählen.

Anhand des Fallbeispiels von Frau M. (vgl. hierzu auch Kapitel 5.1) wird die Erstellung einer Fallkonzeptualisierung unter Berücksichtigung der Modi *Kind-Ich* (vgl. Abbildung 16a) und *Innerer Kritiker* (vgl. Abbildung 16b) verdeutlicht.

Die Modelle werden während der gesamten Therapie fortlaufend ergänzt, z.B. wenn neue Verarbei-

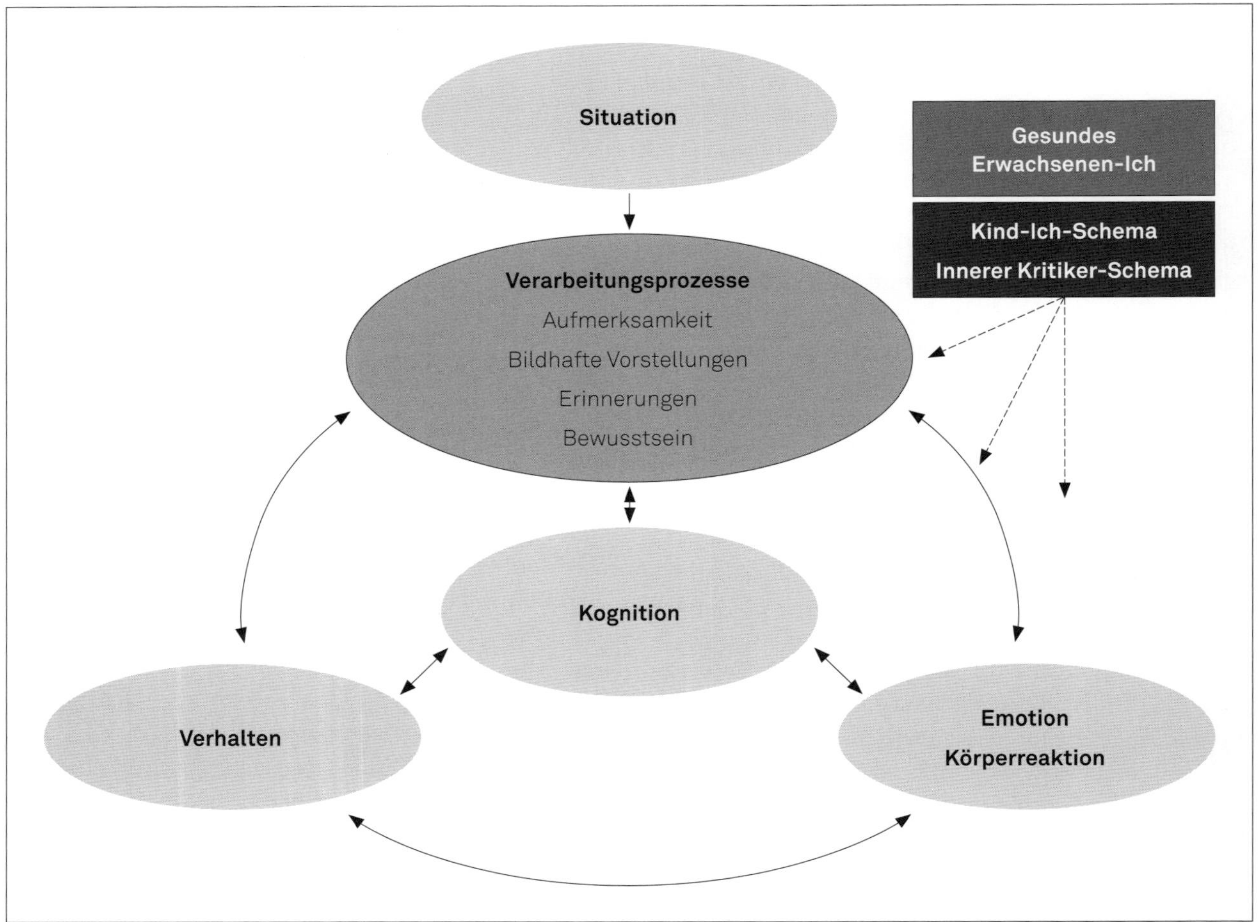

Abbildung 15: Erklärungsmodell unter Berücksichtigung des Modus Kind-Ich, des Modus Innerer Kritiker und des Modus Gesundes Erwachsenen-Ich

tungsprozesse deutlich werden. Der Therapeut sollte die Modelle zu jeder Sitzung ins Bewusstsein rufen (z.B. das ausgefüllte Arbeitsblatt gut sichtbar auf den Tisch legen) und immer wieder darauf Bezug nehmen.

5.5.3 Schemabasierte Interventionen

Schema-Tagebuch

Eine therapeutische Intervention zur Schärfung der Wahrnehmung des Patienten, „welche DVD gerade eingelegt ist" (d.h. welcher Modus gerade bei ihm aktiv ist), ist das Führen eines Schema-Tagebuchs (vgl. „Arbeitsblatt 18: Schema-Tagebuch" auf Seite 185). Ziel ist es, die bewusste Wahrnehmung von Schemaaktivierung im Alltag und eine gezielte Aktivierung des *gesunden Erwachsenen-Modus* zu fördern.

Im Schema-Tagebuch soll der Patient das Geschehen und Erleben im Alltag achtsam wahrnehmen. Kommt es zu einer für den Patienten belastenden Situation, soll diese bewusst registriert und aufgeschrieben werden. Festgehalten wird, welches Schema (*Kind-Ich,* z.B. Hoffnungslosigkeit; *Innerer Kritiker,* z.B. Selbstabwertung) durch den Auslöser aktiviert wurde. Im nächsten Schritt wird der Patient angehalten, bewusst in den *gesunden Erwachsenen-Modus* zu wechseln, indem er notiert, welches Bedürfnis er im gesunden Modus wahrnimmt und welche (wohlwollende) Handlung damit verbunden ist. Wichtig ist, dass insbesondere das bewusste Wechseln in den *gesunden Erwachsenen-Modus* im Sinne einer korrigierenden emotionalen Erfahrung ganz bewusst registriert und aufgeschrieben wird, damit der Modus-Wechsel auf bewusster Ebene auch tatsächlich vollzogen und in neuen Entscheidungssituationen verfügbar wird. Eine solche *Mentalisierung* soll den selbstreflexiven *wohlwollenden Erwachsenen-Modus* des Patienten stärken.

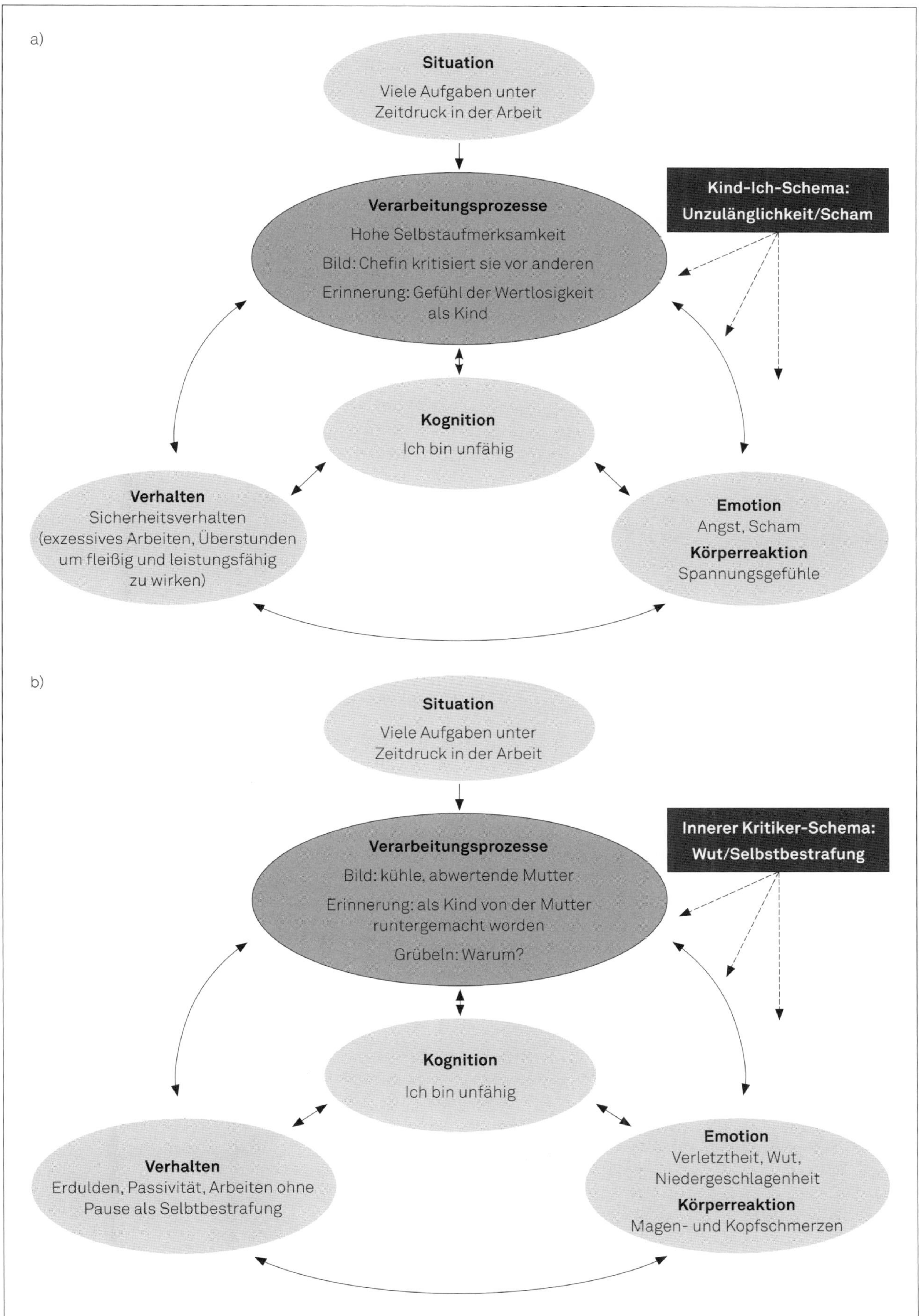

Abbildung 16: Prozessbasiertes Erklärungsmodell im (a) Kind-Ich-Modus und (b) Innerer Kritiker-Modus am Beispiel von Frau M.

Stuhldialog

Bei der Stuhldialog-Übung geht es um die Bewusstmachung der Schemata/Modi. Die Patientin wird dazu angeregt, ihr aktuelles Erleben einem der drei Modi zuzuordnen: *Kind-Ich, Eltern-Ich* und *gesunder Erwachsener.* Die einzelnen Modi werden dabei durch verschiedene Stühle dargestellt (vgl. Abbildung 17). Ziel der Übung ist es, (1) die mit den Modi assoziierten Emotionen zu aktivieren, (2) sich mit dem jeweiligen Modus zu identifizieren, indem die Patientin sich auf den Stuhl setzt, und (3) wieder Distanz zu dem Modus zu schaffen, indem sie den Stuhl verlässt. Während der Übung wechselt die Patientin zwischen den Stühlen. Die Therapeutin hilft dem *gesunden Erwachsenen-Modus,* im Zusammenspiel der Modi Regie zu führen und zu Veränderung zu motivieren. In Abbildung 17 ist der Stuhldialog am Beispiel von Frau M. dargestellt.

Imaginatives Überschreiben

Im Rahmen von Imaginationsübungen werden Modi aktiviert, indem aktuelle Emotionen vertieft und mit biografischen Gedächtnisbildern verbunden werden. Beim imaginativen Überschreiben (Arntz & Weertman, 1999) wird die imaginierte emotional belastende Situation so verändert, dass die Bedürfnisse des vorher nicht ausreichend versorgten Kindes befriedigt werden. Je nach Ressourcen des Patienten kann ein Helfer (z. B. Therapeut, wohlwollender Begleiter, gesunder Erwachsenen-Modus) in das Bild eingeführt werden. Tabelle 16 beschreibt das Vorgehen beim Imaginativem Überschreiben. Das Ziel von Imaginationsübungen ist es, die Wahrnehmung von Grundbedürfnissen zu verbessern, auf in der Kindheit frustrierte kindliche Grundbedürfnisse zu fokussieren und durch das Ermöglichen von korrigierenden emotionalen Erfahrungen diese zu befriedigen.

Zur Stärkung des Modus des *Wohlwollenden Erwachsenen-Ich* kann es hilfreich sein, dem Modus des Inneren Kritikers eine konträre Instanz gegenüberzustellen (z. B. in Form eines „wohlwollenden Begleiters“). Der imaginierte wohlwollende Begleiter kann sich im Sinne eines „Modus-Wechsels“ positiv auf Verarbeitungsprozesse auswirken (z. B. den Fokus der Aufmerksamkeit von den als negativ und inakzeptabel erlebten Anteilen der eigenen Person wohlwollend auf positive Aspekte umlenken). Zur Entwicklung und Stärkung der inneren Instanz des wohlwollenden Begleiters kann die Therapeutin die Imaginationsübung „Wohlwollender Begleiter“ durchführen.

Imaginationsübung „Wohlwollender Begleiter“. Zur Vorbereitung der Übung ist es hilfreich, mit der Patientin gemeinsam zu explorieren, welche Gestalt der wohlwollende Begleiter annehmen könnte (vgl. Kasten).

Schlüsselsätze zur Vorbereitung der Vorstellungsübung „Wohlwollender Begleiter“

Stellen Sie sich vor, es gäbe jemanden den Sie jederzeit aufsuchen können, einen wohlwollenden Begleiter. Sie können für diesen wohlwollenden Begleiter eine symbolische Figur wählen, z. B. eine

Innerer Kritiker
Wut auf sich
„Du bist unfähig!“
Sich bestrafen,
sich isolieren
Kind-Ich
Verlassenheit
„Ich werde allein gelassen, abgewiesen!“
Passivität, Hilflosigkeit
Gesundes Erwachsenen-Ich
Gelassenheit, Stärke, Wohlwollen
„Ich kann das! Andere unterstützen mich!“
Auf andere zugehen

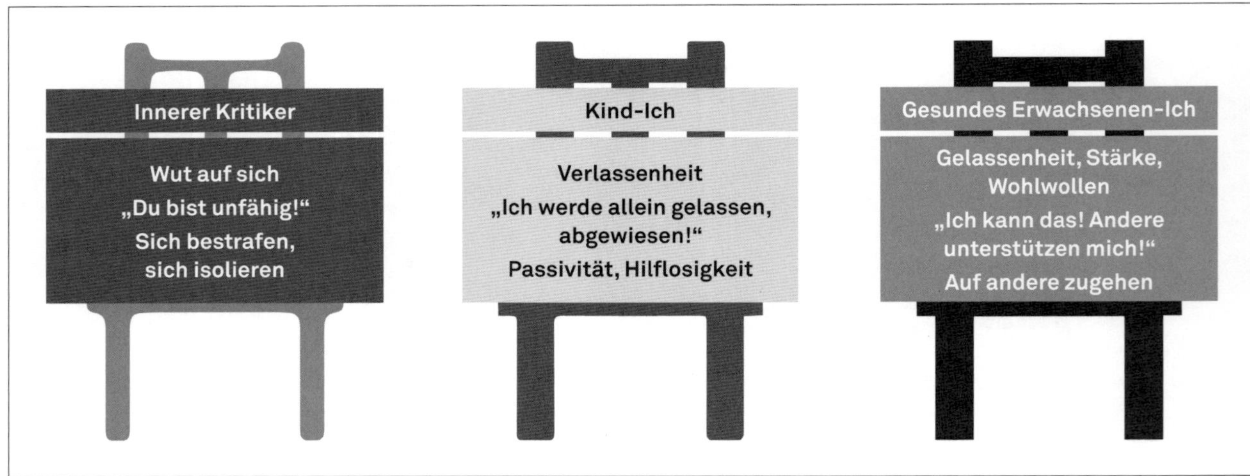

Abbildung 17: Stuhldialog: Gefühle, Gedanken und Verhalten von Innerem Kritiker, Kind-Ich und Gesundem Erwachsenen-Ich am Beispiel von Frau M.

gute Fee, einen Engel usw., oder einen Helden Ihres Alltags, z. B. einen guten Freund, oder was immer Ihnen passend erscheint. Dieser Begleiter ist Ihnen gegenüber fürsorglich und beobachtet Sie wohlwollend. In schwierigen Situationen, in denen Ihr innerer Kritiker Sie verurteilt, schenkt er Ihnen liebevolle Worte. Haben Sie z. B. Schokolade gegessen, obwohl Sie auf Diät sind, urteilt er nicht über Sie. Er könnte zu Ihnen sagen: „Es ist menschlich, Versuchungen nicht widerstehen zu können. Versuche es morgen einfach wieder und es wird dir bestimmt gelingen."

Imaginationsübung „Wohlwollender Begleiter" – Instruktion

Konzentrieren Sie sich auf Ihre Atmung und auf die Empfindungen beim Ein- und Ausatmen. Wenn Sie von Gedanken, Gefühlen oder Körperempfindungen abgelenkt werden, nehmen Sie diese zur Kenntnis, und kehren Sie mit Ihrer Aufmerksamkeit wieder zu den Empfindungen zurück, die beim Ein- und Ausatmen entstehen. (30 Sek.)

Stellen Sie sich vor, dass Sie in einen Garten gehen, um Ihren wohlwollenden Begleiter aufzusuchen. (30 Sek.; ggf. warten bis Pat. ein Zeichen gibt, z. B. Hand hebt).

Stellen Sie sich vor, wie Sie ihn finden. Sie setzen sich neben ihn auf eine Bank. Vielleicht lächelt er, oder sagt Ihnen etwas in einer beruhigenden, wohlwollenden Art. (30 Sek.)

Versuchen Sie nun, durch seine Augen sich selbst zu sehen. (30 Sek.)

Lächeln Sie sich selbst zu. Sprechen Sie sich an. Vielleicht tun Sie sich selbst auch etwas Wohlwollendes. (30 Sek.)

Nun wechseln Sie die Perspektive zu sich selbst, wie Sie das liebevolle und freundliche Wohlwollen von Ihrem wohlwollenden Begleiter empfangen. Sie spüren die Empfindungen in Ihrem Körper, die hiermit einhergehen. Behalten Sie diese Empfindungen in Ihrem Gedächtnis. Vielleicht ist es auch der Ort, den Sie in Ihrem Bewusstsein halten, an dem Sie den wohlwollenden Begleiter aufsuchen können, wann immer Sie das Bedürfnis spüren. (30 Sek.)

Beenden Sie nun die Übung und öffnen Sie die Augen.

Tabelle 16: Vorgehen beim Imaginativen Überschreiben (nach Seebauer, Faßbinder & Jacob, 2017)

Vorgehen	Beispiele – Instruktionen und Fragen
Entspannung induzieren	Bitte schließen Sie Ihre Augen und atmen Sie einige Male tief ein und aus. Versuchen Sie, sich dabei vollständig zu entspannen.
Schwierige Gefühle in Bezug auf die aktuell problematische Situation explorieren	Wie haben Sie sich in dieser Situation gefühlt? Welche anderen Gefühle waren beteiligt? Wo in Ihrem Körper können Sie diese Gefühle spüren?
Affektbrücke zu vergangener Situation bilden	Lassen Sie die aktuelle Situation vor Ihrem inneren Auge verblassen und fokussieren Sie nur auf das Gefühl (die Gefühle), das (die) Sie gerade beschrieben haben. Lassen Sie Ihre Gedanken in die Vergangenheit schweifen. Taucht da ein Bild oder eine Erinnerung auf, wo Sie sich schon einmal so ____________ [traurig/verzweifelt/hilflos etc.] gefühlt haben?
Bilder, Erinnerungen und Bedürfnisse aus der Perspektive des damaligen Ichs/Kindes explorieren	Welches Alter haben Sie in diesem Bild? (Dann sage ich jetzt „du".) Kleine ____________ [Name Patientin], wie fühlst du dich? Wo befindest du dich und was passiert gerade? Was brauchst du jetzt?
Erinnerung überschreiben	Was würde dir jetzt guttun? Welchen Wunsch hast du jetzt?
Helferfigur (z. B. wohlwollendes gesundes Erwachsenen-Ich; Therapeut, wohlwollender Begleiter)	Wer kann dir jetzt helfen? Wünschst du dir, dass ich dazu komme? Oder kannst du dir vorstellen, dass ____________ [Helferfigur] dazukommt? Was wünschst du dir von ____________ [Helferfigur]?

Tabelle 16: Fortsetzung

Vorgehen	Beispiele – Instruktionen und Fragen
Mit Tätern und strafenden Anteilen konfrontieren	Was sagt ______ [Helferfigur] zu ______ [Täter]? Kannst du dir vorstellen, dass sie sagt: „So dürfen Sie ______ [Name Patientin] nicht behandeln! Ich werde nicht zulassen, dass Sie ______ [Name Patientin] noch einmal beschimpfen/wehtun!"?
Übung abschließen, wenn alle Bedürfnisse erfüllt sind	Kann ______ [Helferfigur] jetzt noch etwas für dich tun? Fühlst du dich jetzt sicher und geborgen oder brauchst du noch etwas dafür?

5.5.4 Verhaltensexperimente

Zusätzlich zur oben genannten Modifikation kognitiver und emotionaler Verarbeitungsmuster können behaviorale Techniken eingesetzt werden, um stabile Grundüberzeugungen zu überprüfen und gewohnte Verhaltensmuster zu durchbrechen (Stangier, 2023).

Bei Verhaltensexperimenten werden Schlüsselkognitionen (z. B. „Wenn ich nicht streng mit mir umgehe, werde ich mich immer mehr gehen lassen.") experimentell, d. h. durch das bewusste Aufsuchen von Zielsituationen und das bewusste Beobachten von Erfahrungen (z. B. bewusst zwischen strengem und wohlwollendem Umgang mit sich selbst wechseln und dabei eigene Verhaltensweisen beobachten; vgl. Tabelle 17 für weitere Beispiele) überprüft und modifiziert.

Zur Planung und Dokumentation der Verhaltensexperimente eignet sich das „Arbeitsblatt 19: Verhaltensexperiment-Protokoll" (vgl. Seite 186). Hier wird festgehalten, in welcher spezifischen Situation der Patient wohlwollendes Verhalten (sich selbst oder anderen gegenüber) plant, welche (negativen) Konsequenzen er befürchtet und von welcher Wahrscheinlichkeit er ausgeht, dass diese Überzeugung zutrifft. Zusätzlich wird notiert, wie die Vorhersage überprüft wurde und was tatsächlich geschehen ist, bzw. ob sich die Vorhersage als richtig herausgestellt hat. Abschließend wird festgehalten, inwiefern sich die (ursprüngliche) Überzeugung des Patienten verändert hat, und es wird eingeschätzt, mit welcher Wahrscheinlichkeit die ursprüngliche Überzeugung in Zukunft zutreffen wird. Es ist sinnvoll, dass Patient und Therapeut „Arbeitsblatt 19: Verhaltensexperiment-Protokoll" zunächst gemeinsam bearbeiten. Im weiteren Verlauf soll der Patient die regelmäßige Bearbeitung des Arbeitsblattes zunehmend eigenständig (z. B. in Form eines Tagesbuchs) in seinen Alltag integrieren. Weitere Anregungen zur Anleitung von Verhaltensexperimenten finden sich bei Stangier (2023).

Tabelle 17: Verhaltensexperimente bei Depression

Problem	Schlüsselkognition ——— *Alternativkognition*	Experiment *Alternativgedanken einüben, Unterlassen von Grübeln, Konzentration auf Hier und Jetzt*	Vorhersage	Erfassung des Ergebnisses
Identifikation mit Selbstkritik	Wenn ich mich nicht zusammenreiße und kritisiere, werde ich immer depressiv bleiben. ——— *Selbstkritik macht depressiv, Wohlwollen sich selbst gegenüber gesund.*	Hausaufgabe: Abwechseln von Tagen, an denen Wohlwollen sich selbst gegenüber und „normale Einstellung" (einschließlich Selbstkritik) praktiziert wird.	Wohlwollen verändert nichts an der Stimmung bei normaler, selbstkritischer Einstellung.	Durchschnittswerte von Stimmung 0–100 an „Selbstkritik"- und „Wohlwollen"-Tagen.

Tabelle 17: Fortsetzung

Problem	Schlüsselkognition ——— *Alternativkognition*	Experiment *Alternativgedanken einüben, Unterlassen von Grübeln, Konzentration auf Hier und Jetzt*	Vorhersage	Erfassung des Ergebnisses
Identifikation mit Unzulänglichkeit	Ich bin ein Versager. ——— *Andere könnten meine Stärken besser sehen als ich.*	Hausaufgabe: Feedback bei nahestehenden Personen zu eigenen Stärken einholen.	Die Personen werden keine Stärken nennen können.	Anzahl der Stärken nach Feedback in Verhaltensexperiment-Protokoll festhalten.
Perfektionismus	Ich sollte immer jede Aufgabe lösen können. Wenn ich nicht alles perfekt bewältige, bin ich ein Versager. ——— *Es ist in Ordnung, andere um Hilfe zu fragen, wenn ich etwas nicht kann. Dadurch verliert niemand den Respekt vor mir.*	Hausaufgabe: Mit dem Vorgesetzten über die Abgabe/Umverteilung von Aufgaben reden.	Der Vorgesetzte wird den Vorschlag nicht akzeptieren. Ich werde mich sehr schlecht fühlen und mich schämen.	Stimmung (0–100) nach Ereignis in Verhaltensexperiment-Protokoll festhalten.
Angst vor dem Äußern von Wünschen und Forderungen	Wenn ich etwas haben will, werden andere mit mir nichts mehr zu tun haben wollen. ——— *Wenn ich einen Wunsch äußere, berücksichtigen andere die Begründung/gehen andere darauf ein, wenn es möglich ist.*	Hausaufgabe: Einen (berechtigten) Wunsch, der Umstände bereitet, gegenüber dem Vorgesetzten (oder einer anderen Person) äußern und begründen.	Die andere Person wird mir vorwerfen, egoistisch zu sein und meine Bedürfnisse über die anderer (der Gruppe, der Familie) zu stellen.	Reaktion im Verhaltensexperiment-Protokoll erfassen.

5.6 Modul 6 – Rückfällen vorbeugen und begegnen

Überblick

- Rückblick:
  - Werkzeugkiste/Schatzkiste
  - Therapiebilanz
  - Persönliche Therapiegeschichte
- Ausblick:
  - Ziele für persönliche Entwicklung
  - Selbsttherapie
  - Individuelle Anzeichen für einen depressiven Rückfall
  - Notfallprogramm für Rückfälle (Notfallkoffer)

Materialien (vgl. Anhang und Online-Materialien)

- Arbeitsblatt 20: Klärung persönlicher Werte
- Arbeitsblatt 21: Mein Notfallkoffer

Rational. Angesichts der hohen Rezidivrate depressiver Störungen, insbesondere bei chronischen Verläufen (Richards, 2011), sollte den Patientinnen und Patienten klar vermittelt werden, dass es wenig wahrscheinlich ist, dass sie in ihrem Leben keine weitere depressive Verstimmung oder Episode erleben werden. Daher sind Strategien zur Prophylaxe von Rückfällen von großer Bedeutung, um die Phasen von Remission möglichst lange oder sogar dauerhaft zu erhalten (Stangier et al., 2013). Auch eine gezielte Vorbereitung auf den Umgang mit etwaigen Rezidiven ist angezeigt, um deren Dauer möglichst kurz zu halten. Für diese Ziele werden im folgenden Kapitel mögliche Interventionen vorgestellt, die in den letzten Sitzungen der Behandlung angewandt werden können.

Analog zu rezidivierenden Verlaufsformen kann auch bei remittierter chronischer Depression angenommen werden, dass Rückfälle bereits durch negative Verstimmungen und nicht nur durch kritische Lebensereignisse ausgelöst werden (Differential-Activation-Model von Teasdale, vgl. Kapitel 1.2; Thinnes et al., 2017). Das vorliegende Behandlungsprogramm enthält zahlreiche Achtsamkeitselemente und ist damit verwandt mit der MBCT, welche speziell für die Prophylaxe rezidivierender Depression entwickelt wurde und sich als gut wirksam erwiesen hat (Piet et al., 2011). Angesichts ähnlicher Störungsprozesse bei rezidivierender und chronischer Depression kann angenommen werden, dass das Erlernen von Achtsamkeit im Rahmen der Wohlwollenfokussierten Therapie auch bei chronischer Depression zur Vorbeugung von Rückfällen beiträgt. Die Ergebnisse einer Untersuchung sechs Monate nach Behandlungsende in unserer randomisierten kontrollierten Studie (Stangier et al., 2021) stützen diese Annahme. Über das Erlernen von Achtsamkeit hinaus halten wir es für wichtig, Patientinnen zur Rückfallprophylaxe weitere Strategien zu vermitteln.

Mit dem vorliegenden Modul wird das Behandlungsende eingeleitet und die Therapieinhalte werden in konzentrierter Form wiederholt. Die Bestandteile des Moduls unterteilen sich in einen *Rückblick* mit Reflexion und gemeinsamer Evaluation der Therapie sowie einen therapeutischen *Ausblick* auf die Zeit nach der Behandlung. Um die Konsolidierung des Gelernten zu unterstützten, bietet es sich an, die Therapie nicht abrupt zu beenden, sondern z. B. die letzten Sitzungen in größeren Intervallen stattfinden zu lassen. Damit werden die Patientinnen und Patienten angeregt, das bisher Gelernte selbstständig anzuwenden. Die Inhalte des Moduls (angelehnt an Risch et al., 2011) können gut in drei Therapiestunden umgesetzt werden, wobei jeweils noch Zeit bliebe für andere Themen wie aktuelle Anliegen. Bei einer Umsetzung in zwei Therapiestunden wird eine stärkere Fokussierung auf die Modulinhalte nötig sein, bei Umsetzung in einer Therapiestunde müssen Inhalte ausgelassen oder zur selbstständigen Bearbeitung aufgegeben werden.

5.6.1 Rückblick

Der Rückblick auf die Therapie beinhaltet die Zusammenfassung nützlicher Therapieinhalte, eine gemeinsame Therapiebilanz sowie das Verfassen einer zusammenfassenden „Therapiegeschichte", mit der Patientinnen und Patienten sich ein bleibendes Dokument der Therapie schaffen.

Werkzeugkiste/Schatzkiste

Bereits im Therapieverlauf sollte die Patientin angeregt werden, besonders nützliche Therapieinhalte auf einem eigenen Blatt zu notieren. Diese Sammlung kann nach persönlicher Präferenz benannt werden, z. B. „Werkzeugkiste" oder „Schatzkiste". In einer der letzten Sitzungen wird auf dieser Grundlage die Werkzeugkiste bzw. Schatzkiste für die Zeit nach der Therapie „gepackt". Wenn bisher keine derartige Sammlung gemacht wurde, kann dies mithilfe von Notizen oder durch einen Rückblick auf die Therapie geschehen. Dabei sollte auf die wesentlichen, besonders hilfreichen Therapieinhalte fokussiert werden. Die Inhalte der Werkzeugkiste bzw. Schatzkiste können in die *Therapiegeschichte* (siehe unten) einfließen.

Therapiebilanz

Es ist sinnvoll, bereits im Laufe der Therapie gemeinsam zu reflektieren, inwieweit die Therapieziele zum jeweiligen Zeitpunkt erreicht wurden. Ziel der Therapieevaluation am Ende der Behandlung ist eine Bilanzierung der Erfolge und Fortschritte seit Therapiebeginn. Dabei können sowohl die zu Behandlungsbeginn formulierten Ziele als auch weitere Ziele, die im Verlauf der Therapie erarbeitet wurden, als Grundlage genutzt werden. Diese Fortschritte können schriftlich festgehalten werden und dienen dazu, dem Patienten ein Gefühl von Kontrolle und Handlungsfähigkeit zu vermitteln, das dem Empfinden, der Depression hilflos ausgeliefert zu sein, entgegenwirkt. Dabei können u. a. folgende Aspekte reflektiert werden:

- Was habe ich im Laufe der Therapie gelernt?
- Wie kann ich Achtsamkeit im Alltag umsetzen?
- Welche Rolle spielt Wohlwollen in meinem Leben nach der Therapie?
- Wie macht sich bei mir der innere Kritiker bemerkbar?
- Welche wohlwollenden Antworten kann ich meinem inneren Kritiker entgegensetzen?
- An welche weiteren Dinge, die ich in der Therapie gelernt habe, möchte ich mich erinnern?

Die Therapeutin sollte die Patientinnen und Patienten mittels geleiteten Entdeckens dazu bringen, selbstständig Antworten auf diese Fragen zu finden und niederzuschreiben. Auch diese Antworten können für die *Therapiegeschichte* herangezogen werden.

Eine weitere Möglichkeit der Evaluation besteht darin, den Patienten die in der Therapie erreichten Veränderungen anhand von standardisierten Fragebögen zu verdeutlichen (vgl. Kapitel 4.2).

Persönliche Therapiegeschichte

Um die Fortschritte innerhalb der Therapie zu verdeutlichen, wird die Patientin in einer der letzten Sitzungen eingeladen, als Hausaufgabe ihre persönliche „Therapiegeschichte" niederzuschreiben. Dabei führt die Patientin aus, welche Therapieinhalte und -strategien sich für sie als hilfreich erwiesen haben und welche sie auch in Zukunft verfolgen oder weiterentwickeln möchte.

Die Patientin liest ihre *Therapiegeschichte* in der Sitzung vor. Dies bietet auch eine Gelegenheit, Aspekte der Therapie zu besprechen, die der Patientin unklar geblieben sind. Anhand der Therapiegeschichte kann die Therapeutin funktionale Attributionen verstärken und dysfunktionale Attributionen, die die Patientin über ein Rezidiv haben könnte (z. B. „Wenn meine Depression wieder auftritt, heißt das, dass die Therapie gescheitert ist."), aufdecken und ggf. umstrukturieren. Die Therapiegeschichte soll die Konsolidierung der Therapieinhalte im Gedächtnis unterstützen, was durch die Verknüpfung zum autobiografischen Gedächtnis gefördert werden kann. Zu späteren Zeitpunkten kann sie gelesen werden und bei der Erhaltung nützlicher Verhaltensweisen helfen.

5.6.2 Ausblick

Im Folgenden wird dargestellt, wie Ziele für die persönliche Entwicklung und Möglichkeiten der Selbsttherapie bzw. andere unterstützende Maßnahmen gemeinsam mit der Patientin erarbeitet werden können. Zudem geht es um die Identifikation und Dokumentation individueller Anzeichen für einen Rückfall sowie eines Notfallprogramms bei drohenden oder eingetretenen Rückfällen. Der Ausblick auf die Zeit nach der Therapie kann sich an den folgenden Leitfragen orientieren:

- Welche Ziele möchte ich selbstständig weiterverfolgen? Wie kann ich mein Leben an meinen Werten orientiert gestalten?
- Welche Verhaltensweisen möchte ich dauerhaft aufrechterhalten?
- Was sind meine persönlichen Anzeichen für einen drohenden depressiven Rückfall? Was kann einen Rückfall auslösen?
- Wie gehe ich konkret bei einem Rückfall vor?

Ziele für die persönliche Entwicklung

Für die psychische Gesundheit von Patientinnen und Patienten ist es von großer Bedeutung, die persönlichen Werte (z. B. „Was ist mir im Leben wichtig?“) und Ziele (z. B. „Was will ich konkret erreichen?“) zu identifizieren. Diskrepanzen zwischen wichtigen Werten und deren Umsetzung im realen Leben können Risikofaktoren für die Entstehung von depressiven Rückfällen sein, während Übereinstimmungen von Werten und deren Umsetzung in der Regel zur Lebenszufriedenheit beitragen. Ziel ist es, Impulse für eine werteorientierte Lebensgestaltung zu geben.

Anhand von „Arbeitsblatt 20: Klärung persönlicher Werte“ (vgl. Seite 187), welches die Patientinnen und Patienten idealerweise als Hausaufgabe ausfüllen sollten, können unterschiedliche Lebensbereiche anhand ihrer persönlichen Bedeutung eingeschätzt werden. Anschließend wird der bedeutsamste Lebensbereich ausgewählt und es werden relevante Werte sowie Ziele innerhalb dieses Lebensbereichs formuliert. Im nächsten Schritt werden möglicherweise auftretende oder bestehende Barrieren, die dem Erreichen der Ziele entgegenstehen, notiert. Davon ausgehend können, ähnlich wie beim Problemlösetraining, Ideen gesammelt werden, wie diese Barrieren mithilfe eigener Ressourcen und der in der Therapie erlernten Fertigkeiten überwunden werden können. Die Schritte 3 bis 5 im Arbeitsblatt können jeweils für andere bedeutsame Lebensbereiche wiederholt werden.

Selbsttherapie

Mit dem Ende der psychotherapeutischen Behandlung beginnt für Patientinnen und Patienten die Phase der selbstständigen Fortsetzung der etablierten positiven Verhaltensweisen:

> Unsere gemeinsame Arbeit neigt sich nun dem Ende zu. Das Ende der gemeinsamen Therapiesitzungen bedeutet aber nicht das Ende der persönlichen Arbeit an Ihren Themen. Für Sie geht die Therapie nun weiter, mit Ihnen selbst als Therapeutin/als Therapeut.

Die Patientin wird dazu angeregt, regelmäßig die eigenen Aufzeichnungen zu lesen und sich Zeit einzurichten, die etablierten positiven Gewohnheiten zu pflegen, um die erzielten Veränderungen aufrechtzuerhalten. Dazu können gehören:

- Weiterführung von Achtsamkeits- bzw. Metta-Meditation,
- Fortführen (selbst-)wohlwollender Verhaltensweisen, auch Selbstfürsorge (vgl. Kapitel 5.4.3),
- Fortführen von Aktivitäten, die ein Gefühl von Erfolg oder Kontrolle verschaffen,
- Identifikation und Modifikation dysfunktionaler Gedanken mithilfe der erlernten kognitiven Strategien (Atempause, Decentering).

Wichtig ist zu betonen, dass es nicht reicht, hilfreiche Handlungen nur theoretisch parat zu haben, sondern dass diese auch zumindest hin und wieder geübt werden müssen („Auch die Feuerwehr übt nicht nur, wenn es brennt.“). Unter Umständen kann ein Vergleich zu chronischen somatischen Erkrankungen anschaulich und motivierend sein, z. B. Diabetes:

> Diabetes ist eine chronische Erkrankung, mit der man jedoch ein weitgehend unbeschwertes Leben führen kann, wenn man einige präventive Verhaltensweisen beachtet und regelmäßig seine Medikation einnimmt. Ähnlich verhält es sich mit Depression. Nur muss in dem Fall nicht Insulin eingenommen werden, sondern auf die erlernten hilfreichen Fertigkeiten und Einstellungen geachtet werden.

Weitere Stabilisierungshilfen können sein:

- *Fachärztliche Behandlung.* Bei der chronischen Depression spielt die begleitende medikamentöse Behandlung häufig eine wichtige Rolle. Die Haus- oder psychiatrische Fachärztin ist häufig langfristig in die Behandlung der Depression eingebunden und stellt somit eine erste Anlaufstelle bei Krisen und Rückfällen dar. Darauf sollte bei der Notfallplanung mit dem Patienten explizit hingewiesen werden.
- *Selbsthilfegruppen.* Zur Verhinderung von Rückfällen kann es in manchen Fällen auch sinnvoll sein, dem Patienten zu empfehlen, sich Entlastung und Unterstützung in *Selbsthilfegruppen* zu suchen. Auch der regelmäßige Besuch von (nichtpsychotherapeutischen) Achtsamkeitsgruppen kann Patienten dabei unterstützen, ihre Meditationspraxis aufrechtzuerhalten.
- *Bibliotherapie.* Manche Patientinnen haben auch Interesse daran, sich selbstständig in Büchern über Depression zu informieren. Hier kann vom Therapeuten eine *Bibliotherapie* vorgeschlagen werden, bei der die Patientin sich in Selbsthilfebüchern oder Patientenratgebern weiter zum Thema Depression und zu Bewältigungsstrategien einlesen kann (vgl. Kasten).

Bibliotherapie – Literaturempfehlungen

- Salzberg, S. (2003). *Metta Meditation: Buddhas revolutionärer Weg zum Glück.* Freiburg: Arbor.
- Michalak, J., Meibert, P. & Heidenreich, T. (2018). *Achtsamkeit üben. Hilfe bei Stress, Depression, Ängsten und häufigem Grübeln.* Göttingen: Hogrefe.
- Williams, M., Teasdale, J., Segal, Z. & Kabat-Zinn, J. (2009). *Der achtsame Weg durch die Depression.* Freiburg: Arbor.
- Hautzinger, M. (2018). *Ratgeber Depression. Informationen für Betroffene und Angehörige* (2. Aufl.). Göttingen: Hogrefe.

Individuelle Anzeichen für einen depressiven Rückfall

Für das frühzeitige Erkennen erster Anzeichen etwaiger Rückfälle kann es nützlich sein, mit den Patientinnen und Patienten individuelle Verhaltensweisen herauszuarbeiten, die in der Vergangenheit vor depressiven Phasen bzw. vor Phasen stärkerer Depressivität gehäuft auftraten. Hierbei sollte darauf hingewiesen werden, dass Wachsamkeit gegenüber möglichen Rezidiven zwar wichtig ist, eine dauerhafte Aufmerksamkeitsausrichtung auf mögliche Anzeichen einer erneuten depressiven Episode jedoch auch kontraproduktiv sein kann, u.a. aufgrund einer erhöhten Sensibilisierung und möglicher selbsterfüllender Prophezeiungen. Es gilt, im Sinne einer achtsamen und akzeptierenden Haltung, anhaltende depressive Symptome von vorübergehenden, in jedem Leben vorkommenden belastenden Zuständen zu unterscheiden.

Notfallprogramm für Rückfälle (Notfallkoffer)

Die Patientin wird angeregt, ihr persönliches Notfallprogramm für drohende oder bereits eingetretene depressive Rückfälle zu erstellen („den persönlichen Notfallkoffer packen“). Dabei ist zu beachten, dass der Notfallkoffer „Werkzeuge“ enthalten sollte, die auch im depressiven Modus zugänglich und angemessen sind (vgl. „Arbeitsblatt 21: Mein Notfallkoffer“ auf Seite 189).

Beispiele für mögliche „Inhalte“ des Notfallkoffers wären:

- Rückblick auf alte Therapiematerialien (z.B. Therapiegeschichte, Werkzeugkoffer) und das Auffrischen hilfreicher Therapieinhalte,
- Pläne zur Steigerung von Achtsamkeit, Wohlwollen und Wohlbefinden,
- im Notfall einsetzbare Meditationsübungen,
- die Aktivierung sozialer Ressourcen sowie
- Möglichkeiten, professionelle Unterstützung zu erhalten.

Gerade der Kontakt zu früheren bzw. langjährigen Behandlern kann sehr hilfreich sein. Gegebenenfalls kann der Patient eine Akutbehandlung in Anspruch nehmen. Patienten sollten motiviert werden, sich bei suizidalen Krisen, sofern keine anderen Notfallkontakte zur Verfügung stehen, an sozialpsychiatrische Dienste oder den Rettungsdienst zu wenden.

Kapitel 6
Metta-Meditation im Gruppensetting

Überblick
• Ziele und Aufbau des Gruppenprogramms • Besonderheiten des Gruppensettings • Ablauf der Gruppensitzungen • Kombination von Gruppen- und Einzelsetting
Materialien (vgl. Anhang und Online-Materialien)
• Übersicht 1: Gruppensitzung 1 • Übersicht 2: Gruppensitzung 2 • Übersicht 3: Gruppensitzung 3 • Übersicht 4: Gruppensitzung 4 • Übersicht 5: Gruppensitzung 5 • Übersicht 6: Gruppensitzung 6 • Übersicht 7: Gruppensitzung 7 • Übersicht 8: Gruppensitzung 8 • Übersicht 9: Retreat • Infoblatt 9: Hausaufgaben nach Gruppensitzung 1 • Arbeitsblatt 22: Protokollvorlagen für den Retreat • Sowie Materialien und Audiodateien aus Kapitel 5

6.1 Ziele und Aufbau des Gruppenprogramms

Rational. Das Gruppensetting ermöglicht eine effiziente Psychoedukation bezüglich chronischer Depression, fördert soziale Unterstützung und Verbundenheit, ermöglicht die Erfahrung von Gemeinsamkeiten und erleichtert das Erlernen von Meditationstechniken. Ergänzend zu Meditationsübungen können im Gruppensetting dyadische Übungen mit gegenseitiger Exploration des Erlebens von Wohlwollen in Meditationsübungen und in Alltagssituationen durchgeführt werden (affective dyads, Kok & Singer, 2017), wodurch die Erfahrung von sozialer Verbundenheit gefördert werden kann.

In Tabelle 18 wird eine Übersicht über das Gruppenprogramm gegeben. Das Gruppenprogramm umfasst acht zweistündige Sitzungen und einen ca. vierstündigen Retreat (idealerweise nach Sitzung 7). Die Wirksamkeit des Gruppenprogramms wurde in zwei Pilotstudien (Hofmann et al., 2015; Graser et al., 2016) und in einer randomisiert-kontrollierten Studie (Stangier et al., eingereicht) belegt.

Tabelle 18: Übersicht der Inhalte des Gruppenprogramms

Gruppen-sitzung	Achtsamkeits-meditation	Metta-Meditation	Hausaufgabe
1. Einführung Achtsamkeit und Body-Scan	Body-Scan	Dyaden: Gegenseitige Vorstellung (Persönliche Eckdaten, Interessen, Warum will ich meditieren?)	• Body-Scan üben: – Audiodatei 1: Body-Scan, – Arbeitsblatt 3: Meditationsprotokoll; • Infoblätter lesen: – Infoblatt 2: Der Autopilot, – Infoblatt 3: Umgang mit Schwierigkeiten beim Meditieren, – Infoblatt 4: Philosophische und psychologische Grundlagen von Wohlwollen – Infoblatt 9: Hausaufgaben nach Gruppensitzung 1; • Arbeitsblatt 2: Fragebogen zu wohlwollenden Verhaltensweisen (FWWV) ausfüllen
2. Body-Scan und Einführung zu Wohlwollen	Body-Scan	Reflexion: Bedeutung von Wohlwollen Dyaden: Zwei Beispiele für wohlwollendes Verhalten aussuchen	• Body-Scan üben: – Audiodatei 1: Body-Scan, – Arbeitsblatt 3: Meditationsprotokoll; • Schreiben eines kurzen Aufsatzes über das Bewirken von Positivem bei anderen Personen: – Arbeitsblatt 4: Besinnungsaufsatz – Wie ich Positives im Leben anderer Personen bewirke; • Umsetzen wohlwollender Verhaltensweisen im Alltag
3. Sitzmeditation	Sitzmeditation	Reflexion in Dyaden: Erfahrungen, etwas Positives im Leben anderer zu bewirken Reflexion: Umsetzung wohlwollender Verhaltensweisen im Alltag	• Sitzmeditation üben: – Audiodatei 2: Sitzmeditation, – Arbeitsblatt 3: Meditationsprotokoll; • Schreiben eines kurzen Aufsatzes über die Bedeutung von Wohlwollen: – Arbeitsblatt 5: Besinnungsaufsatz – Die Bedeutung von Wohlwollen; • Umsetzen wohlwollender Verhaltensweisen im Alltag
4. Metta *Selbst*	Atempause	Reflexion in Dyaden: Bedeutung von Wohlwollen Reflexion: Umsetzung wohlwollender Verhaltensweisen im Alltag Metta *Selbst*	• Atempause + Metta *Selbst üben:* – Arbeitsblatt 3: Meditationsprotokoll, – Audiodatei 4: Metta-Meditation *Selbst,* – Audiodatei 5: Metta-Meditation *Selbst* ohne Wunschvorgabe; • Infoblatt 6: Formeln zu Wohlwollender Zuwendung lesen • Umsetzen wohlwollender Verhaltensweisen im Alltag
5. Metta *Freund + Neutrale Person*	Atempause	Metta *Selbst* + *Freund* + *Neutrale Person* Reflexion: Umsetzung wohlwollender Verhaltensweisen im Alltag	• Atempause + Metta *Selbst* + *Freund* + *Neutrale Person üben:* – Arbeitsblatt 3: Meditationsprotokoll, – Audiodatei 6: Metta Meditation *Selbst* + *Freund* + *Neutrale Person,* – Audiodatei 7: Metta-Meditation *Selbst* + *Freund* + *Neutrale Person* ohne Wunschvorgabe; • Umsetzen wohlwollender Verhaltensweisen im Alltag

Tabelle 16: Fortsetzung

Gruppen-sitzung	Achtsamkeits-meditation	Metta-Meditation	Hausaufgabe
6. Metta *Person, die ich schwierig finde*	Atempause	Metta *Selbst* + *Freund* + *Neutrale Person* + *Person, die ich schwierig finde*	• Atempause + Metta *Selbst* + *Freund* + *Neutrale Person* + *Person, die ich schwierig finde* üben: – Arbeitsblatt 3: Meditationsprotokoll, – Audiodatei 8: Metta-Meditation *Selbst* + *Freund* + *Neutrale Person* + *Person die ich schwierig finde* – Audiodatei 9: Metta-Meditation *Selbst* + *Freund* + *Neutrale Person* + *Person die ich schwierig finde* ohne Wunschvorgabe; • Umsetzen wohlwollender Verhaltensweisen im Alltag
7 Metta *Alle vier*	Atempause	Metta *Selbst* + *Freund* + *Neutrale Person* + *Person die ich schwierig finde* + *Alle vier*	• Atempause + Metta *Selbst* + *Freund* + *Neutrale Person* + *Person, die ich schwierig finde* + *Alle vier* üben: – Arbeitsblatt 3: Meditationsprotokoll, – Audiodatei 10: Metta-Meditation *Alle vier,* – Audiodatei 11: Metta-Meditation *Alle vier* ohne Wunschvorgabe; • Umsetzen wohlwollender Verhaltensweisen im Alltag
Retreat	Atempause Achtsames Gehen Achtsam Natur betrachten	Metta-Formel für den Retreat-Tag Dyadische Metta-Meditation	• –
8 Metta *Alle Lebewesen*	Atempause	Metta *Selbst* + *Freund* + *Neutrale Person* + *Person, die ich schwierig finde* + *Alle vier* + *Alle Lebewesen* Metta-Bowl	• Atempause + Metta *Selbst* + *Freund* + *Neutrale Person* + *Person, die ich schwierig finde* + *Alle vier* + *Alle Lebewesen* üben: – Arbeitsblatt 3: Meditationsprotokoll, – Audiodatei 12: Metta-Meditation *Alle Lebewesen*

6.2 Besonderheiten des Gruppenprogramms

Die Durchführung des Programms im Gruppensetting bringt einige Besonderheiten mit sich. Daher werden in diesem Kapitel Aspekte von Gruppenkohäsion, Gruppenleiter-Teilnehmenden-Interaktion, dyadischen Übungen, Zeitmanagement, Strukturierung von Gesprächsrunden sowie eines etwaigen Vorgesprächs beleuchtet. Um die Ziele und das Vorgehen bei den einzelnen Interventionen besser verstehen zu können, sollte sich die Gruppenleitung zunächst mit den einzelnen Modulen (vgl. Kapitel 5) vertraut machen.

6.2.1 Gruppenkohäsion

Zu Beginn des Programms können einzelne Teilnehmerinnen und Teilnehmer aufgrund der ungewohnten Situation gehemmt sein, in der Gruppe offen über sich zu sprechen und zu interagieren. Die Gruppenleiterin kann versuchen, zurückhaltende Teilnehmerinnen in den Sitzungen zur Beteiligung einzuladen und sie so behutsam zu integrieren. Darüber hinaus sollten alle Formen der gegenseitigen Unterstützung innerhalb der Gruppe gefördert werden, soweit sie sich in die zeitliche Struktur der Gruppensitzung einbetten lassen (z. B. als begrenztes Feedback in Rückmelderunden). Schwierigkeiten ergeben sich, wenn Teilnehmer auf die Probleme anderer Teilnehmer Bezug nehmen und durch eigene Interpretationen oder Ratschläge eine intensivere Auseinandersetzung in Gang setzen, die vom Gruppenthema wegführt. Hier sollte die Therapeutin Interaktionen möglichst integrierend zu einem baldigen Endpunkt bringen, indem sie die Motivation zur Unterstützung (im Sinne von Wohlwollen) hervorhebt und andererseits die Abgrenzung individueller Perspektiven und Bedürfnisse der angesprochenen Teilnehmer unterstreicht.

Wenn günstige Rahmenbedingungen erfüllt sind, können durch den offenen Austausch über das häufig tabuisierte Thema Depression Gefühle von Stigmatisierung abgebaut werden. Durch den Austausch von Erfahrungen im Umgang mit typischen Problemen oder Belastungen wird Modelllernen ermöglicht und bei guter Gruppenkohäsion kann durch unmittelbaren Zuspruch der anderen Teilnehmerinnen die Erfahrung sozialer Unterstützung gemacht werden. Der emotionale Austausch über diese Themen und Gemeinsamkeiten kann Verbundenheit und tieferen Kontakt herstellen. Mitgefühl als positive Reaktion unter Gruppenteilnehmerinnen sollte verstärkt und gefördert werden.

6.2.2 Gruppenleitung-Teilnehmenden-Interaktion

Das vorliegende gruppentherapeutische Programm weist einen hohen Grad an Strukturierung auf, was ein direktives Therapeutenverhalten erforderlich macht. Daher kann individuellen Problemen, soweit sie über die vorgegebenen Programmbestandteile hinausgehen, nur bedingt Raum gegeben werden. Allerdings besteht bei Gruppenteilnehmerinnen zumeist ein erhöhtes Bedürfnis nach Austausch von persönlichen Erfahrungen über die Depression. Die Gruppenleitung muss daher darauf achten, eine Balance zwischen den Zielen des Gruppenprogramms und den individuellen Bedürfnissen zu finden.

Die in Kapitel 3.3.3 beschriebenen Grundsätze der therapeutischen Beziehungsgestaltung gelten prinzipiell auch für Interaktionen zwischen Gruppenleitung und Teilnehmenden in der Gruppe. Die Gruppenleitung stellt für Patientinnen und Patienten ein Modell für Achtsamkeit, Wohlwollen, Empathie und Mitgefühl dar. Entsprechend wichtig ist es für die Gruppenleitung, die Interaktionen mit den Patienten auch gemäß diesen Haltungen zu gestalten. Die eigene Meditationspraxis kann hierbei förderlich sein.

Die Gruppenleitung sollte auf Reaktionen von Teilnehmerinnen auf Beiträge anderer Teilnehmer achten und selektiv sowie als Modell auf die Kommunikation einwirken. Die Gruppenleitung sollte dabei darauf achten, dass pessimistische oder hoffnungslose Aussagen (z. B. „Ich werde meine Depression nie loswerden.") als Emotionsausdruck validiert werden, die grundsätzliche Beibehaltung des Ziels (Erkennen depressiver Erlebnisweisen und Veränderung des Umgangs mit sich selbst und anderen) aber immer wieder herausgestellt wird. Häufig verwenden Teilnehmer das medizinische Erklärungsmodell von Depression als einer „Krankheit"; auch wenn dieses entstigmatisierend wirken kann, so behindert es jedoch das Commitment mit dem Bemühen, neue Verarbeitungsweisen zu entwickeln und durch das Einüben von Wohlwollen die depressiven Muster zu überwinden.

Teilnehmende, die durch Ihre Äußerungen in der Gruppe feindselig-gereizt erscheinen, stellen eine besondere Herausforderung für die Gruppenleitung dar. Häufig entwickeln sie sich zu Außenseitern in der Gruppe und können durch zunehmende Abstinenz vom Gruppenprozess oder auch durch destruktive Rückmeldungen sowohl die Gruppenkohäsion als auch das Verfolgen der Therapieziele behindern. In den meisten Fällen ist es sinnvoll, diesen Patientinnen Aufmerksamkeit zu schenken und zu versuchen, über empathische und verstärkende Äußerungen eine Verbindung aufzubauen. Ungünstig wäre es, Interaktionsprobleme einzelner Patienten direkt oder ungefragt anzusprechen (Fiedler, 1999). Gelingt es nicht, eine Verbindung zur Patientin herzustellen und die Patientin erscheint weiterhin anhaltend feindselig-gereizt, kann die Gruppenleitung im Anschluss an die Sitzung den Kontakt zur Teilnehmerin suchen und ein Gespräch anbieten.

Äußerungen, die verdeckte oder offene Feindseligkeit enthalten, sollten aufgegriffen und den zugrunde liegenden Emotionen mit Wohlwollen und Wertschätzung begegnet werden. Im Ausnahmefall kann die Therapeutin auch ein Gespräch außerhalb der Gruppe vereinbaren; es sollte jedoch Priorität haben, potenzielle Außenseiter im Gruppenprozess zu integrieren (Fiedler, 1999). Im Sinne motivorientierter Beziehungsgestaltung (vgl. Kapitel 3.3.3) kann die Therapeutin auch auf Auslöser und Verarbeitungsschemata „schwieriger" Verhaltensweisen hinweisen; in diesem Kontext werden diese als Ausdruck von Bedürfnissen gesehen, ohne sie explizit zu bearbeiten.

Wiederholte, stark selbstabwertende Äußerungen von Teilnehmerinnen und Teilnehmern können zunächst validiert und als Ausdruck des „Inneren Kritikers" eingeordnet werden. Jedoch kann dies mit Motiven nach Selbstverifikation konfligieren, was entsprechenden Widerstand hervorrufen kann. In diesem Fall sollte der „Innere Kritiker“ als nachvollziehbarer, unter bestimmten ungünstigen Umständen entstandener innerer Anteil bzw. Modus skizziert werden, der jedoch bei der Überwindung der Depression nicht hilfreich ist. Als alternative Haltung kann das im Gruppenprogramm angestrebte Wohlwollen sich selbst gegenüber nahegelegt werden. Dieses wäre, so wie die Patientin es z. B. von einer liebevollen Person kennt, unterstützend und nicht an bestimmte Bedingungen geknüpft (vgl. hierzu auch „Infoblatt 5: Wohlwollen sich selbst gegenüber“ auf Seite 159). Zur Abgrenzung von Egoismus kann an dieser Stelle auf ein angestrebtes Gleichgewicht zwischen Wohlwollen sich selbst und gegenüber anderen hingewiesen werden (vgl. „Infoblatt 4: Philosophische und psychologische Grundlagen von Wohlwollen“ auf Seite 156 und den Abschnitt zu Mythen zu Wohlwollen in Kapitel 5.3.2).

Schlüsselsätze

Wohlwollen ist eine Haltung, die von einem Gleichgewicht zwischen eigenen Bedürfnissen und den Bedürfnissen und dem Wohl des anderen, nicht ausschließlich vom eigenen Vorteil, eigenen Prinzipien oder eigenen Bedingungen bestimmt sein sollte. Dies kann auch bedeuten, dass man sich von Motivationen und Zielen lösen muss, die nicht auf das eigene Wohl, das Wohl der anderen und das Wohl aller ausgerichtet sind. Uns hilft es, wenn wir uns klarmachen, was wir gewinnen, wenn wir das Wohl aller anstreben, auch wenn es nicht immer möglich ist oder nicht immer gelingt.

Ähnlich wie mit Selbstabwertung kann mit Perfektionismus umgegangen werden, indem dieser als möglicher Ausdruck eines „Inneren Kritikers“ bzw. „Antreibers“ eingeordnet wird. Auch hier können Patientinnen angeregt werden zu hinterfragen, inwiefern Perfektionismus eine Haltung darstellt, die hilfreich ist und dem Ziel dient, eine Balance zwischen eigenen und fremden Bedürfnissen herzustellen. Auch wenn Perfektionismus nützlich sein kann, um bestimmte persönliche Ziele zu erreichen, so kann er bei anderen Zielen, wie z. B. Selbstfürsorge oder der Bewältigung der Depression, hinderlich sein.

Äußerungen von Teilnehmenden über erlebte Traumata oder Missbrauch in der Vergangenheit stellen eine weitere besondere Herausforderung in der Gruppe dar. Einerseits sollten diese nicht forciert werden, zumal auch die strukturierte Gestaltung des Gruppenprogramms keine angemessene Auseinandersetzung mit dem Thema zulässt. Andererseits sollte keinesfalls der Eindruck entstehen, dass das Thema zu schwer ist, beschämend oder dermaßen heikel, dass Therapeutinnen damit nicht umgehen können. Die Gruppenleitung sollte versuchen, den Äußerungen mit Empathie zu begegnen und Parteilichkeit für die betreffende Teilnehmerin zu äußern. Es sollte vermittelt werden, dass die Bearbeitung der angesprochenen Themen therapeutisch möglich ist und zur Bewältigung der Depression beitragen kann. Jedoch erfordert dies ein anderes Setting, um angemessen auf Thema eingehen zu können.

Ein wichtiger Aspekt erfolgreichen therapeutischen Vorgehens ist Zieltransparenz auf Seiten der Therapeutinnen (Liebermann et al., 1973). Da für Teilnehmerinnen in der Regel nicht unmittelbar ersichtlich ist, wie die einzelnen Bestandteile des Programms ihnen bei der Bewältigung ihrer Depression helfen können, ist es notwendig, Ziele und Zweck der einzelnen Module, Sitzungen und Übungen trotz Zeitknappheit zu erklären. Interventionen sollten stets in Verbindung mit den Thema Depression gebracht werden. Dabei können sowohl Metaphern als auch Psychoedukation hilfreich sein. Ein Verständnis für die Rationale der Übungen motiviert die Teilnehmerinnen, die Übungen durchzuführen und auch bei Schwierigkeiten nicht aufzugeben.

6.2.3 Dyaden

Das Gruppensetting ermöglicht dyadische Übungen, bei denen je zwei Teilnehmer im gegenseitigen Austausch ein vorgegebenes Thema bearbeiten. Die Arbeit in Zweiergruppen ermöglicht es, dass Patienten sich leichter kennenlernen und etwaige Hemmungen eher abbauen können, was förderlich für die Gruppenkohäsion sein kann. Dyaden können Selbstöffnung, Empathie und insbesondere soziale Verbundenheit fördern (Kok & Singer, 2017), was ein Kernelement von Metta-Meditation darstellt. Zudem kann mittels Dyaden auf Seiten der Sprecherin die Fokussierung auf wesentliche Informationen geübt werden (Zeitmanagement), auf Seiten der Zuhörerin das aktive Zuhören bzw. die Aufmerksamkeitslenkung auf ein Gegenüber. Nach unserer Erfahrung sollte die Zusammensetzung der Zweiergruppen variiert werden.

Bei der Umsetzung dyadischer Übungen sollte den Teilnehmerinnen und Teilnehmern das Grundprinzip verdeutlicht werden und dass es eine feste Rollenverteilung gibt. Die Interaktion ist in eine Protagonist-Mitwirkender-Struktur eingebettet, in der explizit feststeht, dass die Bedürfnisse des Protagonisten in dem Moment im Vordergrund stehen und die Bedürfnisse des mitwirkenden Teilnehmers jeweils untergeordnet sind. Durch die klare Aufteilung von Sprecher und Zuhörer soll auch die Bereitschaft zum Empfangen („Nehmen") und Geben von Wohlwollen innerhalb der Gruppe gefördert werden. Dennoch werden die Teilnehmerinnen und Teilnehmer mitunter diese Rollenverteilung verlassen, etwa indem sie eigene Interpretationen oder Bedürfnisse einbringen oder Vergleiche mit eigenen Erfahrungen anbringen. Deshalb ist es sinnvoll, dass Gruppentherapeutinnen vor der ersten dyadischen Übung ankündigen, dass sie während der Übung die Zweiergruppen aufsuchen, um einen Eindruck vom Austausch zu bekommen. Die Therapeutinnen sollten sich jedoch möglichst darauf beschränken, nur zuzuhören, ohne zu kommentieren oder einzugreifen.

6.2.4 Zeitmanagement

Das Ziel, im Gruppensetting die geplanten Inhalte innerhalb einer vorgegebenen Zeit von zwei Stunden umzusetzen, macht ein strafferes Vorgehen als im Einzelsetting notwendig. Das dargestellte Gruppenprogramm ist bei guter Vorbereitung und allgemeinen Vorerfahrungen mit psychotherapeutischen Gruppen gut umsetzbar. Dennoch kann abhängig von der Anzahl und Art der Probleme der Teilnehmenden, der Gruppenkohäsion und dem Kommunikationsbedürfnis der Teilnehmenden Zeitnot entstehen. Deshalb kann es auch sinnvoll sein, sich für diesen Fall vorher zu überlegen, welche Komponente in einer Sitzung ggf. ausgelassen werden könnte, z. B. die Besprechung wohlwollender Verhaltensweisen im Alltag. Alternativ können auch Rückmelderunden gestrafft werden, beispielsweise durch die Fokussierung auf eine einzige Frage oder ein *Blitzlicht*-Statement. Dabei könnten statt der üblicherweise offenen Fragen auch geschlossene Fragen verwendet werden (z. B. „Schaffen Sie es, regelmäßig zu üben?"). Notfalls können auch Meditationsübungen leicht gekürzt werden. Nicht empfohlen wird jedoch, eine Komponente durchgängig wegzulassen, etwa weil sie zu schwierig oder weniger effektiv erscheint. Vielmehr sollte die Komponente in der nachfolgenden Sitzung behandelt werden, um alle Zielbereiche gleichermaßen zu bearbeiten.

6.2.5 Strukturierung von Gesprächsrunden

Gesprächsrunden sind eine ökonomische Form, um Hausaufgaben, Ergebnisse einer Zweiergruppe und Erfahrungen in Meditationsübungen (Nachbesprechung, vgl. Kapitel 5.2.3) zu besprechen. Aufgrund der begrenzten Zeit ist ein strukturiertes Vorgehen wichtig. Gesprächsrunden können in einer bestimmten Reihenfolge (z. B. im Sitzkreis von links nach rechts) oder ohne Reihenfolge stattfinden. Eine offene Runde lässt den Teilnehmenden mehr Autonomie, während eine festgelegte Reihenfolge bei Zeitknappheit vorteilhafter sein kann, da damit die Koordination der Teilnehmenden untereinander entfällt. Auch in den Gesprächsrunden gilt die Orientierung an den Achtsamkeitsprinzipien: bewusstes Wahrnehmen und Akzeptanz des Gesagten sowie Fokussierung auf die konkrete Erfahrung im Hier und Jetzt (im Gegensatz zu allgemeinen Diskussionen und thematischem Abschweifen).

Fallbeispiel: Frau M.

Th.: Frau M., ich möchte Sie an dieser Stelle unterbrechen, um eine Beobachtung festzuhalten. Während der Rückmelderunde haben Sie zunächst von Ihren Erfahrungen während des Meditierens berichtet, sind dann aber über das Thema des Abgelenktwerdens zu einigen anderen Themen gewechselt, z. B. die Art und Weise wie Menschen in Ihrer Umgebung Smartphones nutzen. Ich habe an dieser Stelle eingehakt, weil man daran vielleicht beobachten kann, wie unser Gehirn unterschiedlichste Themen miteinander verknüpfen kann und Gedanken andere Gedanken anstoßen. Das ist eine faszinierende Fähigkeit unseres Gehirns, im Guten wie im Schlechten. Möglicherweise kommt Ihnen dieser Prozess des Springens von einem Thema zum anderen aus einem anderen Zusammenhang bekannt vor, z. B. beim Grübeln. Auch da werden, häufig ganz unwillkürlich, Assoziationen zwischen unterschiedlichen Themen hergestellt, meistens zusammen mit negativen Emotionen. Mithilfe von Achtsamkeitsmeditation wollen wir das Bewusstsein für diese Vorgänge stärken. Um dabei möglichst konsequent zu sein, möchte ich Sie, so wie alle anderen Teilnehmerinnen und Teilnehmer, einladen, auch alle Rückmeldungen entsprechend den Achtsamkeitsprinzipien zu gestalten: Das heißt, wir versuchen, zu beobachten, wo wir uns gerade mit unserem Geist befinden und versuchen, Ablenkungen bewusst wahrzunehmen und ggf. zum Fokus der Besprechungen zurückzukehren.

Gesprächsrunden werden mit einer Zusammenfassung wesentlicher Schlussfolgerungen abgeschlossen. Dabei sollte immer wieder in prägnanter Form die Kernbotschaft eines Themenschwerpunktes zusammengefasst und Zusammenhänge zwischen Problembereichen (z. B. Grübeln und negativen Emotionen) hervorgehoben werden.

Langwierigen Gesprächsrunden kann vorgebeugt werden, indem die Gruppenleitung konkrete Fragen stellt und zu spezifischen Antworten einlädt. Ein freierer Austausch zwischen den Teilnehmerinnen und Teilnehmern sollte nur gefördert werden, wenn

- vorher das Thema von der Gruppenleitung klar definiert wurde,
- bei Teilnehmenden emotionale Betroffenheit deutlich wird, ohne ausreichend verbalisiert zu werden,
- unterschiedliche bzw. konträre Erfahrungen (nicht jedoch Meinungen oder Einstellungen!) zu einem Thema bestehen.

Unproduktive, endlose Diskussionen sind oft ein Hinweis darauf, dass sich die Gruppenleitung oder die Teilnehmerinnen und Teilnehmer an Inhalten „festgebissen" haben. Die Ursache kann aber auch darin liegen, dass die Gruppenleitung den Plan verfolgt, Teilnehmerinnen von der Richtigkeit des Programminhaltes überzeugen zu müssen. In solchen Situationen ist es günstiger, die Diskussion zu beenden.

Wenn eine Teilnehmerin in den Nachbesprechungsrunden Störungen durch Ablenkungen oder Schwierigkeiten berichtet, sich auf Übungen zu konzentrieren, sollte keine Auseinandersetzung mit dem Inhalt der Störung stattfinden. Statt in die Details zu gehen, sollte eher überprüft werden, ob das korrekte Grundverständnis für die Übung besteht (Achtsamkeitsprinzipien, Mythen über Wohlwollen etc.).

Beispiel

Th.: Ich kann nachvollziehen, dass bei den Übungen Frust entstehenden kann [Validieren]. Die Übungen sind anspruchsvolle Tätigkeiten und dass man dabei abgelenkt wird, stellt eher die Regel dar [Normalisieren]. Für den Moment kann ich Ihnen keine ausführliche Analyse anbieten und auch keinen Tipp geben, wie Sie dafür sorgen können, dass keine Störungen mehr auftreten. Aber vielleicht hilft es Ihnen weiter, wenn wir hier festhalten, dass das auch gar nicht nötig ist. Denn Ziel ist es nicht, Ablenkungen und Störungen zu vermeiden, sondern vielmehr zu üben, mit ihnen umzugehen. Vielleicht kann ich Sie zu einem Experiment einladen: Wenn Sie die nächsten Male bemerken, dass Sie abschweifen und sich womöglich darüber ärgern, versuchen Sie jedes Mal aufs Neue, die Störung und Ihre Gedanken als bloße geistige Ereignisse zu registrieren; sich zu sagen „So ist es eben."; und wieder zum Fokus der Übung zurückzukehren.

6.2.6 Vorgespräch

Je nach Behandlungssetting ist ein individuelles Gespräch vor dem Beginn des Gruppenprogramms notwendig. Im Vorgespräch werden die biografischen Eckdaten und die aktuelle Symptomatik exploriert (vgl. Kapitel 4) sowie das Therapierational dargestellt. Zusätzlich sollten mögliche Kontraindikationen (akute Suizidalität, Sucht, Psychose, stark ausgeprägte Persönlichkeitsstörungen) geprüft werden. Gegebenenfalls kann die Therapeutin nach Vorerfahrungen mit Meditation und nach Erwartungen an die Teilnahme am Programm fragen. Der Patientin sollte Raum für Fragen bezüglich der Teilnahme an einer Gruppe gegeben und auf etwaige Unsicherheiten oder Befürchtungen eingegangen werden.

6.3 Ablauf der Gruppensitzungen

Die Inhalte der Gruppensitzungen werden im Folgenden detailliert vorgestellt. Die Gruppensitzungen haben im Allgemeinen folgende Struktur:

1. Nachbesprechung von Hausaufgaben bzw. der selbstständigen Meditationspraxis
2. Einführung eines neuen Themas (in Vorbereitung auf die nachfolgende Meditation)
3. Gemeinsame Meditation
4. Nachbesprechung der Meditation
5. Hausaufgaben und Organisatorisches

Hinweis

Als Erinnerungsstütze für die Gruppenleitung stehen Sitzungsübersichten zur Verfügung (vgl. „Übersicht 1: Gruppensitzung 1" bis „Übersicht 9: Reatreat"), welche ausgedruckt in die Sitzungen mitgenommen werden können.

6.3.1 Sitzung 1: Einführung Achtsamkeit und Body-Scan

Übersicht

1. Begrüßung und Organisatorisches
2. Vorstellung der Teilnehmerinnen und Teilnehmer
3. Input Depression, Achtsamkeit und Emotionsregulation (Materialien: Infoblatt 2 und 3)
4. Übung Body-Scan (Material: Therapietool 3)
5. Nachbesprechung zur Body-Scan-Übung
6. Kurzinput zu Wohlwollen (Materialien: Infoblatt 4, Arbeitsblatt 2)
7. Hausaufgaben (Materialien: Infoblatt 2, 3, 4 und 9, Arbeitsblatt 2 und 3, Audiodatei 1)
8. Organisatorisches

Materialien (vgl. Anhang und Online-Materialien)

- Therapietool 3: Body-Scan (vgl. auch Kapitel 5.2)
- Übersicht 1: Gruppensitzung 1
- Infoblatt 2: Der Autopilot (vgl. auch Kapitel 5.2)
- Infoblatt 3: Umgang mit Schwierigkeiten beim Meditieren (vgl. auch Kapitel 5.2)
- Infoblatt 4: Philosophische und psychologische Grundlagen von Wohlwollen (vgl. auch Kapitel 5.3)
- Infoblatt 9: Hausaufgaben nach Gruppensitzung 1
- Arbeitsblatt 2: Fragebogen zu wohlwollenden Verhaltensweisen (FWWV) (vgl. auch Kapitel 4)
- Arbeitsblatt 3: Meditationsprotokoll (vgl. auch Kapitel 5.2)
- Audiodatei 1: Body-Scan (vgl. auch Kapitel 5.2)

6.3.1.1 Begrüßung und Organisatorisches

Vorstellung der Gruppenleitung. Zunächst stellen sich die Therapeutinnen und Therapeuten, die die Sitzungen leiten werden, vor.

Sicherheit in der Gruppe, Grundregeln bezüglich Vertraulichkeit und Privatsphäre: Die Gruppe soll einen geschützten Raum bieten, in dem sich die Patientinnen und Patienten öffnen können und nicht befürchten müssen, dass persönliche Informationen nach Außen gelangen. Die Vertraulichkeit bezüglich der Gruppe muss auch beim Austausch mit engen Bezugspersonen wie Ehepartnern gewahrt werden. Jedoch können Teilnehmende mit anderen Personen über ihr eigenes Erleben sprechen, sofern die Privatsphäre der anderen Teilnehmerinnen und Teilnehmer gewahrt bleibt.

Zeitdisziplin: Es ist nützlich, darauf hinzuweisen, dass im Gruppenprogramm noch stärker als in Einzelsitzungen auf die Zeit geachtet werden muss. Manche Therapeutinnen und Patientinnen können es nützlich finden, wenn am Anfang jeder Sitzung eine kurze Übersicht über das übergeordnete Thema, Ziele und Inhalte der Sitzung gegeben wird (vgl. auch „Übersicht 1: Gruppensitzung 1" auf Seite 144).

6.3.1.2 Vorstellung der Teilnehmerinnen und Teilnehmer [Dyaden + Runde]

Es empfiehlt sich, *Namensschilder* vorbereitet zu haben und an die Teilnehmenden auszuteilen bzw. am Eingang auszulegen, sofern im Vorgespräch alle damit einverstanden waren. Alternativ können die Teilnehmerinnen und Teilnehmer ihre Namensschilder selbst vor Ort anfertigen, was jedoch Zeit verbraucht.

Die gegenseitige Vorstellung findet zunächst in Zweiergruppen statt und kann sich an einigen Fragen orientieren, welche zur Orientierung auf eine *Flipchart* geschrieben werden können (vgl. Kasten). Anschließend stellt jede Teilnehmerin anhand von Kerninformationen ihre jeweilige Gesprächspartnerin den anderen Gruppenmitgliedern vor:

> Der gegenseitige Austausch zwischen den Teilnehmerinnen und Teilnehmern ist ein wichtiger Bestandteil des Gruppenprogramms, den wir gerne fördern möchten. Entsprechend möchten wir Sie gleich zu Beginn einladen, sich zu zweit zusammenzufinden und sich einander kurz vorzustellen. Sie können sich dabei an den Fragen auf der Flipchart orientieren. Als Zuhörerin bzw. Zuhörer ist es Ihre Aufgabe, aufmerksam zuzuhören. Im Anschluss an die gegenseitige Vorstellung stellen Sie

in der Gruppe Ihre Übungspartnerin bzw. Ihren Übungspartner vor. Sie müssen dabei nicht alles eins zu eins wiedergeben. Wichtig ist, dass Sie Ihrem Gegenüber Aufmerksamkeit schenken.

Beispieltext Flipchart

Gegenseitige Vorstellung in Zweiergruppen (5 Minuten pro Person):
1. Persönliche Eckdaten (Alter, Familienstand, berufliche Situation)
2. Hobbys und Interessen
3. Motivation, an Gruppe teilzunehmen (persönliche Gründe/Wünsche/Erwartungen)

Das gegenseitige Vorstellen kann manche Patienten unter Druck setzen, daher ist es ratsam, darauf hinzuweisen, dass der vorzustellende Gesprächspartner in der Gruppenvorstellungsrunde noch Ergänzungen machen kann. Außerdem kann anfangs die Gruppenleitung die Vorstellung mit Beispielfragen unterstützen. Es kann zudem darauf hingewiesen werden, dass diese Form des Austauschs immer wieder in der Gruppe auftauchen wird. Die Zusammensetzung der Zweiergruppen kann und sollte variiert werden.

6.3.1.3 Input zum Zusammenhang zwischen Depression, Achtsamkeit und Emotionsregulation

Nach der Vorstellungsrunde wird ein kurzer theoretischer Input zum Zusammenhang zwischen Depression und Achtsamkeit bzw. Emotionsregulation gegeben. Dieser kann an das „Infoblatt 2: Der Autopilot" (vgl. Seite 154) und an das „Infoblatt 3: Umgang mit Schwierigkeiten beim Meditieren" (vgl. Seite 155) angelehnt sein (vgl. auch Kapitel 5.2).

Um Irritationen vorzubeugen, sollte darauf hingewiesen werden, dass, auch wenn das Gruppenprogramm grundsätzlich auf Wohlwollen fokussiert ist, die Basis von Wohlwollen Achtsamkeit ist. Daher widmen sich die ersten drei Sitzungen vorrangig dem Aufbau bzw. der Stärkung von Achtsamkeit. Jedoch kann darauf verwiesen werden, dass am Ende der Sitzung auch Wohlwollen thematisiert wird.

6.3.1.4 Übung Body-Scan

Für die Durchführung der Übung werden Yoga-Matten o.Ä. benötigt. Das Vorgehen orientiert sich an der Beschreibung in Kapitel 5.2.4 (vgl. auch „Therapietool 3: Body-Scan" auf Seite 128ff.). Wenn sich alle Teilnehmerinnen und Teilnehmer mit Matten versorgt, einen Platz gefunden und (ggf. mit Decke) positioniert haben, kann die Übung beginnen. Nach persönlichem Geschmack der Gruppenleitung können der Beginn und das Ende der Übung mit einer Klangschale bzw. einem kleinen Gong markiert werden.

6.3.1.5 Nachbesprechung zur Body-Scan-Übung [Runde]

Die Nachbesprechung („Inquiry") findet entsprechend den in Kapitel 5.2.3 dargestellten Fragen statt. Aufgrund der begrenzten Dauer kann es zur Orientierung der Teilnehmenden hilfreich sein, anzugeben, wie viel Zeit für die Rückmeldungen zur Verfügung stehen bzw. wie lange die Rückmeldungen pro Person ungefähr sein können. Wenn Teilnehmende Schwierigkeiten damit haben, eigenständig über ihre Erfahrungen zu berichten, kann exemplarisch mit Verweis auf die Achtsamkeitsprinzipien nachgefragt werden (vgl. auch Kasten „Beispiele für Fragen nach der Übung" auf Seite 46 in Kapitel 5.2.3). Dazu bietet es sich an, die Achtsamkeitsprinzipien auf einer Flipchart zu notieren.

Gerade zu Beginn ist es wichtig, dass die Gruppenleitung darauf achtet, dass die Rückmeldungen nicht zu weit abschweifen. Es kann sehr anspruchsvoll sein, hier die notwendige Balance zu halten: einerseits die Teilnehmerinnen zu begrenzen, andererseits nichtwertend und akzeptierend zuzuhören, um Teilnehmende anzuregen, offen ihre Erfahrungen während der Meditation mitzuteilen.

6.3.1.6 Kurzinput zu Wohlwollen

Der Kurzinput zu Wohlwollen kann an das „Infoblatt 4: Philosophische und psychologische Grundlagen von Wohlwollen" (vgl. auch Kapitel 5.3.1) angelehnt sein. Dieses sollte entsprechend auch an die Teilnehmenden ausgeteilt werden:

Wohlwollen ist eine Werte-Haltung und bezieht sich auf die Motivation, sich oder anderen zu helfen oder Gutes zu tun sowie den Wunsch, positive Beziehungen herzustellen. Wohlwollen gegenüber anderen schließt Wohlwollen gegenüber sich selbst ein. Es ist abzugrenzen von Selbstaufopferung (anderen Gutes tun, ohne sich selbst Gutes zu tun; Altruismus) und Egoismus (sich selbst Gutes tun, ohne anderen Gutes zu tun; Aggression: anderen schaden).

> Wohlwollen hilft durch die Verbundenheit mit anderen Menschen, auch in belastenden Situationen, das eigene Wohlbefinden zu erhalten. Die Reflexion und Auseinandersetzung mit Wohlwollen verstärken die Bereitschaft zu wohlwollendem Verhalten anderen gegenüber. Eine Form der Reflexion über Wohlwollen ist die Meditation. Meditation kann bei regelmäßiger Praxis zu bedeutsamen Veränderungen in den Aktivierungsmustern des Gehirns, insbesondere des Vorderhirns, sowie zu Veränderungen im Erleben und Verhalten führen.

An dieser Stelle wird betont, dass neben dem Meditieren die konkreten wohlwollenden Handlungen genauso wichtig sind. Daher werden in den folgenden Sitzungen wohlwollende Aktivitäten geplant. Als Vorbereitung darauf werden die Teilnehmerinnen und Teilnehmer gebeten, das „Arbeitsblatt 2: Fragebogen zu wohlwollenden Verhaltensweisen (FWWV)“ (vgl. auch Kapitel 4) auszufüllen, um die individuelle Wichtigkeit und die Häufigkeit wohlwollender Verhaltensweisen zu erfassen.

6.3.1.7 Hausaufgaben

Es wird darauf verwiesen, dass selbstständiges Üben zwischen den Sitzungen („Hausaufgaben“) ein wesentlicher Bestandteil des Programms ist, von dem der Erfolg des Programms maßgeblich abhängt. Dazu kann kurz veranschaulicht werden, dass jede Therapie eine Umstellung bedeutet und Training erfordert. Analog zum körperlichen Training bzw. Sport ist es umso besser, je regelmäßiger und häufiger geübt wird:

> Wenn man Veränderungen erzielen möchte, muss das Gehirn neue Verknüpfungen herstellen und diese Verknüpfungen müssen immer wieder aktiviert werden, um verfestigt zu werden. In diesem Sinn ist es besser, etwas häufiger und kürzer als nur selten und dafür lange am Stück zu üben. Wiederholung ist entscheidend.

Entsprechend sollten die Teilnehmerinnen und Teilnehmer ausreichend Zeit für das selbstständige Üben zu Hause einplanen. Zur Übersicht über die Hausaufgaben kann den Teilnehmenden das „Infoblatt 9: Hausaufgaben nach Gruppensitzung 1“ (vgl. Seite 164) ausgehändigt werden. Außerdem erhalten die Teilnehmenden das „Arbeitsblatt 3: Meditationsprotokoll“ (vgl. Seite 170), in dem sie ihre Meditationen protokollieren können.

Hausaufgaben sind das selbstständige Üben (ggfs. unter Zuhilfenahme der „Audiodatei 1: Body-Scan“) und Protokollieren des Body-Scan (möglichst zweimal am Tag). Weiterhin sollen die Teilnehmerinnen und Teilnehmer das „Infoblatt 2: Der Autopilot“ (vgl. Seite 154), das „Infoblatt 3: Umgang mit Schwierigkeiten beim Meditieren“ (vgl. Seite 155) und das „Infoblatt 4: Philosophische und psychologische Grundlagen von Wohlwollen“ (vgl. Seite 156) aufmerksam lesen sowie das „Arbeitsblatt 2: Fragebogen zu wohlwollenden Verhaltensweisen (FWWV)“ (vgl. Seite 167) ausfüllen.

6.3.1.8 Organisatorisches

Es sollte ggf. frühzeitig auf den Retreat-Termin hingewiesen werden (vgl. Kapitel 6.3.9), der für gewöhnlich außerhalb der üblichen Sitzungszeiten und des üblichen Settings stattfindet. Es kann auch sinnvoll sein, den Teilnehmerinnen und Teilnehmern einen Hefter zum Sammeln der Therapiematerialien auszuhändigen bzw. darauf hinzuweisen, dass diese sich selbst einen organisieren sollen.

6.3.2 Sitzung 2: Body-Scan und Einführung zu Wohlwollen

Übersicht

1. Besprechung der Hausaufgaben zu Body-Scan
2. Übung Body-Scan (Material: Therapietool 3)
3. Kurze Nachbesprechung
4. Besprechung der Hausaufgaben zu wohlwollendem Verhalten (Materialen: Infoblatt 4, Arbeitsblatt 2)
5. Zwei Beispiele für wichtige wohlwollende Verhaltensweisen im Alltag auswählen (Material: Arbeitsblatt 2)
6. Hausaufgaben (Materialien: Arbeitsblatt 3 und 4, Audiodatei 1)

Materialien (vgl. Anhang und Online-Materialien)

- Therapietool 3: Body-Scan (vgl. auch Kapitel 5.2)
- Übersicht 2: Gruppensitzung 2
- Infoblatt 4: Philosophische und psychologische Grundlagen von Wohlwollen (vgl. auch Kapitel 5.3)
- Arbeitsblatt 2: Fragebogen zu wohlwollenden Verhaltensweisen (FWWV) (vgl. auch Kapitel 4)
- Arbeitsblatt 3: Meditationsprotokoll (vgl. auch Kapitel 5.2)
- Arbeitsblatt 4: Besinnungsaufsatz – Wie ich Positives im Leben anderer Personen bewirke (vgl. auch Kapitel 5.3)
- Audiodatei 1: Body-Scan (vgl. auch Kapitel 5.2)

6.3.2.1 Besprechung der Hausaufgaben zu Body-Scan [Runde]

Ziel der Besprechung der Hausaufgaben ist es, Rückmeldungen über das selbstständige Üben einzuholen, Barrieren und Hindernisse für regelmäßiges Üben zu identifizieren und die Patienten für weiteres Üben zu motivieren.

Für die Rückmeldung, die wieder entweder offen oder in einer festen Reihenfolge stattfinden kann, empfiehlt es sich, ein bis zwei *Leitfragen auf die Flipchart* zu schreiben (z. B. „Wie gut ist es gelungen, regelmäßig zu üben?"; „Gab es Schwierigkeiten?"), an denen sich die Teilnehmerinnen und Teilnehmer orientieren können. Teilnehmerinnen sollten für ihr selbstständiges Üben und die dafür aufgewandte Zeit und Energie dezidiert gelobt werden. Es sollte vermittelt werden, dass wie bei jeder neuen Tätigkeit insbesondere der Anfang schwierig ist.

Zur Unterstützung der Rückmeldung können auch die drei *zentralen Achtsamkeitsprinzipien auf die Flipchart* geschrieben werden, sodass sich Teilnehmerinnen darauf beziehen und reflektieren können, inwieweit sie in Übereinstimmung mit diesen Prinzipien geübt haben. Wenn in Rückmeldungen Frustration über häufiges Abschweifen während der Übung deutlich wird, kann auf die Flipchart Abbildung 13 (vgl. Seite 49) gezeichnet und anhand dessen der Umgang mit Ablenkungen erklärt werden. Häufig ist es für Patientinnen entlastend zu hören, dass häufiges Abschweifen vollkommen normal und nicht problematisch ist. Mit Blick auf die begrenzte Zeit empfiehlt es sich, nicht zu lange bei dem Thema zu verweilen, sondern ggf. eher auf das „Infoblatt 3: Umgang mit Schwierigkeiten beim Meditieren" (vgl. auch Kapitel 5.2) zu verweisen.

Für die Gruppenleitung steht mit „Übersicht 2: Gruppensitzung 2" eine Sitzungsübersicht zur Verfügung (vgl. Seite 145).

6.3.2.2 Übung Body-Scan

Für die Durchführung der Übung werden wiederum Yoga-Matten o. Ä. benötigt. Das Vorgehen orientiert sich an der Beschreibung in Kapitel 5.2.4 (vgl. zudem „Therapietool 3: Body-Scan" auf Seite 128 ff.).

6.3.2.3 Kurze Nachbesprechung [Runde]

Nach der ausführlichen Gesprächsrunde am Anfang der Sitzung wird diese Nachbesprechung kurzgehalten. Dabei kann einleitend darauf hingewiesen werden, dass Fokussierung und Achtsamkeit nicht nur in der Meditationsübung, sondern auch in der Nachbesprechung eine Rolle spielt. Statt einer ausführlichen Besprechung wird nur checklistenartig rückgemeldet, inwieweit das Üben entsprechend der drei Achtsamkeitsprinzipien gelungen ist (ggf. erneut Flipchart mit Achtsamkeitsprinzipien verwenden, vgl. Kapitel 6.3.2.1).

6.3.2.4 Besprechung der Hausaufgaben zu wohlwollendem Verhalten [Runde]

Es wird besprochen ob bzw. inwiefern die Lektüre von „Infoblatt 4: Philosophische und psychologische Grundlagen von Wohlwollen" (vgl. Seite 156) und das Ausfüllen von „Arbeitsblatt 2: Fragebogen zu wohlwollenden Verhaltensweisen (FWWV)" (vgl. Seite 167) die Teilnehmer angeregt hat, sich damit auseinanderzusetzen, was Wohlwollen für sie persönlich bedeutet. Die Teilnehmerinnen und Teilnehmer sollte idealerweise das Arbeitsblatt 2 bearbeitet und zur Sitzung mitgebracht haben, da es in der folgenden Übung benötigt wird.

6.3.2.5 Zwei Beispiele für wichtige wohlwollende Verhaltensweisen im Alltag auswählen [Dyaden + Runde]

Ziel der Übung ist es, wohlwollende Verhaltensweisen im Alltag zu planen. Anhand von „Arbeitsblatt 2: Fragebogen zu wohlwollenden Verhaltensweisen (FWWV)“ (vgl. Seite 167) tauschen sich die Teilnehmerinnen in Zweiergruppen zunächst darüber aus, (1) was für sie persönlich die wichtigsten wohlwollenden Verhaltensweisen sind und (2) wie oft sie diese durchführen (5 Minuten pro Person).

Zur Orientierung können diese beiden Leitfragen auf die Flipchart geschrieben werden. Anschließend sollen, weiterhin in der Zweiergruppe, zwei Verhaltensweisen, jeweils sich selbst und einer anderen Person gegenüber, ausgewählt werden, welche bis zur nächsten Sitzung praktiziert werden. Die ausgewählten Verhaltensweisen werden kurz in der Runde vorgestellt.

6.3.2.6 Hausaufgaben

Als Hausaufgabe soll weiterhin der bereits bekannte Body-Scan praktiziert werden, wobei die Teilnehmerinnen und Teilnehmer ab dieser Sitzung angeregt werden, zunehmend selbstständig zu üben (vgl. hierzu „Audiodatei 1: Body-Scan“ sowie „Arbeitsblatt 3: Meditationsprotokoll“ auf Seite 170). So kann z. B. täglich eine Übung mit Audioanleitung und eine Übung selbstangeleitet durchgeführt werden. Weiterhin gilt es, die ausgewählten und in der Runde vorgestellten wohlwollenden Verhaltensweisen zu praktizieren.

Um die persönliche Auseinandersetzung mit dem Thema Wohlwollen zu fördern, soll das „Arbeitsblatt 4: Besinnungsaufsatz – Wie ich Positives im Leben anderer Personen bewirke“ (vgl. Seite 171) bearbeitet werden. Dabei sollte darauf hingewiesen werden, dass weder Perfektion noch umfassende Ausführlichkeit erwartet werden.

6.3.3 Sitzung 3: Sitzmeditation

Übersicht
1. Besprechung der Hausaufgaben zu Body-Scan 2. Kurze Einleitung Sitzmeditation 3. Übung Sitzmeditation (Material: Therapietool 4) 4. Nachbesprechung 5. Besprechung der Hausaufgaben zu Wohlwollen (Material: Arbeitsblatt 4) 6. Hausaufgaben (Materialien: Arbeitsblatt 3 und 5, Audiodatei 2)
Materialien (vgl. Anhang und Online-Materialien)
• Therapietool 4: Sitzmeditation (vgl. auch Kapitel 5.2) • Übersicht 3: Gruppensitzung 3 • Arbeitsblatt 3: Meditationsprotokoll (vgl. auch Kapitel 5.2) • Arbeitsblatt 5: Besinnungsaufsatz – Die Bedeutung von Wohlwollen (vgl. auch Kapitel 5.3) • Audiodatei 2: Sitzmeditation (vgl. auch Kapitel 5.2)

6.3.3.1 Besprechung der Hausaufgaben zu Body-Scan [Runde]

Ziel der Besprechung der Hausaufgaben ist es, das selbstständige Üben positiv zu verstärken und die Patientinnen und Patienten zu motivieren, Barrieren für regelmäßiges selbstständiges Üben zu überwinden. Dazu werden die Häufigkeit und etwaige Schwierigkeiten des selbstständigen Übens des Body-Scans besprochen. Hierbei kann auf die bereits in der Woche zuvor verwendete Flipchart zurückgegriffen werden, auf der Leitfragen („Wie gut ist es gelungen, regelmäßig zu üben?“; „Gab es Schwierigkeiten?“) und die zentralen Achtsamkeitsprinzipien stehen (vgl. Kapitel 6.3.2.1). Diese sollten ergänzt werden um die Frage „Was sind meine Ziele für das weitere Üben?“. Damit soll die Suche nach pragmatischen Lösungen für Schwierigkeiten beim selbstständigen Üben angeregt werden. Beispielsweise sich einen Wecker stellen, um an das Meditieren erinnert zu werden oder zu einer bestimmten, besonders günstigen Tageszeit (z. B. morgens) meditieren.

Manchmal berichten Teilnehmerinnen, dass sie kaum zum Meditieren kämen, weil sie meinten, dass die richtigen Umstände nicht gegeben seien. Hinzu kommt häufig mangelnde Initiative, aktiv die förderlichen Rahmenbedingungen herzustellen. Wichtig wäre dabei zu erklären, dass es bei den Übungen nicht auf perfekte Umstände ankommt und Ablenkungen grundsätzlich nicht als Problem, sondern als Teil der Übung angesehen werden. Dennoch sind förderliche Rahmenbedingen wichtig, um regelmäßiges Üben zu etablieren. Teilnehmer könnten zur aktiven Problemlösung ermutigt werden, sich z. B. eine halbe Stunde zu reservieren, in der sie nicht von Familienmitgliedern oder Mitbewohnern gestört werden. An dieser Stelle könnte die Rückmelderunde auch für einen fokussierten Austausch geöffnet und andere Teilnehmende gefragt werden, wie sie mit ähnlichen Barrieren umgegangen sind (vgl. Kapitel 6.2.5).

Eine Sitzungsübersicht für die Gruppenleitung findet sich in „Übersicht 3: Gruppensitzung 3" (vgl. Seite 146).

6.3.3.2 Kurze Einleitung zur Sitzmeditation

Die spezifischen Charakteristika und Ziele der Sitzmeditation werden erklärt: Es handelt sich um eine anspruchsvollere Übung, es geht nicht mehr wie im Body-Scan darum, die Aufmerksamkeit auf Körperteile zu fokussieren, sondern um eine offene Beobachtung aller innerer Vorgänge und Geräusche (vgl. hierzu auch Kapitel 5.2.5). Auch hier können wieder die Achtsamkeitsprinzipien kurz in Erinnerung gerufen werden.

6.3.3.3 Übung Sitzmeditation

Das Vorgehen orientiert sich an der Beschreibung in Kapitel 5.2.5. Die Übung findet im Sitzen statt und kann mithilfe von „Therapietool 4: Sitzmeditation" angeleitet werden.

6.3.3.4 Nachbesprechung [Runde]

Bei der Nachbesprechung wird wieder so vorgegangen wie in Sitzung 1 (vgl. Kapitel 6.3.1.5). Es kann ggf. wiederholt werden, dass die Achtsamkeitsprinzipien auch während der Rückmelderunde beachtet werden sollten. D.h., es sollen fokussiert und akzeptierend die wesentlichen eigenen Erfahrungen während der Übung wiedergegeben werden.

6.3.3.5 Besprechung der Hausaufgaben zu Wohlwollen [Dyaden + Runde]

Ziel der Besprechung der Hausaufgaben ist es, den Aufbau wohlwollender Verhaltensweisen und die strukturierte Reflexion zu Wohlwollen zu fördern. In Zweiergruppen wird zunächst besprochen, inwieweit die in der Vorwoche ausgewählten wohlwollenden Verhaltensweisen praktiziert wurden, welche Barrieren es gab und wie ggf. mit diesen umgegangen wurde.

Hilfreich kann es sein, wenn die Gruppenleitung auf der Flipchart die wichtigsten Punkte der Besprechung notiert (vgl. Kasten).

Beispieltext auf der Flipchart

- Zweiergruppen bilden [10 Minuten; jeweils 5 Minuten]
- Wohlwollende Verhaltensweisen im Alltag besprechen
- Was wurde umgesetzt?
- Wie wurde mit Barrieren umgegangen?
- Besinnungsaufsatz – wie ich Positives im Leben anderer bewirke – besprechen
- Gesamtrunde (der Reihe nach): die Ergebnisse der anderen Person kurz vorstellen

Außerdem erfolgt eine kurze Zusammenfassung der wesentlichen Punkte des Besinnungsaufsatzes, sofern die Teilnehmenden diesen verfasst haben (vgl. „Arbeitsblatt 4: Besinnungsaufsatz – Wie ich Positives im Leben anderer Personen bewirke" auf Seite 171). Auch hier sollen die Teilnehmenden wieder instruiert werden, aufmerksam zuzuhören, da es ihre Aufgabe sein wird, die Ergebnisse ihrer Gesprächspartnerin bzw. ihres Gesprächspartners in der Zweiergruppe in der Gesamtrunde vorzustellen. Die Person, deren Ergebnisse gerade in der Runde vorgestellt werden, kann auch hier wieder Informationen ergänzen oder korrigieren.

6.3.3.6 Hausaufgaben

Als Hausaufgabe soll die Sitzmeditation ein- bis zweimal täglich und möglichst zunehmend selbstständig geübt werden (vgl. „Audiodatei 2: Sitzmeditation"). Das regelmäßige Üben der Sitzmeditation soll mithilfe von „Arbeitsblatt 3: Meditationsprotokoll" (vgl. Seite 170) protokolliert werden. Weiterhin gilt des das Praktizieren wohlwollender Verhaltensweisen fortzuführen. Hierzu können die ausgewählten Verhaltensweisen der vergangenen Woche weiterhin praktiziert (den gleichen oder anderen Personen gegenüber) oder andere Verhaltensweisen ausgewählt werden. Zur weiteren vertieften Auseinandersetzung mit Wohlwollen soll das „Arbeitsblatt 5: Besinnungsaufsatz – Die Bedeutung von Wohlwollen“ (vgl. Seite 172) bearbeitet werden.

6.3.4 Sitzung 4: Metta *Selbst*

Übersicht
1. Besprechung der Hausaufgaben zur Sitzmeditation 2. Besprechung der Hausaufgaben zu Wohlwollen (Material: Arbeitsblatt 5) 3. Vorbereitung Metta *Selbst* (Materialien: Infoblatt 5, Arbeitsblatt 6) 4. Übung Atempause + Metta *Selbst* (Materialien: Therapietool 8, Therapietool 9) 5. Nachbesprechung 6. Hausaufgaben (Materialien: Infoblatt 6, Arbeitsblatt 3, Audiodatei 4 und 5)
Materialien (vgl. Anhang und Online-Materialien)
• Therapietool 8: Einleitende Atempause (vgl. auch Kapitel 5.3) • Therapietool 9: Metta *Selbst* (vgl. auch Kapitel 5.3) • Übersicht 4: Gruppensitzung 4 • Infoblatt 5: Wohlwollen sich selbst gegenüber (vgl. auch Kapitel 5.3) • Infoblatt 6: Formeln zu Wohlwollender Zuwendung lesen (vgl. auch Kapitel 5.3) • Arbeitsblatt 3: Meditationsprotokoll (vgl. auch Kapitel 5.2) • Arbeitsblatt 5: Besinnungsaufsatz – Die Bedeutung von Wohlwollen (vgl. auch Kapitel 5.3) • Arbeitsblatt 6: Formeln und Barrieren zu Metta *Selbst* (vgl. auch Kapitel 5.3) • Audiodatei 4: Metta-Meditation *Selbst* (vgl. auch Kapitel 5.3) • Audiodatei 5: Metta-Meditation *Selbst* ohne Wunschvorgabe (vgl. auch Kapitel 5.3)

6.3.4.1 Besprechung der Hausaufgaben zur Sitzmeditation [Runde]

Die Besprechung des selbstständigen Übens der Sitzmeditation wird eher kurzgehalten, da die anderen Sitzungsinhalte Vorrang haben. Im Fokus der Besprechung liegt die Umsetzung der Ziele für das selbstständige Üben, die in der letzten Sitzung (vgl. Kapitel 6.3.3.1) formuliert wurden. Die Teilnehmerinnen und Teilnehmer sollten für ihre Bemühungen gelobt werden (positive Verstärkung) und ermutigt werden, weiterhin aktiv nach Lösungen für etwaige Barrieren für regelmäßiges selbstständiges Üben zu suchen (vgl. auch „Übersicht 4: Gruppensitzung 4“ auf Seite 147).

6.3.4.2 Besprechung der Hausaufgaben zu Wohlwollen [Dyaden + Runde]

Ziel der Besprechung der Hausaufgaben ist weiterhin, den Aufbau wohlwollender Verhaltensweisen und die strukturierte Reflexion zu Wohlwollen zu fördern. Das Vorgehen orientiert sich an der in Kapitel 6.3.3.5 dargestellten Durchführung. In Zweiergruppen werden zunächst die Hausaufgaben zu wohlwollendem Verhalten vorgestellt („Was wurde umgesetzt? Wie wurde mit Barrieren umgegangen?“). Anschließend folgt ein Austausch über den Besinnungsaufsatz (vgl. „Arbeitsblatt 5: Besinnungsaufsatz – Die Bedeutung von Wohlwollen“ auf Seite 172). Die zentralen Punkte des Plädoyers der jeweiligen Gesprächspartnerin bzw. des jeweiligen Gesprächspartners in der Zweiergruppe werden der Gesamtrunde vorgestellt. Falls der Wunsch dazu besteht, ausreichend Zeit zur Verfügung steht und es therapeutisch passend erscheint, können einzelne Teilnehmer ihr Plädoyer vorlesen. Auf gravierende Unklarheiten und Fehlannahmen bzgl. Wohlwollen sollte eingegangen werden (vgl. hierzu auch den Abschnitt zu Mythen zu Wohlwollen in Kapitel 5.3.2).

6.3.4.3 Vorbereitung Metta *Selbst* [Dyaden + Runde]

Zum Einstieg in die Übung kann das „Infoblatt 5: Wohlwollen sich selbst gegenüber“ von der Gruppenleitung vorgelesen oder eine eigene Zusammenfassung vorgetragen werden. In Zweiergruppen (jeweils

10 Minuten; ggf. neue Dyaden bilden) besprechen die Teilnehmerinnen und Teilnehmer, was sie sich selbst wünschen, und was ihre persönlichen Barrieren für Wohlwollen sein könnten. Diese Überlegungen werden individuell auf „Arbeitsblatt 6: Formeln und Barrieren zu Metta *Selbst*" (vgl. Seite 173) festgehalten und anschließend kurz in der Gesamtrunde genannt. Die Wünsche können die Grundlage für die folgenden Meditationen darstellen.

Die Metta-Übungen in den folgenden Sitzungen werden nach dem gleichen Schema vorbereitet.

6.3.4.4 Übung Atempause + Metta *Selbst*

Die Übung findet im Sitzen statt. Für die Durchführung der Übung kann die Gruppenleitung auf „Therapietool 8: Einleitende Atempause" (vgl. Seite 137) und auf „Therapietool 9: Metta Selbst" (vgl. Seite 138) zurückgreifen (Hintergrundinformationen und Ziele vgl. Kapitel 5.3.2 und Kapitel 5.3.4).

Es kann angekündigt werden, dass die Übung mit einer Atempause eingeleitet wird, eine bisher noch unbekannte Übung, welche später ausführlich eingeführt wird. Es sollte zudem vorab erwähnt werden, dass Teilnehmende, die bisher für sich noch keine passenden Wünsche ausgewählt haben, während der Übung die Gelegenheit erhalten, die Meditation mit allgemeinen, von der Gruppenleitung vorgegebenen Wünschen durchzuführen.

6.3.4.5 Nachbesprechung [Runde]

Die Nachbesprechung erfolgt entsprechend der Beschreibung in Kapitel 6.3.2.3 (kurze Rückmeldung dazu, inwieweit das Üben entsprechend der drei Achtsamkeitsprinzipien gelungen ist). Aufgrund von Zeitknappheit kann es nötig sein, von den Teilnehmern berichtete Schwierigkeiten stehen zu lassen und stattdessen auf Akzeptanz als kurzfristige Strategie sowie auf weiteres Üben als langfristige Strategien zu verweisen.

6.3.4.6 Hausaufgaben

Die Hausaufgaben umfassen das Üben und Protokollieren von Metta *Selbst* (vgl. dazu „Arbeitsblatt 3: Meditationsprotokoll" (vgl. Seite 170), „Audiodatei 4: Metta-Meditation *Selbst*" und „Audiodatei 5: Metta-Meditation *Selbst* ohne Wunschvorgabe"). Die Teilnehmerinnen und Teilnehmer sollten möglichst zweimal täglich und davon möglichst einmal ohne Anleitung üben. Weiterhin sollen wohlwollende Verhaltensweisen im Alltag umgesetzt werden (ggf. neue Verhaltensweisen und/oder gegenüber anderen Personen). Zudem erhalten Teilnehmende „Infoblatt 6: Formeln zu Wohlwollender Zuwendung" (vgl. Seite 160), welches sie bei der weiteren Formulierung eigener Wünsche verwenden können.

6.3.5 Sitzung 5: Metta *Freund* + *Neutrale Person*

Übersicht
1. Atempause (Material: Therapietool 5) 2. Besprechung wohlwollender Aktivitäten im Alltag 3. Besprechung des selbstständigen Übens von Metta *Selbst* 4. Formeln und Barrieren zu *Freund* und *Neutrale Person* (Materialien: Arbeitsblatt 7 und 8) 5. Übung Metta Selbst + *Freund* + *Neutrale Person* (Materialien: Therapietool 8, 9, 10 und 11) 6. Nachbesprechung 7. Hausaufgaben (Materialien: Arbeitsblatt 3, Audiodatei 6 und 7)
Materialien (vgl. Anhang und Online-Materialien)
• Therapietool 5: Atempause (vgl. auch Kapitel 5.2) • Therapietool 8: Einleitende Atempause (vgl. auch Kapitel 5.3) • Therapietool 9: Metta *Selbst* (vgl. auch Kapitel 5.3) • Therapietool 10: Metta *Freund* (vgl. auch Kapitel 5.3) • Therapietool 11: Metta *Neutrale Person* (vgl. auch Kapitel 5.3) • Übersicht 5: Gruppensitzung 5

- Arbeitsblatt 3: Meditationsprotokoll (vgl. auch Kapitel 5.2)
- Arbeitsblatt 7: Formeln und Barrieren zu Metta *Freund* (vgl. auch Kapitel 5.3) Arbeitsblatt 8: Formeln und Barrieren zu Metta *Neutrale Person* (vgl. auch Kapitel 5.3)
- Audiodatei 6: Metta Meditation *Selbst* + *Freund* + *Neutrale Person* (vgl. auch Kapitel 5.3)
- Audiodatei 7: Metta-Meditation *Selbst* + *Freund* + *Neutrale Person* ohne Wunschvorgabe (vgl. auch Kapitel 5.3)

6.3.5.1 Atempause

Eine Sitzungsübersicht findet die Gruppenleitung in „Übersicht 5: Gruppensitzung 5" (vgl. Seite 148). In ersten Teil der Sitzung geht es darum, explizit in die aus der Metta-Meditation bekannten Übung „Atempause" einzuführen. Die Gruppenleitung kann dazu „Therapietool 5: Atempause" (vgl. Seite 134) nutzen und sich bei der Durchführung an der Beschreibung in Kapitel 5.2.6 orientieren.

6.3.5.2 Besprechung wohlwollender Aktivitäten im Alltag [Runde]

Weiterhin geht es darum, den Aufbau wohlwollender Verhaltensweisen im Alltag zu fördern. Dazu wird eine Gesprächsrunde zur Frage „Wie gut gelingt es Ihnen, wohlwollendes Verhalten in die Tat umzusetzen?" initiiert. Um die Teilnehmerinnen und Teilnehmer zu motivieren, auch weiterhin selbstständig zu üben, kann ihnen zudem vermittelt werden, dass beim Aufbau von Wohlwollen das Ausüben wohlwollender Handlungen genauso wichtig ist wie die Durchführung von Meditationsübungen.

6.3.5.3 Besprechung des selbstständigen Übens von Metta *Selbst* [Runde]

Die Häufigkeit und etwaige Schwierigkeiten des selbstständigen Übens von Metta werden besprochen. Da nach den ersten selbstständigen Metta-Meditationen Teilnehmende häufig von Schwierigkeiten berichten, empfiehlt es sich, vorab mit den Empfehlungen zum Umgang mit häufig auftretenden Problemen in Kapitel 5.3.3 vertraut zu machen, um entsprechend darauf eingehen zu können. Wichtige Leitfragen für die Besprechung der Übungen können ggfs. auf einer Flipchart festgehalten werden (vgl. Kasten).

Leitfragen

- „Wie gut ist es gelungen, regelmäßig zu üben?"
- „Gab es Schwierigkeiten?"
- „Wie gut kommen Sie mit Metta zurecht?"

Während der Übungen können selbstkritische Gedanken, Gefühle von Unwürdigkeit, Erinnerungen an eigene Verfehlungen, Schuldgefühle und andere belastende Prozesse aktiviert werden. Es ist nicht möglich, in den Rückmelderunden ausführlich auf diese Themen einzugehen. Stattdessen werden solche Gedanken und Gefühle analog zum Vorgehen in Achtsamkeitsübungen als „Ablenkungen" vom Fokus der Übung, sich auf Wohlwollen zu besinnen, betrachtet. Entsprechend werden Teilnehmerinnen eingeladen, diese „Ablenkungen" akzeptierend wahrzunehmen und sich immer wieder auf Wohlwollen zu fokussieren.

6.3.5.4 Formeln und Barrieren zu *Freund* und *Neutrale Person* [Dyaden]

Metta *Freund* und *Neutrale Person* werden in dieser Sitzung gemeinsam eingeführt. Die Gruppenleitung gibt eine kurze Einführung in das Thema und Hinweise zur Auswahl der Adressaten (vgl. dazu Kapitel 5.3.5). Analog zur Vorbereitung von Metta *Selbst* in der Vorwoche (vgl. Kapitel 6.3.4.3) werden vor der Übung wieder in Zweiergruppen Formeln und Barrieren besprochen und auf „Arbeitsblatt 7: Formeln und Barrieren zu Metta *Freund*" (vgl. Seite 174) und „Arbeitsblatt 8: Formeln und Barrieren zu Metta *Neutrale Person*" (vgl. Seite 175) notiert. Aus Zeitgründen werden die Ergebnisse nicht in der Runde vorgestellt.

6.3.5.5 Übung Metta *Selbst* + *Freund* + *Neutrale Person*

Das Vorgehen bei der Übung ist analog dem Vorgehen in Sitzung 4 (vgl. Kapitel 6.3.4.4). Für die Anleitung der Übung kann die Gruppenleitung auf „Therapietool 8: Einleitende Atempause" (vgl. Seite 137), „Therapietool 9: Metta *Selbst*" (vgl. Seite 138), „Therapietool 10: Metta *Freund*" (vgl. Seite 139) und „Therapietool 11: Metta *Neutrale Person*" (vgl. Seite 140) zurückgreifen (Hintergrundinformationen und Ziele vgl. auch Kapitel 5.3.2, Kapitel 5.3.4 und Kapitel 5.3.5).

6.3.5.6 Nachbesprechung [Runde]

Die Nachbesprechung erfolgt wiederum entsprechend der Beschreibung in Kapitel 6.3.2.3 (kurze Rückmeldung dazu, inwieweit das Üben entsprechend der drei Achtsamkeitsprinzipien gelungen ist). Auch in dieser Sitzung kann es aufgrund von Zeitknappheit nötig sein, von den Teilnehmerinnen und Teilnehmern berichtete Schwierigkeiten stehen zu lassen und stattdessen auf Akzeptanz als kurzfristige Strategie sowie auf weiteres Üben als langfristige Strategien zu verweisen.

6.3.5.7 Hausaufgaben

Die Hausaufgaben bestehen aus dem Üben und Protokollieren von Metta *Selbst + Freund + Neutrale Person.* Es sollte möglichst zweimal täglich, davon möglichst einmal ohne Anleitung geübt werden (vgl. „Arbeitsblatt 3: Meditationsprotokoll" auf Seite 170, „Audiodatei 6: Metta Meditation *Selbst + Freund + Neutrale Person*" und „Audiodatei 7: Metta-Meditation *Selbst + Freund + Neutrale Person* ohne Wunschvorgabe"). Weiterhin sollen die ausgewählten wohlwollende Verhaltensweisen (ggf. Auswahl neuer Verhaltensweisen) praktiziert werden (ggf. auch gegenüber anderen/weiteren Personen).

6.3.6 Sitzung 6: Metta *Person, die ich schwierig finde*

Übersicht

1. Dreiminütige Atempause (Material: Therapietool 6)
2. Besprechung der Meditationspraxis
3. Formeln und Barrieren zur *Person, die ich schwierig finde* (Material: Arbeitsblatt 9)
4. Übung Metta *Selbst + Freund + Neutrale Person + Person, die ich schwierig finde* (Materialien: Therapietool 8, 9, 10, 11 und 12)
5. Nachbesprechung
6. Hausaufgaben (Materialien: Arbeitsblatt 3, Audiodatei 8 und 9)

Materialien (vgl. Anhang und Online-Materialien)

- Therapietool 6: Drei-Minuten-Atempause (vgl. auch Kapitel 5.2)
- Therapietool 8: Einleitende Atempause (vgl. auch Kapitel 5.3)
- Therapietool 9: Metta *Selbst* (vgl. auch Kapitel 5.3)
- Therapietool 10: Metta *Freund* (vgl. auch Kapitel 5.3)
- Therapietool 11: Metta *Neutrale Person* (vgl. auch Kapitel 5.3)
- Therapietool 12: Metta *Person, die ich schwierig finde* (vgl. auch Kapitel 5.3)
- Übersicht 6: Gruppensitzung 6
- Arbeitsblatt 3: Meditationsprotokoll (vgl. auch Kapitel 5.2)
- Arbeitsblatt 9: Formeln und Barrieren zu Metta *Person, die ich schwierig finde* (vgl. auch Kapitel 5.3)
- Audiodatei 8: Metta-Meditation *Selbst + Freund + Neutrale Person + Person, die ich schwierig finde* (vgl. auch Kapitel 5.3)
- Audiodatei 9: Metta-Meditation *Selbst + Freund + Neutrale Person + Person, die ich schwierig finde* ohne Wunschvorgabe (vgl. auch Kapitel 5.3)

6.3.6.1 Dreiminütige Atempause

Eine Übersicht über die Gruppensitzung 6 findet sich in „Übersicht 6". Die Übung wird als kurze, alltagstaugliche Achtsamkeitsübung eingeführt:

> Achtsamkeitsübungen müssen weder lang sein noch in einem bestimmten Rahmen stattfinden. Ich möchte Sie zu einer kurzen, dreiminütigen Atempause einladen, welche Sie immer dann durchfüh-

ren können, wenn Sie den Eindruck haben, von unangenehmen Gedanken, Gefühlen oder Körperempfindungen eingenommen zu sein.

Ziel ist es, die Fähigkeit zum Dezentrieren und das selbstständige Anwenden informeller Achtsamkeitsübungen zu fördern. Das Vorgehen orientiert sich an der Beschreibung in Kapitel 5.2.6. Zudem steht für die Gruppenleitung das „Therapietool 6: Drei-Minuten-Atempause“ zur Verfügung (vgl. Seite 135).

6.3.6.2 Besprechung der Meditationspraxis [Runde]

Das selbstständige Üben von Metta (*Selbst* bis *Neutrale Person*) und das Umsetzen von wohlwollenden Verhaltensweisen kann analog zur vorherigen Sitzung (vgl. Kapitel 6.3.5.2 und Kapitel 6.3.5.3) besprochen werden. Zur Variation können optional die Modelle „Innerer Kritiker“ und „Innerer Freund bzw. Wohlwollender Begleiter“ eingeführt werden (vgl. Kapitel 5.5), und die Umsetzung von Wohlwollen im Alltag mit Rückgriff auf die Modelle besprochen werden (vgl. Kasten).

Beispielfragen für die Besprechung

- Wie gut gelingt es Ihnen, Wohlwollen in Handlungen umzusetzen?
- Zu wieviel Prozent sind jeweils Ihr „Innerer Kritiker“ und Ihr „Innerer Freund“ aktiv?
- Wie sehr schenken Sie dem wohlwollenden Begleiter Aufmerksamkeit?

6.3.6.3 Formeln und Barrieren zur *Person, die ich schwierig finde* [Dyaden + Runde]

Das Vorgehen orientiert sich an der vorherigen Sitzung (vgl. Kapitel 6.3.5.4). Nun werden auch die Ergebnisse zu Formeln und Barrieren zu Metta *Freund* und Metta *Neurale Person* aus den Zweiergruppen vorgestellt, die in der letzten Sitzung aus Zeitgründen nicht in der Runde besprochen werden konnten. Die Gruppenleitung gibt dann den Teilnehmenden eine kurze Einführung in das Thema „Metta *Person, die ich schwierig finde*“ und Hinweise zur Auswahl der Adressaten (vgl. hierzu Kapitel 5.3.6). Die Teilnehmerinnen und Teilnehmer erhalten das „Arbeitsblatt 9: Formeln und Barrieren zu Metta *Person, die ich schwierig finde*“ (vgl. Seite 176).

6.3.6.4 Übung Metta Selbst + Freund + Neutrale Person + Person, die ich schwierig finde

Das Vorgehen bei der Übung ist analog dem Vorgehen in Sitzung 4 (vgl. Kapitel 6.3.4.4) bzw. Sitzung 5 (vgl. Kapitel 6.3.5.5). Für die Durchführung der Übung kann die Gruppenleitung wiederum auf die Therapietools 8 bis 11 sowie auf „Therapietool 12: Metta *Person, die ich schwierig finde*“ (vgl. Seite 141) zurückgreifen (Hintergrundinformationen und Ziele vgl. Kapitel 5.3.6).

6.3.6.5 Nachbesprechung [Runde]

Die Nachbesprechung erfolgt analog dem Vorgehen in Kapitel 6.3.2.3 (kurze Rückmeldung dazu, inwieweit das Üben entsprechend der drei Achtsamkeitsprinzipien gelungen ist).

6.3.6.6 Hausaufgaben

Die Hausaufgaben bestehen wiederum aus dem Üben und Protokollieren von Metta *Selbst + Freund + Neutrale Person + Person, die ich schwierig finde*. Weiterhin sollten die Teilnehmerinnen und Teilnehmer möglichst zweimal täglich üben, davon möglichst einmal ohne Anleitung (vgl. „Arbeitsblatt 3: Meditationsprotokoll“ auf Seite 170, „Audiodatei 8: Metta-Meditation *Selbst + Freund + Neutrale Person + Person, die ich schwierig finde*“ und „Audiodatei 9: Metta-Meditation *Selbst + Freund + Neutrale Person + Person, die ich schwierig finde* ohne Wunschvorgabe“). Zudem sollen die ausgewählten wohlwollende Verhaltensweisen (ggf. Auswahl neuer Verhaltensweisen) praktiziert werden (ggf. auch gegenüber anderen/weiteren Personen).

6.3.7 Sitzung 7: Metta *Alle vier* (Selbst + Freund + Neutrale Person + Person, die ich schwierig finde)

Übersicht

1. Dreiminütige Atempause (Material: Therapietool 6)
2. Besprechung des selbstständigen Übens von Metta (Selbst bis Person, die ich schwierig finde)
3. Besprechung wohlwollender Aktivitäten im Alltag
4. Übung Metta *Selbst + Freund + Neutrale Person + Person, die ich schwierig finde + Alle vier* (Materialien: Therapietool 8, 9, 10, 11, 12 und 13)
5. Nachbesprechung
6. Hausaufgaben (Materialien: Arbeitsblatt 3, Audiodatei 10 und 11)

Materialien (vgl. Anhang und Online-Materialien)

- Therapietool 6: Drei-Minuten-Atempause (vgl. auch Kapitel 5.2)
- Therapietool 8: Einleitende Atempause (vgl. auch Kapitel 5.3)
- Therapietool 9: Metta *Selbst* (vgl. auch Kapitel 5.3)
- Therapietool 10: Metta *Freund* (vgl. auch Kapitel 5.3)
- Therapietool 11: Metta *Neutrale Person* (vgl. auch Kapitel 5.3)
- Therapietool 12: Metta *Person, die ich schwierig finde* (vgl. auch Kapitel 5.3)
- Therapietool 13: Metta *Alle vier* (vgl. auch Kapitel 5.3)
- Übersicht 7: Gruppensitzung 7
- Arbeitsblatt 3: Meditationsprotokoll (vgl. auch Kapitel 5.2)
- Audiodatei 10: Metta-Meditation *Alle vier* (vgl. auch Kapitel 5.3)
- Audiodatei 11: Metta-Meditation *Alle vier* ohne Wunschvorgabe (vgl. auch Kapitel 5.3)

6.3.7.1 Dreiminütige Atempause

Eine Übersicht über die Gruppensitzung 7 findet sich in Übersicht 7. Im ersten Teil der Sitzung geht es wiederum um die Durchführung der dreiminütigen Atempause. Das Vorgehen orientiert sich an der Darstellung in Kapitel 6.3.6.1 (vgl. auch „Therapietool 6: Drei-Minuten-Atempause“ auf Seite 135 sowie Kapitel 5.2.6).

Beispielfragen für die Besprechung

- Schaffen Sie es regelmäßig zu üben? Wie zufrieden sind Sie mit der Häufigkeit des Übens?
- Welche Erfahrung haben Sie bei der Konzentration auf wohlwollende Wünsche sich und anderen gegenüber gemacht?
- Wie haben Sie das Üben von Metta gegenüber der Person, die Sie schwierig finden, erlebt?

6.3.7.2 Besprechung des selbstständigen Übens von Metta (Selbst bis Person, die ich schwierig finde) [Runde]

Da Metta gegenüber der *Person, die man schwierig findet,* vielen Patientinnen und Patienten nicht leichtfällt und oft besonderen Klärungsbedarf erzeugt, sollte für diesen Punkt ausreichend Zeit eingeplant und ggf. Kapitel 5.3.6 rekapituliert werden. Die Besprechung kann analog zur Besprechung des selbstständigen Übens in der vorherigen Woche durchgeführt oder auch variiert werden (vgl. Kapitel 6.3.6.2).

6.3.7.3 Besprechung wohlwollender Aktivitäten im Alltag [Dyaden]

Weiterhin geht es darum, den Aufbau wohlwollender Verhaltensweisen im Alltag zu fördern (vgl. auch Kapitel 6.3.5.2). Dazu soll in Zweiergruppen darüber gesprochen (5 Minuten pro Person) werden, wie gut es gelingt, wohlwollendes Verhalten in die Tat umzusetzen und welche Handlungen bzw. Aktivitäten im Alltag durchgeführt werden. Den Teilnehmerinnen und Teilnehmer soll erneut vermittelt werden, dass für den Aufbau von Wohlwollen das Ausüben wohlwollender Handlungen genauso wichtig ist wie die Durchführung von Meditationsübungen

6.3.7.4 Übung Metta *Selbst + Freund + Neutrale Person + Person, die ich schwierig finde + Alle vier*

Das Vorgehen bei der Metta-*Übung* orientiert sich am Vorgehen in den Sitzungen 4 bis 6 (vgl. dazu u.a. Kapitel 6.3.4.4). Die Gruppenleitung kann für die Durchführung der Übung neben den Therapietools 8 bis 12 auch noch auf „Therapietool 13: Metta *Alle vier*" (vgl. Seite 142) zurückgreifen. Die Gruppenleitung erläutert den Hintergrund der Erweiterung der Adressaten (Alle vier) anhand der Informationen in Kapitel 5.3.7.

6.3.7.5 Nachbesprechung [Runde]

Die Nachbesprechung erfolgt wie in Kapitel 6.3.2.3 beschrieben (kurze Rückmeldung dazu, inwieweit das Üben entsprechend der drei Achtsamkeitsprinzipien gelungen ist).

6.3.7.6 Hausaufgaben

Auch bis zur nächsten Sitzung sollen die Teilnehmenden als Hausaufgabe Metta üben und protokollieren (vgl. „Arbeitsblatt 3: Meditationsprotokoll" auf Seite 170, „Audiodatei 10: Metta-Meditation *Alle vier*" und „Audiodatei 11: Metta-Meditation *Alle vier* ohne Wunschvorgabe"). Die Metta-Meditationen *Selbst* bis einschließlich *Alle vier* sollen möglichst zweimal täglich geübt werden, davon möglichst einmal ohne Anleitung. Weiterhin gilt es auch wohlwollendes Verhalten zu praktizieren, ggf. sollen neue Verhaltensweisen ausgewählt werden (ggf. gegenüber anderen Personen).

Wir empfehlen, den Retreat zwischen Sitzung 7 und 8 stattfinden zu lassen. Daher sollte ggf. gegen Ende der Sitzung etwas Zeit eingeplant werden, um Organisatorisches zum Retreat zu besprechen.

6.3.8 Sitzung 8: Metta *Alle Lebewesen*

Übersicht

1. Erklärung zu Metta *Alle Lebewesen*
2. Übung Metta *Alle Lebewesen* (Materialen: Therapietool 8, 9, 10, 11, 12, 13 und 14)
3. Zwischenbilanz: Veränderung von Achtsamkeit und Wohlwollen durch Meditation
4. Metta-Bowl: Wünsche für sich und die Gruppe
5. Rückmeldung an die Gruppe
6. Weiterführende Behandlung und Fortsetzung eigener Meditationspraxis (Materialen: Arbeitsblatt 3, Audiodatei 12)

Materialien (vgl. Anhang und Online-Materialien)

- Therapietool 8: Einleitende Atempause (vgl. auch Kapitel 5.3)
- Therapietool 9: Metta *Selbst* (vgl. auch Kapitel 5.3)
- Therapietool 10: Metta *Freund* (vgl. auch Kapitel 5.3)
- Therapietool 11: Metta *Neutrale Person* (vgl. auch Kapitel 5.3)
- Therapietool 12: Metta *Person, die ich schwierig finde* (vgl. auch Kapitel 5.3)
- Therapietool 13: Metta *Alle vier* (vgl. auch Kapitel 5.3)
- Therapietool 14: Metta *Alle Lebewesen* (vgl. auch Kapitel 5.3)
- Übersicht 8: Gruppensitzung 8
- Arbeitsblatt 3: Meditationsprotokoll (vgl. auch Kapitel 5.2)
- Audiodatei 12: Metta-Meditation *Alle Lebewesen* (vgl. auch Kapitel 5.3)

6.3.8.1 Erklärung zu Metta *Alle Lebewesen*

Eine Übersicht über die letzte Gruppensitzung findet sich in Übersicht 8 (vgl. Seite 151). Die Gruppenleitung erklärt den Hintergrund der Erweiterung der Adressaten auf alle Lebewesen (vgl. Kapitel 5.3.7; Verbundenheit aller Lebewesen; Verringerung von Leiden durch Förderung von Verbundenheit usw.).

6.3.8.2 Übung Metta *Selbst + Freund + Neutrale Person + Person, die ich schwierig finde + Alle vier + Alle Lebewesen*

Die Metta-Meditation *Alle Lebewesen* wird analog dem Vorgehen in den vorherigen Sitzungen durchgeführt (vgl. dazu u.a. Kapitel 6.3.4.4). Der Gruppenleitung stehen für die Durchführung der Übung neben den Therapietools 8 bis 13 auch noch „Therapietool 14: Metta *Alle Lebewesen*“ (vgl. Seite 143) zur Verfügung.

Aus Zeitgründen entfällt in dieser Sitzung die übliche Nachbesprechung.

6.3.8.3 Zwischenbilanz: Veränderung von Achtsamkeit und Wohlwollen durch Meditation [Dyaden + Runde]

In Zweiergruppen (5 Minuten pro Person) sollen sich die Teilnehmerinnen und Teilnehmer bezüglich der folgenden Fragen austauschen:
- Was habe ich bisher erreicht?
- Was ist noch zu tun? bzw. Was nehme ich mir für die Einzeltherapie vor?

In der Gesamtrunde gibt jede Teilnehmerin bzw. jeder Teilnehmer ein kurzes zusammenfassendes Statement in großer Runde ab („Ihr Fazit in 3 Sätzen“).

6.3.8.4 Metta-Bowl: Wünsche für sich und die Gruppe

In der letzten Sitzung geht es darum, den persönlichen Abschied von der Gruppe vorzubereiten, sowie um den Austausch von Wohlwollen innerhalb der Gruppe. Dazu werden Karteikarten (mind. DIN A6), dicke Filzstifte, zwei Behälter (z.B. Schalen), eine Flipchart oder Pinnwand sowie Klebeband oder Pinnadeln benötigt.

Alle Teilnehmenden schreiben jeweils für sich selbst und für die Gruppe einen wohlwollenden Wunsch auf jeweils eine Karteikarte. Diese werden gefaltet und getrennt in die beiden Behälter („Bowls“) gelegt und durchgemischt. Anschließend zieht jede Teilnehmerin bzw. jeder Teilnehmer aus jeder der beiden Bowls einen Wunsch, liest ihn vor und heftet ihn für alle sichtbar an die Pinnwand bzw. die Flipchart.

6.3.8.5 Rückmeldung an die Gruppe [Runde]

An dieser Stelle kann den Teilnehmenden und der Gruppenleitung die Gelegenheit gegeben werden, Rückmeldungen an die Gruppe zu geben und sich zu verabschieden (vgl. Kasten). Durch die Reflexion und den Ausblick auf die Zeit nach dem Gruppenprogramm kann die Abschlussrunde eine rückfallprophylaktische Funktion haben. Sofern nicht oder nicht unmittelbar eine Anschlussbehandlung im Einzelsetting geplant ist, sollte dem Thema mehr Raum gegeben werden, z.B. indem zusätzlich zur Abschlussrunde entsprechende Materialien zur selbstständigen Bearbeitung ausgehändigt werden (vgl. Kapitel 5.6, v.a. Werkzeug-/Schatzkiste, Therapiegeschichte, Notfallkoffer).

Fragen zur Abschlussrunde

- Wie haben Sie sich in der Gruppe gefühlt?
- In welcher Hinsicht hat Ihnen das Gruppenprogramm geholfen? In welcher Hinsicht bleibt noch etwas für Sie zu tun?,
- Was nehmen Sie für sich in Ihren Alltag mit?
- Was können Sie tun, wenn es Ihnen einmal schlechter gehen sollte?

6.3.8.6 Weiterführende Behandlung und Fortsetzung eigener Meditationspraxis

Die Gruppenleitung sollte auf die Frage vorbereitet sein, ob eine weiterführende Therapie sinnvoll ist. Für den (üblichen) Fall, dass Psychotherapie weiter indiziert ist, gibt es im Wesentlichen zwei Möglichkeiten:
1. An das Gruppenprogramm schließt sich eine Einzeltherapie bei der Gruppenleitung an oder – besonders im Falle von Kliniken, Institutsambulanzen oder Medizinischen Versorgungszentren – den Teilnehmenden werden Therapeutinnen bzw. Therapeuten vermittelt. Dabei kann die Wohlwollen-fokussierte Therapie im Einzelsetting weitergeführt werden. Hinweise dazu finden sich in Kapitel 6.4.
2. Die Teilnehmenden müssen sich selbst eine Therapeutin bzw. einen Therapeuten suchen, die/der

im Idealfall bereit ist, gemäß dem vorliegenden Manual zu arbeiten, oder zumindest einen kompatiblen Ansatz verfolgt.

In jedem Fall werden die Teilnehmenden angeregt, die eigene Meditationspraxis (zunehmend selbstangeleitet) fortzusetzen. Dazu kann ihnen auch nochmals das „Arbeitsblatt 3: Meditationsprotokoll" auf Seite 170 sowie die „Audiodatei 12: Metta-Meditation *Alle Lebewesen*" ausgehändigt werden. Zudem wird den Teilnehmenden empfohlen, weiterhin wohlwollende Aktivitäten im Alltag umzusetzen. Die Teilnehmerinnen und Teilnehmer können dabei dauerhaft ihre favorisierten Übungen praktizieren, sind aber auch eingeladen, Übungen gemäß ihren Bedürfnissen zu modifizieren oder auch neue Meditationen auszuprobieren.

Zur Unterstützung während längerer Wartezeiten auf eine Einzelpsychotherapie oder auch als dauerhafte Maßnahmen können eine fachärztliche Behandlung, der Besuch von Selbsthilfegruppen, (nichtpsychotherapeutischen) Meditationsgruppen sowie Bibliotherapie empfohlen werden (vgl. dazu auch Kapitel 5.6.2).

6.3.9 Retreat: Gehmeditation, Meditation in der Natur und dyadische Metta-Meditation

Übersicht

1. Vorbereitung
   a) Überblick über den Tag
   b) Drei-Minuten-Atempause (Material: Therapietool 6)
   c) Metta-Formel für den Retreat-Tag
   d) Achtsames Gehen (im Gruppenraum) (Material: Therapietool 7)
2. Achtsames Gehen zum Retreat-Ort (Material: Arbeitsblatt 22)
3. Achtsam Natur betrachten (Material: Arbeitsblatt 22)
4. Dyadische Metta-Meditation (Material: Arbeitsblatt 22)
5. Nachbesprechung der Übungen
6. Rückweg (schnelles achtsames Gehen)
7. Abschluss

Materialien (vgl. Anhang und Online-Materialien)

- Arbeitsblatt 22: Protokollvorlagen für den Retreat
- Therapietool 6: Drei-Minuten-Atempause (vgl. auch Kapitel 5.2)
- Therapietool 7: Gehmeditation (vgl. auch Kapitel 5.2)
- Übersicht 9: Retreat

Der Retreat bietet Gelegenheit, sich vertieft und erfahrungsbasiert mit Achtsamkeit und Wohlwollen zu befassen (vgl. „Übersicht 9: Retreat" auf Seite 152). Dabei werden die bislang vermittelten Ziele (Achtsamkeit, Wohlwollen als Haltung und wohlwollende Handlungen) in neuen Übungen vermittelt. Um eine möglichst intensive Auseinandersetzung mit Achtsamkeit und Wohlwollen zu fördern, findet unmittelbar nach den Übungen keine Nachbesprechung statt. Stattdessen werden die Übungen auf dem „Arbeitsblatt 22: Protokollvorlagen für den Retreat" (vgl. Seite 190) protokolliert und nach der letzten Übung anhand der Notizen in den Protokollvorlagen nachbesprochen.

6.3.9.1 Vorbereitung

Überblick über den Tag. Im Sinne der Zieltransparenz kann den Teilnehmenden zunächst ein Überblick über die geplanten Aktivitäten am Retreat-Tag gegeben werden.

Dreiminütige Atempause (selbstangeleitet). Zum Einstieg in den Retreat und zum „Ankommen" bietet sich die kurze, dreiminütige Atempause an (vgl. „Therapietool 6: Drei-Minuten-Atempause" auf Seite 135), welche von den Teilnehmenden selbstständig durchgeführt wird.

Metta-Formel für den Retreat-Tag. Um das Thema Wohlwollen präsent zu machen, können die Teilnehmenden im Abschnitt 1 des „Arbeitsblatts 22: Protokollvorlagen für den Retreat" ihre persönlichen Wünsche für den Tag formulieren, jeweils für sich und für die Gruppe. Je nach Zeitplan und Interesse der Gruppenleitung und Teilnehmenden können die Wünsche auch vorgelesen werden.

Achtsames Gehen (im Gruppenraum). Der Retreat-Tag stellt eine gute Gelegenheit dar, um die im Rahmen des Gruppensettings bislang nur begrenzt vermittelten informellen Achtsamkeitsübungen zu vertiefen. Da in der Regel der Retreat-Termin an einem Ort außerhalb der üblichen Gruppenräumlichkeiten stattfinden wird, kann der Weg zum Retreat-Ort mit der Einführung des achtsamen Gehens (vgl. Kapitel 5.2.7) verbunden werden. Als Vorbereitung wird, zunächst im Gruppenraum, das achtsame Gehen (vgl. „Therapietool 7: Gehmeditation" auf Seite 136) eingeführt und kurz geübt bzw. demonstriert.

6.3.9.2 Achtsames Gehen zum Retreat-Ort

Mit Hinweis auf die bekannten Achtsamkeitsprinzipien legt die Gruppe zusammen mit der Gruppenleitung den Weg zum Retreat-Ort zurück. Das Gehen sollte eher langsam erfolgen um die Übung fokussiert durchführen zu können. Darüber hinaus werden den Teilnehmenden keine Vorgaben gemacht. Jede Teilnehmerin bzw. jeder Teilnehmer darf ihr/sein eigenes Tempo finden. Falls die Gruppe von zwei Personen angeleitet wird, bietet es sich an, dass eine der Leiterinnen vorangeht, um das Höchsttempo vorzugeben, während die zweite Leiterin am Ende der Gruppe läuft, um die Übersicht über die Teilnehmenden zu behalten und um zu verhindern, dass jemand einen falschen Weg nimmt. Nach der Ankunft am Retreat-Ort, werden die Wahrnehmungen während des achtsamen Gehens im Abschnitt 2 des „Arbeitsblatts 22: Protokollvorlagen für den Retreat" protokolliert.

6.3.9.3 Achtsam Natur betrachten

Die Teilnehmerinnen und Teilnehmer werden eingeladen, achtsam die Natur zu betrachten (vgl. Kapitel 5.2.7):

> Während bei den bisherigen Achtsamkeitsübungen die Aufmerksamkeit nach innen gerichtet wurde, richten wir nun unseren Fokus auf die unterschiedlichen Sinne. Sie können die umgebende Natur sehen, hören, ggf. auch fühlen (z.B. Wind, Regen, Sonnenstrahlen) oder riechen (z.B. Waldgeruch). Versuchen Sie, auch diese Übungen entsprechend den bekannten Achtsamkeitsprinzipien durchzuführen. Protokollieren Sie im Anschluss Ihre Wahrnehmungen und Erfahrungen.

Die Erfahrungen bei der Durchführung der Übung werden anschließend im Abschnitt 3 des „Arbeitsblatts 22: Protokollvorlagen für den Retreat" protokolliert.

6.3.9.4 Dyadische Metta-Meditation

Ziel der dyadischen Metta-Meditation ist es, den Teilnehmenden die direkte Erfahrung von wohlwollender Zuwendung sich selbst und anderen gegenüber zu ermöglichen. Die Teilnehmerinnen und Teilnehmer werden angeleitet, in einer Zweiergruppe

1. jede/jeder für sich selbst eine kurze Atempause durchzuführen,
2. der Gruppenpartnerin bzw. dem Gruppenpartner zwei bis drei Wünsche sich selbst gegenüber mitzuteilen sowie
3. der Gruppenpartnerin bzw. dem Gruppenpartner zwei bis drei Wünsche gegenüber ihr/ihm mitzuteilen.

Für die Übung können sich die Zweiergruppen an einen ungestörten Ort begeben. Im Anschluss werden die während der Übung gemachten Beobachtungen im Abschnitt 4 des „Arbeitsblatts 22: Protokollvorlagen für den Retreat" protokolliert.

6.3.9.5 Nachbesprechung der Übungen

Anhand der Notizen im „Arbeitsblatts 22: Protokollvorlagen für den Retreat" werden die drei vorherigen Übungen besprochen (vgl. hierzu auch die Hinweise zu Nachbesprechungen in Kapitel 5.2.3). Falls geplant ist, den Retreat bereits am Retreat-Ort zu beenden, sollte zu diesem Zeitpunkt dann ein kurzer Abschluss stattfinden (vgl. Kapitel 6.3.9.7).

6.3.9.6 Rückweg ([normal-]schnelles achtsames Gehen)

Wenn der Retreat in den gewohnten Gruppenräumlichkeiten beendet wird, kann der Rückweg als *schnelles achtsames Gehen* bzw. in der jeweils üblichen Gehgeschwindigkeit zurückgelegt werden. Damit kann verdeutlicht werden, dass achtsames Gehen nicht langsam zu sein braucht. Das Entscheidende ist auch hierbei, dass die Achtsamkeitsprinzipien verfolgt werden.

6.3.9.7 Abschluss

Zum Abschluss kann eine kurze (1 bis 2 Minuten) selbstangeleitete Atempause durchgeführt werden, um die Fokussierung auf die abschließende Besprechung vorzubereiten. Die kurze Besprechung – erfahrungsgemäß hat sich eine gewisse Müdigkeit eingestellt – kann sich an den folgenden Fragen orientieren:

- Was nehme ich aus dem Tag mit?
- Wie hat der Retreat meine Achtsamkeit und mein Wohlwollen beeinflusst?

6.4 Kombination von Gruppen- und Einzelsetting

Eine sequenzielle Anordnung des Behandlungssettings (zuerst Gruppentherapie, dann Einzeltherapie) kann organisatorische Vorteile haben und auch theoretisch wirkungsvoller sein. So können im Gruppensetting zunächst günstige Strategien der Emotionsregulation (Dezentrierung, Akzeptanz, Umbewertung) mittels Achtsamkeitsmeditation (vgl. Modul 2 in Kapitel 5.2) eingeübt werden. Anschließend folgen mithilfe von Meditationsübungen der Aufbau bzw. die Stärkung einer wohlwollenden Haltung (vgl. Modul 3 in Kapitel 5.3). Der Aufbau wohlwollender Verhaltensweisen (vgl. Modul 4 in Kapitel 5.4) kann eingeleitet werden, indem anhand des „Arbeitsblatt 2: Fragebogen zu wohlwollenden Verhaltensweisen (FWWV)“ (vgl. Seite 167) konkrete Verhaltensweisen ausgewählt und als Hausaufgaben umgesetzt werden.

Im anschließenden Einzelsetting können die Meditationspraxis und die Inhalte der Module 2 und 3 fortgesetzt werden. Nach einer genaueren Analyse des Störungsmodels sowie der individuellen Werte, Ziele und Barrieren (vgl. Modul 1 in Kapitel 5.1) kann der Aufbau wohlwollender Verhaltensweisen (vgl. Modul 4 in Modul 5.4) auf einer individuellen Basis vertieft sowie an etwaigen individuelleren Hindernissen für Wohlwollen (vgl. Modul 5 in Modul 5.5) gearbeitet werden. Im Einzelsetting kann zudem meist mehr Zeit auf die abschließende Rückfallprophylaxe (vgl. Modul 6 in Kapitel 5.6) verwendet werden.

Literatur

Aavik, T. & Dobewall, H. (2017). Where is the location of „health" in the human values system? Evidence from Estonia. *Social Indicators Research, 131*(3), 1145–1162. https://doi.org/10.1007/s11205-016-1287-4

American Psychiatric Association. (2013). *Diagnostic and statistical manual of mental disorders* (5th ed.). Arlington, VA: American Psychiatric Publishing. https://doi.org/10.1176/appi.books.9780890425596

American Psychiatric Association. (2018). *Diagnostisches und Statistisches Manual Psychischer Störungen – DSM-5* (Dt. Ausgabe hrsg. von Peter Falkai und Hans-Ulrich Wittchen, mitherausgegeben von Manfred Döpfner et al., 2., korr. Aufl.). Göttingen: Hogrefe.

Arens, E.A. & Stangier, U. (2020). Sad as a matter of evidence: The desire for self-verification motivates the pursuit of sadness in clinical depression. *Frontiers in Psychology, 11,* 238. https://doi.org/10.3389/fpsyg.2020.00238

Arieli, S., Grant, A.M. & Sagiv, L. (2014). Convincing yourself to care about others: An intervention for enhancing benevolence values. *Journal of Personality, 82*(1), 15–24. https://doi.org/10.1111/jopy.12029

Aristoteles (1909). *Nikomachische Ethik* (A. Lasson, Übers.). Jena: Diederichs.

Arntz, A. & Weertman, A. (1999). Treatment of childhood memories: Theory and practice. *Behaviour Research and Therapy, 37*(8), 715–740. https://doi.org/10.1016/S0005-7967(98)00173-9

Batson, C.D., Ahmad, N., Powell, A.A. & Stocks, E.L. (2008). Prosocial motivation. In J. Shah & W.L. Gardner (Eds.), *Handbook of motivation science* (pp. 135–149). New York: Guilford.

Batson, C.D., Eklund, J.H., Chermok, V.L., Hoyt, J.L. & Ortiz, B.G. (2007). An additional antecedent of empathic concern: Valuing the welfare of the person in need. *Journal of Personality and Social Psychology, 93*(1), 65–74. https://doi.org/10.1037/0022-3514.93.1.65

Beauchamp, T. & Childress, J. (2019). Principles of biomedical ethics: Marking its fortieth anniversary. *American Journal of Bioethics, 19*(11), 9–12. https://doi.org/10.1080/15265161.2019.1665402

Bech, P. & Rafaelsen, O.J. (1980). The use of rating scales exemplified by a comparison of the Hamilton and the Bech-Rafaelsen Melancholia Scale. *Acta Psychiatrica Scandinavica, 62,* 128–132. https://doi.org/10.1111/j.1600-0447.1980.tb07683.x

Beck, A.T. (1967). *Depression: Causes and treatment*. Philadelphia, PA: University of Pennsylvania Press.

Beck, A.T. & Clark, D.A. (1988). Anxiety and depression: An information processing perspective. *Anxiety Research, 1*(1), 23–36. https://doi.org/10.1080/10615808808248218

Beck, A.T., Steer, R.A. & Brown, G.K. (1996). *Manual for the Beck Depression Inventory-II*. San Antonio, TX: Psychological Corporation.

Beck, A.T., Steer, R.A. & Brown, G.K. (2009). *Beck-Depressions-Inventar (BDI-II) (Dt. Bearbeitung von Hautzinger, M., Keller, F. & Kühner, C)*. Frankfurt: Pearson.

Beesdo-Baum, K., Zaudig, M. & Wittchen, H.U. (2019). *Strukturiertes Klinisches Interview für DSM-5®-Störungen – Klinische Version (SCID-5-CV)* (Deutsche Bearbeitung des Structured Clinical Interview for DSM-5® Disorders – Clinician Version von Michael B. First, Janet B.W. Williams, Rhonda S. Karg, Robert L. Spitzer). Göttingen: Hogrefe.

Beller, J. (2021). Personal values and mortality: Power, benevolence and self-direction predict mortality risk. *Psychology & Health, 36*(1), 115–127. https://doi.org/10.1080/08870446.2020.1761976

Bernstein, A., Hadash, Y., Lichtash, Y., Tanay, G., Shepherd, K. & Fresco, D.M. (2015). Decentering and related constructs: A critical review and metacognitive processes model. *Perspectives on Psychological Science, 10*(5), 599–617. https://doi.org/10.1177/1745691615594577

Bird, T., Tarsia, M. & Schwannauer, M. (2018). Interpersonal styles in major and chronic depression: A systematic review and meta-analysis. *Journal of Affective Disorders, 239,* 93–101. https://doi.org/10.1016/j.jad.2018.05.057

Bostwick, J.M. & Pankratz, V.S. (2000). Affective disorders and suicide risk: A reexamination. *American Journal of Psychiatry, 157*(12), 1925–1932. https://doi.org/10.1176/appi.ajp.157.12.1925

Bowlby, J. (2018): *Bindung als sichere Basis: Grundlagen und Anwendung der Bindungstheorie*. München: Ernst Reinhardt.

Brewin, C.R. (2006). Understanding cognitive behaviour therapy: A retrieval competition account. *Behaviour Research and Therapy, 44*(6), 765–784. https://doi.org/10.1016/j.brat.2006.02.005

Brockmeyer, T., Kulessa, D., Hautzinger, M., Bents, H. & Backenstrass, M. (2015). Differentiating early-onset chronic depression from episodic depression in terms of cognitive-behavioral and emotional avoidance. *Journal of Affective Disorders, 175,* 418–423. https://doi.org/10.1016/j.jad.2015.01.045

Brown, G.W., Ban, M., Craig, T.K., Harris, T.O., Herbert, J. & Uher, R. (2013). Serotonin transporter length polymorphism, childhood maltreatment, and chronic depression: A specific gene-environment interaction. *Depression and Anxiety, 30*(1), 5–13. https://doi.org/10.1002/da.21982

Carson, J.W., Keefe, F.J., Lynch, T.R., Carson, K.M., Goli, V., Fras, A.M. et al. (2005). Loving-kindness meditation for chronic low back pain: Results from a pilot trial. *Journal of Holistic Nursing: Official Journal of the American Holistic Nurses' Association, 23*(3), 287–304. https://doi.org/10.1177/0898010105277651

Caspar, F. (2008). Motivorientierte Beziehungsgestaltung – Konzept, Voraussetzungen bei den Patienten und Auswirkungen auf Prozess und Ergebnisse. In M. Hermer & B. Röhrle (Hrsg.), *Handbuch der therapeutischen Beziehung* (S. 527–558). Tübingen: DGVT-Verlag.

Caspar, F., Berger, T., Fingerle, H. & Werner, M. (2016). Das deutsche IMI. *Psychotherapie im Dialog, 17*(4), e1-e10. https://doi.org/10.1055/s-0042-105981

Chatterjee, M.B., Baumann, N. & Osborne, D. (2013). You are not alone: Relatedness reduces adverse effects of state orientation on well-being under stress. *Personality and Social Psychology Bulletin, 39*(4), 432–441. https://doi.org/10.1177/0146167213476895

Collegium Internationale Psychiatriae Scalarum (CIPS) (Hrsg.) (2015). *Internationale Skalen für Psychiatrie* (6. Aufl.). Göttingen: Beltz Test GmbH.

Constantino, M.J., Marnell, M.E., Haile, A.J., Kanther-Sista, S.N., Wolman, K., Zappert, L. et al. (2008). Integrative cognitive therapy for depression: A randomized pilot comparison. *Psychotherapy: Theory, Research, Practice, Training, 45*(2), 122–134. https://doi.org/10.1037/0033-3204.45.2.122

Dalai Lama (2001). *An open heart: Practicing compassion in everyday life*. Boston, MA: Little Brown and Company.

Dalgleish, T., Golden, A.M., Yiend, J. & Dunn, B.D. (2010). Differential predictions about future negative events in seasonal and non-seasonal depression. *Psychological Medicine, 40*(3), 459–465. https://doi.org/10.1017/S0033291709990638

Dentale, F., Vecchione, M., Gebauer, J. & Barbaranelli, C. (2017). Measuring automatic value orientations: The Achievement-Benevolence Implicit Association Test. *British Journal of Social Psychology, 57*(1), 210–229. https://doi.org/10.1111/bjso.12229

DeRubeis, R.J. & Feeley, M. (1990). Determinants of change in cognitive therapy for depression. *Cognitive Therapy and Research, 14*(5), 469–482. https://doi.org/10.1007/BF01172968

Deutsche Rentenversicherung Bund. (2015). *Reha-Bericht 2015. Medizinische und berufliche Rehabilitation im Licht der Statistik.* Berlin: Deutsche Rentenversicherung Bund. Verfügbar unter: https://www.deutsche-rentenversicherung.de/SharedDocs/Downloads/DE/Statistiken-und-Berichte/Berichte/rehabericht_2015.html

Dilling, H., Mombour, W. & Schmid, H.M. (2014). *Internationale Klassifikation psychischer Störungen. ICD-10. Kapitel V (F): Klinisch-diagnostische Leitlinien* (9. Aufl.). Bern: Hans Huber.

Dimidjian, S., Barrera, M., Jr., Martell, C., Muñoz, R.F. & Lewinsohn, P.M. (2011). The origins and current status of behavioral activation treatments for depression. *Annual Review of Clinical Psychology, 7,* 1–38. https://doi.org/10.1146/annurev-clinpsy-032210-104535

Dobson, K.S., Quigley, L. & Dozois, D.J. (2014). Toward an integration of interpersonal risk models of depression and cognitive-behaviour therapy. *Australian Psychologist, 49*(6), 328–336. https://doi.org/10.1111/ap.12079

Drost, J., Van der Does, A.J., Antypa, N., Zitman, F.G., Van Dyck, R. & Spinhoven, P. (2012). General, specific and unique cognitive factors involved in anxiety and depressive disorders. *Cognitive Therapy and Research, 36*(6), 621–633. https://doi.org/10.1007/s10608-011-9401-z

Dunn, B.D. (2012). Helping depressed clients reconnect to positive emotion experience: Current insights and future directions. *Clinical Psychology & Psychotherapy, 19*(4), 326–340. https://doi.org/10.1002/cpp.1799

Egli, S., Frieß, E., Graf, P., Höhn, D., Kopf-Beck, J., Rein, M.L. et al. (2020). *Schematherapie bei Depressionen. Ein Behandlungskonzept für das (teil)stationäre Setting.* Göttingen: Hogrefe.

Ernst, M., Kallenbach-Kaminski, L., Kaufhold, J., Negele, A., Bahrke, U., Hautzinger, M. et al. (2020). Suicide attempts in chronically depressed individuals: What are the risk factors? *Psychiatry Research, 287,* 112481. https://doi.org/10.1016/j.psychres.2019.112481

Faßbinder, E. & Schweiger, U. (2013). Das schematherapeutische Modusmodell. *Psychotherapie, 18,* 123–143.

Fava, M., Hwang, I., Rush, A.J., Sampson, N., Walters, E.E. & Kessler, R.C. (2010). The importance of irritability as a symptom of major depressive disorder: Results from the National Comorbidity Survey Replication. *Molecular Psychiatry, 15*(8), 856–867. https://doi.org/10.1038/mp.2009.20

Ferster, C.B. (1973). A functional analysis of depression. *American Psychologist, 28*(10), 857–870. https://doi.org/10.1037/h0035605

Fiedler, P. (1995). *Persönlichkeitsstörungen*. Weinheim: Beltz.

Fiedler, P. (1999). *Verhaltenstherapie in und mit Gruppen. Psychologische Psychotherapie in der Praxis*. Weinheim: Beltz.

Fischer, R. & Boer, D. (2014). Motivational basis of personality traits: A meta-analysis of value-personality correlations. *Journal of Personality, 83,* 491–510. https://doi.org/10.1111/jopy.12125

Fliegel, S. & Kämmerer, A. (2015). *Psychotherapeutische Schätze II*. Tübingen: DGVT.

Flink, N., Honkalampi, K., Lehto, S.M., Leppänen, V., Viinamäki, H. & Lindeman, S. (2018). Comparison of early maladaptive schemas between borderline personality disorder and chronic depression. *Clinical Psychology & Psychotherapy, 25*(4), 532–539. https://doi.org/10.1002/cpp.2188

Flynn, M., Kecmanovic, J. & Alloy, L.B. (2010). An examination of integrated cognitive-interpersonal vulnerability to depression: The role of rumination, perceived social support, and interpersonal stress generation. *Cognitive Therapy and Research, 34*(5), 456–466. https://doi.org/10.1007/s10608-010-9300-8

Fox, K.C., Dixon, M.L., Nijeboer, S., Girn, M., Floman, J.L., Lifshitz, M. et al. (2016). Functional neuroanatomy of meditation: A review and meta-analysis of 78 functional neuroimaging investigations. *Neuroscience & Biobehavioral Reviews, 65,* 208–228. https://doi.org/10.1016/j.neubiorev.2016.03.021

Fredrickson, B.L., Cohn, M.A., Coffey, K.A., Pek, J. & Finkel, S.M. (2008). Open hearts build lives: Positive emotions, induced through loving-kindness meditation, build consequential personal resources. *Journal of Personality and Social Psychology, 95*(5), 1045–1062. https://doi.org/10.1037/a0013262

Frick, A., Thinnes, I., Hofmann, S.G., Windmann, S. & Stangier, U. (2021). Reduced social connectedness and compassion toward close others in patients with chronic depression compared to a non-clinical sample. *Frontiers in Psychiatry, 12,* 608607. https://doi.org/10.3389/fpsyt.2021.608607

Galante, J., Galante, I., Bekkers, M.J. & Gallacher, J. (2014). Effect of kindness-based meditation on health and well-being: A systematic review and meta-analysis. *Journal of Consulting and Clinical Psychology, 82*(6), 1101–1114. https://doi.org/10.1037/a0037249

Gilbert, P. (2010). *The CBT distinctive features series. Compassion focused therapy: Distinctive features.* London: Routledge.

Gilmer, W.S., Trivedi, M.H., Rush, A.J., Wisniewski, S.R., Luther, J., Howland, R.H. et al. (2005). Factors associated with chronic depressive episodes: A preliminary report from the STAR-D project. *Acta Psychiatrica Scandinavica, 112,* 425–33. https://doi.org/10.1111/j.1600-0447.2005.00633.x

Grant, A. & Dutton, J. (2012). Beneficiary or benefactor: Are people more prosocial when they reflect on receiving or giving? *Psychological Science, 23*(9), 1033–1039. https://doi.org/10.1177/0956797612439424

Graser, J., Bohn, C., Kelava, A., Schreiber, F., Hofmann, S.G. & Stangier, U. (2012). Der „Affective Style Questionnaire (ASQ)“: Deutsche Adaption und Validitäten. *Diagnostica, 58,* 100–111. https://doi.org/10.1026/0012-1924/a000056

Graser, J., Höfling, V., Weßlau, C., Mendes, A. & Stangier, U. (2016). Effects of a 12-week mindfulness, compassion, and loving-kindness program on chronic depression: A pilot within-subjects wait-list controlled trial. *Journal of Cognitive Psychotherapy, 30*(1), 35–49. https://doi.org/10.1891/0889-8391.30.1.35

Grawe, K. (1998). *Psychologische Therapie*. Göttingen: Hogrefe.

Grawe, K. (2000). *Psychologische Therapie*. Göttingen: Hogrefe.

Greenberg, P.E., Fournier, A.-A., Sisitsky, T., Pike, C.T. & Kessler, R.C. (2015). The economic burden of adults with major depressive disorder in the United States (2005 and 2010). *Journal of Clinical Psychiatry, 76*(2), 155–162. https://doi.org/10.4088/JCP.14m09298

Grosse Holtforth, M. & Grawe, K. (2002). *FAMOS – Fragebogen zur Analyse Motivationaler Schemata* (1. Aufl.). Göttingen: Hogrefe.

Grosse Holtforth, M., Grawe, K., Egger, O. & Berking, M. (2005). Reducing the dreaded: Change of avoidance motivation in psychotherapy. *Psychotherapy Research, 15*(3), 261–271. https://doi.org/10.1080/10503300512331334968

Guhn, A., Sterzer, P., Haack, F.H. & Köhler, S. (2018). Affective and cognitive reactivity to mood induction in chronic depression. *Journal of Affective Disorders, 229,* 275–281. https://doi.org/10.1016/j.jad.2017.12.090

Hamilton, M.A. (1960). Rating scale for depression. *Journal of Neurology, Neurosurgery and Psychiatry, 23*(1), 56–62. https://doi.org/10.1136/jnnp.23.1.56

Hardeveld, F., Spijker, J., De Graaf, R., Hendriks, S.M., Licht, C.M., Nolen, W.A., Penninx, B.W., & Beekman, A.T. (2013). Recurrence of major depressive disorder across different treatment settings: Results from the NESDA study. *Journal of Affective Disorders, 147*(1–3), 225–231. https://doi.org/10.1016/j.jad.2012.11.008

Harris, E.C. & Barraclough, B. (1997). Suicide as an outcome for mental disorders: A meta-analysis. *British Journal of Psychiatry, 170*(3), 205–228. https://doi.org/10.1192/bjp.170.3.205

Hawton, K., i Comabella, C.C., Haw, C. & Saunders, K. (2013). Risk factors for suicide in individuals with depression: A systematic review. *Journal of Affective Disorders, 147*(1–3), 17–28. https://doi.org/10.1016/j.jad.2013.01.004

Hayes, S.C. & Hofmann, S.G. (Eds.). (2018). *Process-based CBT: The science and core clinical competencies of cognitive behavioral therapy*. Oakland, CA: New Harbinger Publications.

Herrmann-Lingen, C. Buss, U. & Snaith, R.P. (2018). *Hospital Anxiety and Depression Scale – Deutsche Version* (4. Aufl.). Bern: Hogrefe.

Herzberg, S. (2018). Moralität im Licht der caritas. In W. Rohr (Hrsg.), *Liebe – eine Tugend?* Wiesbaden: Springer VS.

Hinton, D.E., Ojserkis, R.A., Jalal, B., Peou, S. & Hofmann, S.G. (2013). Loving-kindness in the treatment of traumatized refugees and minority groups: A typology of mindfulness and the nodal network model of affect and affect regulation. *Journal of Clinical Psychology, 69*(8), 817–828. https://doi.org/10.1002/jclp.22017

Hinton, D.E., Pich, V., Hofmann, S.G. & Otto, M.W. (2013). Acceptance and mindfulness techniques as applied to refugee and ethnic minority populations with PTSD: Examples from „culturally adapted CBT“. *Cognitive and Behavioral Practice, 20*(1), 33–46. https://doi.org/10.1016/j.cbpra.2011.09.001

Hofmann, S.G., Grossman, P. & Hinton, D.E. (2011). Loving-kindness and compassion meditation: Potential for psychological interventions. *Clinical Psychology Review, 31*(7), 1126–1132. https://doi.org/10.1016/j.cpr.2011.07.003

Hofmann, S.G. & Hayes, S.C. (2019). Functional analysis is dead: Long live functional analysis. *Clinical Psychological Science, 7*(1), 63–67. https://doi.org/10.1177/2167702618805513

Hofmann, S.G., Petrocchi, N., Steinberg, J., Lin, M., Arimitsu, K., Kind, S. et al. (2015). Loving-kindness meditation to target affect in mood disorders: A proof-of-concept study. *Evidence-based Complementary and Alternative Medicine: ECAM, 2015*(2). 1–11.

Holmstrand, C., Engström, G. & Träskman-Bendz, L. (2008). Disentangling dysthymia from major depressive disorder in suicide attempters' suicidality, comorbidity and symptomatology. *Nordic Journal of Psychiatry, 62*(1), 25–31. https://doi.org/10.1080/08039480801960164

Hölzel, L., Härter, M., Reese, C. & Kriston, L. (2011). Risk factors for chronic depression – a systematic review. *Journal of Affective Disorders, 129*(1–3), 1–13. https://doi.org/10.1016/j.jad.2010.03.025

Horowitz, L.M., Strauß, B., Thomas, A. & Kordy, H. (2016). *Inventar zur Erfassung interpersonaler Probleme – Deutsche Version (IIP-D)* (3., überarb. Aufl.). Göttingen: Hogrefe.

Huguelet, P., Mohr, S.M., Olié, E., Vidal, S., Hasler, R., Prada, P. et al. (2016). Spiritual meaning in life and values in patients with severe mental disorders. *Journal of Nervous and Mental Disease, 204*(6), 409–414. https://doi.org/10.1097/NMD.0000000000000495

Ickes, W. (2003). *Everyday mind reading*. New York: Prometheus Books.

Jacob, G. & Arntz, A. (2014). *Schematherapie*. Göttingen: Hogrefe.

Janoff-Bulman, R. (1989). Assumptive worlds and the stress of traumatic events: Applications of the schema construct. *Social Cognition, 7*(2), 113–136. https://doi.org/10.1521/soco.1989.7.2.113

Johnson, D.P., Penn, D.L., Fredrickson, B.L., Kring, A.M., Meyer, P.S., Catalino, L.I. et al. (2011). A pilot study of loving-kindness meditation for the negative symptoms of schizophrenia. *Schizophrenia Research, 129*(2–3), 137–140. https://doi.org/10.1016/j.schres.2011.02.015

Joiner, T.E. (2005). *Why people die by suicide*. Cambridge: Harvard University Press.

Kant, I. (1977). *Werkausgabe Band 1 bis 12*. Herausgegeben von Wilhelm Weischedel. Frankfurt am Main: Suhrkamp.

Kant, I. (2008). *Grundlegung zur Metaphysik der Sitten*. Köln: Anaconda.

Kant, I. (1990). *Metaphysische Anfangsgründe der Tugendlehre* (Einleitung: Bernd Ludwig). Hamburg: Felix Meiner Verlag.

Kanter, J.W., Busch, A.M., Weeks, C.E. & Landes, S.J. (2008). The nature of clinical depression: Symptoms, syndromes, and behavior analysis. *Behavior Analyst, 31*(1), 1–21. https://doi.org/10.1007/BF03392158

Kanter, J.W., Rusch, L.C., Landes, S.J., Holman, G.I., Whiteside, U. & Sedivy, S.K. (2009). The use and nature of present-focused interventions in cognitive and behavioral therapies for depression. *Psychotherapy: Theory, Research, Practice, Training, 46*(2), 220–232. https://doi.org/10.1037/a0016083

Kearney, D.J., Malte, C.A., McManus, C., Martinez, M.E., Felleman, B. & Simpson, T.L. (2013). Loving-kindness meditation for posttraumatic stress disorder: A pilot study. *Journal of Traumatic Stress, 26*(4), 426–434. https://doi.org/10.1002/jts.21832

Keller, F., Steiner, B., Wolfersdorf, M., Hautzinger, M. & Nostitz, V.E. (1992). Rückfall bei Depressiven im Jahr nach Entlassung: Erfassungsprobleme, Methoden und Ergebnisse. In B. Steiner, F. Keller & M. Wolfersdorf (Hrsg.), *Katamnese-Studien in der Psychiatrie* (S. 1–20). Göttingen: Hogrefe.

Keller, M.B., Lavori, P.W., Friedman, B., Nielsen, E., Endicott, J., McDonald-Scott, P. et al. (1987). The Longitudinal Interval Follow-up Evaluation: A comprehensive method for assessing outcome in prospective longitudinal studies. *Archives of General Psychiatry, 44*(6), 540–548. https://doi.org/10.1001/archpsyc.1987.01800180050009

Kessler, R.C. (2002). Epidemiology of depression. In I.H. Gotlib & C.L. Hammen (Eds.), *Handbook of depression* (pp. 23–42). New York: Guilford.

Kessler, R.C., Berglund, P.A., Dewit, D.J., Bedirhan Üstün, T., Wang, P.S. & Wittchen, H.U. (2002). Distinguishing generalized anxiety disorder from major depression: Prevalence and impairment from current pure and comorbid disorders in the US and Ontario. *International Journal of Methods in Psychiatric Research, 11*(3), 99–111. https://doi.org/10.1002/mpr.128

Kessler, R.C. & Bromet, E.J. (2014). The epidemiology of depression across cultures. *Annual Review of Public Health, 34*, 119–138. https://doi.org/10.1146/annurev-publhealth-031912-114409

Kessler, R.C., McLaughlin, K.A., Green, J.G., Gruber, M.J., Sampson, N.A., Zaslavsky, A.M. et al. (2010). Childhood adversities and adult psychopathology in the WHO World Mental Health Surveys. *British Journal of Psychiatry, 197*(5), 378–385. https://doi.org/10.1192/bjp.bp.110.080499

Klein, D.N., Schatzberg, A.F., McCullough, J.P., Dowling, F., Goodman, D., Howland, R.H. et al. (1999). Age of onset in chronic major depression: Relation to demographic and clinical variables, family history, and treatment response. *Journal of Affective Disorders, 55*(2–3), 149–157. https://doi.org/10.1016/S0165-0327(99)00020-8

Klein, J.P. & Belz, M. (2014). *Psychotherapie chronischer Depression. Praxisleitfaden CBASP*. Göttingen: Hogrefe.

Klimecki, O.M., Leiberg, S., Ricard, M. & Singer, T. (2014). Differential pattern of functional brain plasticity after compassion and empathy training. *Social Cognitive and Affective Neuroscience, 9*(6), 873–879. https://doi.org/10.1093/scan/nst060

Klinitzke, G., Romppel, M., Häuser, W., Brähler, E. & Glaesmer, H. (2012). Die deutsche Version des Childhood Trauma Questionnaire (CTQ) – Psychometrische Eigenschaften in einer bevölkerungsrepräsentativen Stichprobe. *PPmP – Psy-*

chotherapie, Psychosomatik, Medizinische Psychologie, 62(2), 47–51. https://doi.org/10.1055/s-0031-1295495

Klonsky, E. D., May, A. M. & Saffer, B. Y. (2016). Suicide, suicide attempts, and suicidal ideation. *Annual Review of Clinical Psychology, 12,* 307–330. https://doi.org/10.1146/annurev-clinpsy-021815-093204

Kohlberg, L., Boyd, D. R. & Levine, C. (1990). The return of stage 6: Its principle and moral point of view. In T. E. Wren (Ed.), *Studies in contemporary German social thought. The moral domain: Essays in the ongoing discussion between philosophy and the social sciences* (pp. 151–181). Cambridge: The MIT Press.

Köhler, S., Chrysanthou, S., Guhn, A. & Sterzer, P. (2019). Differences between chronic and nonchronic depression: Systematic review and implications for treatment. *Depression and Anxiety, 36*(1), 18–30. https://doi.org/10.1002/da.22835

Kok, B. E. & Singer, T. (2017). Effects of contemplative dyads on engagement and perceived social connectedness over 9 months of mental training: A randomized clinical trial. *JAMA Psychiatry, 74*(2), 126–134. https://doi.org/10.1001/jamapsychiatry.2016.3360

Kornfield, J. (2005). *Meditation für Anfänger*. München: Arkana.

Krieger, T., Zimmermann, J., Beutel, M. E., Wiltink, J., Schauenburg, H. & Grosse Holtforth, M. (2014). Ein Vergleich verschiedener Kurzversionen des Depressive Experiences Questionnaire (DEQ) zur Erhebung von Selbstkritik und Abhängigkeit. *Diagnostica, 60*(3), 126–139. https://doi.org/10.1026/0012-1924/a000105

Kriston, L., Von Wolff, A., Westphal, A., Hölzel, L. P. & Härter, M. (2014). Efficacy and acceptability of acute treatments for persistent depressive disorder: A network meta-analysis. *Depression and Anxiety, 31*(8), 621–630. https://doi.org/10.1002/da.22236

Kroenke, K., Spitzer, R. L. & Williams, J. B. (2001). ThePHQ-9. Validity of a brief depression severity measure. *Journal of General Internal Medicine, 16*(9), 606–613. https://doi.org/10.1046/j.1525-1497.2001.016009606.x

Krüger-Gottschalk, A., Knaevelsrud, C., Rau, H., Dyer, A., Schäfer, I., Schellong, J. et al. (2017). The German version of the Posttraumatic Stress Disorder Checklist for DSM-5 (PCL-5): psychometric properties and diagnostic utility. *BMC Psychiatry, 17*(1), 379. https://doi.org/10.1186/s12888-017-1541-6

Kube, T., Rief, W. & Glombiewski, J. A. (2017). On the maintenance of expectations in major depression – investigating a neglected phenomenon. *Frontiers in Psychology, 8,* 9. https://doi.org/10.3389/fpsyg.2017.00009

Kühner, C., Huffziger, S. & Nolen-Hoeksema, S. (2007). *RSQ-D. Response Styles Questionnaire – Deutsche Version* (1. Aufl.). Göttingen: Hogrefe.

Kupfer, D. J. (1991). Long-term treatment of depression. *The Journal of Clinical Psychiatry, 52*(Suppl.), 28–34.

LeMoult, J. & Gotlib, I. H. (2019). Depression: A cognitive perspective. *Clinical Psychology Review, 69,* 51–66. https://doi.org/10.1016/j.cpr.2018.06.008

Lewinsohn, P. M. (1974). A behavioural approach to depression. In R. J. Freedman & M. Katz (Eds.), *Essential papers on depression* (pp. 150–172). Oxford: Wiley.

Lieberman, M. A., Yalom, I. D. & Miles, M. B. (1973). *Encounter groups: First facts.* New York: Basic Books.

Liu, Q., He, H., Yang, J., Feng, X., Zhao, F. & Lyu, J. (2020). Changes in the global burden of depression from 1990 to 2017: Findings from the Global Burden of Disease Study. *Journal of Psychiatric Research, 126,* 134–140. https://doi.org/10.1016/j.jpsychires.2019.08.002

Liu, R. T. (2017). Childhood adversities and depression in adulthood: Current findings and future directions. *Clinical Psychology: Science and Practice, 24*(2), 140–153. https://doi.org/10.1111/cpsp.12190

Malogiannis, I. A., Arntz, A., Spyropoulou, A., Tsartsara, E., Aggeli, A., Karveli, S. et al. (2014). Schema therapy for patients with chronic depression: A single case series study. *Journal of Behavior Therapy and Experimental Psychiatry, 45*(3), 319–329. https://doi.org/10.1016/j.jbtep.2014.02.003

Marsh, N., Marsh, A. A., Lee, M. R. & Hurlemann, R. (2020). Oxytocin and the neurobiology of prosocial behavior. *The Neuroscientist: a Review Journal Bringing Neurobiology, Neurology and Psychiatry,* 1073858420960111. Advance online publication. https://doi.org/10.1177/1073858420960111

Martela, F. & Ryan, R. M. (2016). The benefits of benevolence: Basic psychological needs, beneficence, and the enhancement of well-being. *Journal of Personality, 84*(6), 750–764. https://doi.org/10.1111/jopy.12215

McCullough, J. P. (2000). *Treatment for Chronic Depression: Cognitive Behavioral Analysis System of Psychotherapy (CBASP).* New York: Guilford.

McCullough, J. P. (2012). *Therapeutische Beziehung und die Behandlung chronischer Depressionen.* Heidelberg: Springer. https://doi.org/10.1007/978-3-642-19639-3

Melchior, H., Schulz, H. & Härter, M. (2014). *Faktencheck Gesundheit – Regionale Unterschiede in der Diagnostik und Behandlung von Depressionen.* Gütersloh: Bertelsmann Stiftung. Verfügbar unter: https://faktencheck-gesundheit.de/fileadmin/files/user_upload/Faktencheck_Depression_Studie.pdf

Michalak, J., Schultze, M., Heidenreich, T. & Schramm, E. (2015). A randomized controlled trial on the efficacy of mindfulness-based cognitive therapy and a group version of cognitive behavioral analysis system of psychotherapy for chronically depressed patients. *Journal of Consulting and Clinical Psychology, 83*(5), 951–963. https://doi.org/10.1037/ccp0000042

Michalak, J., Zarbock, G., Drews, M., Otto, D., Mertens, D., Ströhle, G. et al. (2016). Erfassung von Achtsamkeit mit der deutschen Version des Five Facet Mindfulness Questionnaires (FFMQ-D). *Zeitschrift für Gesundheitspsychologie, 24*(1), 1–12. https://doi.org/10.1026/0943-8149/a000149

Mongrain, M., Barnes, C., Barnhart, R. & Zalan, L. B. (2018). Acts of kindness reduce depression in individuals low on agreeableness. *Translational Issues in Psychological Science, 4*(3), 323–334. https://doi.org/10.1037/tps0000168

Murphy, J. A. & Byrne, G. J. (2012). Prevalence and correlates of the proposed DSM-5 diagnosis of chronic depressive disorder. *Journal of Affective Disorders, 139*(2), 172–180. https://doi.org/10.1016/j.jad.2012.01.033

Nanni, V., Uher, R. & Danese, A. (2012). Childhood maltreatment predicts unfavorable course of illness and treatment outcome in depression: A meta-analysis. *American Journal of Psychiatry, 169*(2), 141–151. https://doi.org/10.1176/appi.ajp.2011.11020335

Neff, K. (2011). *Self-compassion: Stop beating yourself up and leave insecurity behind.* New York: HarperCollins.

Negt, P., Brakemeier, E.L., Michalak, J., Winter, L., Bleich, S. & Kahl, K.G. (2016). The treatment of chronic depression with cognitive behavioral analysis system of psychotherapy: A systematic review and meta-analysis of randomized-controlled clinical trials. *Brain and Behavior, 6*(8), e00486. https://doi.org/10.1002/brb3.486

Nelson, S.K., Layous, K., Cole, S.W. & Lyubomirsky, S. (2016). Do unto others or treat yourself? The effects of prosocial and self-focused behavior on psychological flourishing. *Emotion, 16*(6), 850–861. https://doi.org/10.1037/emo0000178

Neumann, N.U. & Schulte, R.M. (1988). Montgomery-Åsberg-Depressions-Rating-Skala – Bestimmung der Validität und Interrater-Reliabilität der deutschen Fassung. *Psycho, 14,* 911–924.

Nolen-Hoeksema, S. (2000). The role of rumination in depressive disorders and mixed anxiety/depressive symptoms. *Journal of Abnormal Psychology, 109*(3), 504–511. https://doi.org/10.1037/0021-843X.109.3.504

Nübel, J., Guhn, A., Müllender, S., Le, H.D., Cohrdes, C. & Köhler, S. (2020). Persistent depressive disorder across the adult lifespan: Results from clinical and population-based surveys in Germany. *BMC Psychiatry, 20*(1), 58. https://doi.org/10.1186/s12888-020-2460-5

Nussbaum, M.C. (1999). *Gerechtigkeit oder das gute Leben.* Frankfurt: Suhrkamp.

Nussbaum, M.C. (2002). *Konstruktion der Liebe, des Begehrens und der Fürsorge.* Stuttgart: Reclam.

Parks-Leduc, L., Feldman, G. & Bardi, A. (2015). Personality traits and personal values: A meta-analysis. *Personality and Social Psychology Review, 19*(1), 3–29. https://doi.org/10.1177/1088868314538548

Pepper, C.M., Klein, D.N., Anderson, R.L., Riso, L.P., Ouimette, P.C. & Lizardi, H. (1995). DSM-III-R axis II comorbidity in dysthymia and major depression. *American Journal of Psychiatry, 152*(2), 239–247. https://doi.org/10.1176/ajp.152.2.239

Piet, J. & Hougaard, E. (2011). The effect of mindfulness-based cognitive therapy for prevention of relapse in recurrent major depressive disorder: A systematic review and meta-analysis. *Clinical Psychology Review, 31*(6), 1032–1040. https://doi.org/10.1016/j.cpr.2011.05.002

Rein, M., Höhn, D. & Keck, M. (2018). Klinische Wirksamkeit der Schematherapie bei Depressionen. *NeuroTransmitter, 29*(12), 42–52. https://doi.org/10.1007/s15016-018-6218-y

Reizer, A. & Mikulincer, M. (2007). Assessing individual differences in working models of caregiving: The construction and validation of the Mental Representation of Caregiving Scale. *Journal of Individual Differences, 28*(4), 227–239. https://doi.org/10.1027/1614-0001.28.4.227

Renner, F., Arntz, A., Peeters, F.P., Lobbestael, J. & Huibers, M.J. (2016). Schema therapy for chronic depression: Results of a multiple single case series. *Journal of Behavior Therapy and Experimental Psychiatry, 51,* 66–73. https://doi.org/10.1016/j.jbtep.2015.12.001

Renner, F., Murphy, F.C., Ji, J.L., Manly, T. & Holmes, E.A. (2019). Mental imagery as a „motivational amplifier“ to promote activities. *Behaviour Research and Therapy, 114,* 51–59. https://doi.org/10.1016/j.brat.2019.02.002

Rhebergen, D., Beekman, A.T.F., de Graaf, R., Nolen, W.A., Spijker, J., Hoogendijk, W.J. et al. (2010). Trajectories of recovery of social and physical functioning in major depression, dysthymic disorder and double depression: A 3-year follow-up. *Journal of Affective Disorders. 124*(1–2), 148–56. https://doi.org/10.1016/j.jad.2009.10.029

Richards, D. (2011). Prevalence and clinical course of depression: A review. *Clinical Psychology Review, 31*(7), 1117–1125. https://doi.org/10.1016/j.cpr.2011.07.004

Rief, W., Bleichhardt, G., Dannehl, K., Euteneuer, F. & Wambach, K. (2018). Comparing the efficacy of CBASP with two versions of CBT for depression in a routine care center: A randomized clinical trial. *Psychotherapy and Psychosomatics, 87*(3), 164–178. https://doi.org/10.1159/000487893

Risch, A.K., Stangier, U., Heidenreich, T. & Hautzinger, M. (2011). *Kognitive Erhaltungstherapie bei rezidivierender Depression.* Berlin: Springer.

Riso, L.P., Du Toit, P.L., Blandino, J.A., Penna, S., Dacey, S., Duin, J.S. et al. (2003). Cognitive aspects of chronic depression. *Journal of Abnormal Psychology, 112*(1), 72–80. https://doi.org/10.1037/0021-843X.112.1.72

Rogers, C.R. (1957). The necessary and sufficient conditions of therapeutic personality change. *Journal of Consulting Psychology, 21*(2), 95–103. https://doi.org/10.1037/h0045357

Rokeach, M. (1973). *The nature of human values.* New York: Free Press.

Ruch, W., Proyer, R.T., Harzer, C., Park, N., Peterson, C. & Seligman, M.E.P. (2010). Values in Action Inventory of Strengths (VIA-IS): Adaptation and validation of the German version and the development of a peer-rating form. *Journal of Individual Differences, 31*(3), 138–149. https://doi.org/10.1027/1614-0001/a000022

Rush, A. J, Trivedi, M.H., Ibrahim, H.M., Carmody, T.J., Arnow, B., Klein, D.N. et al. (2003). The 16-item Quick Inventory of Depressive Symptomatology (QIDS) Clinician Rating (QIDS-C) and Self-Report (QIDS-SR): A psychometric evaluation in patients with chronic major depression. *Biological Psychiatry, 54*(5), 573–583. https://doi.org/10.1016/S0006-3223(02)01866-8

Salzberg, S. (2009). Foreword. In C.K. Germer (Ed.), *The mindful path to self-compassion.* New York: Guilford.

Salzberg, S. (2003). *Metta Meditation: Buddhas revolutionärer Weg zum Glück.* Freiburg: Arbor

Schnell, K. & Herpertz, S.C. (2018). Emotion regulation and social cognition as functional targets of mechanism-based psychotherapy in major depression with comorbid personality pathology. *Journal of Personality Disorders, 32,* 12–35. https://doi.org/10.1521/pedi.2018.32.supp.12

Schönecker, D. (2010). Kant über Menschenliebe als moralische Gemütsanlage. *Archiv für Geschichte der Philosophie, 92*(2), 133–175. https://doi.org/10.1515/agph.2010.007

Schramm, E., Klein, D.N., Elsaesser, M., Furukawa, T.A. & Domschke, K. (2020). Review of dysthymia and persistent depressive disorder: History, correlates, and clinical implications. *Lancet Psychiatry, 7*(9), 801–812. https://doi.org/10.1016/S2215-0366(20)30099-7

Schwartz, S.H. (1992). Universals in the content and structure of values: Theoretical advances and empirical tests in 20 countries. In M.P. Zanna (Ed.), *Advances in experimental social psychology* (*Vol. 25,* pp. 1–65). Amsterdam: Academic Press/Elsevier.

Schwartz, S.H. (2010). Basic values: How they motivate and inhibit prosocial behavior. In M. Mikulincer & P.R. Shaver (Eds.), *Prosocial motives, emotions and behavior: The better angels of our nature* (pp. 221–241). Washington, DC: American Psychological Association. https://doi.org/10.1037/12061-012

Seebauer, L. Faßbinder, E. & Jacob, G. (2017). Imagination. In E.-L. Brakemeier & F. Jacobi (Hrsg.), *Verhaltenstherapie in der Praxis* (S. 407–416). Weinheim: Beltz.

Segal, Z.V., Williams, J.M. G. & Teasdale, J.D. (2013). *Mindfulness-based cognitive therapy for depression* (2nd ed.). New York: Guilford.

Segal, Z.V., Williams, J.M.G. & Teasdale, J.D. (2015). *Die Achtsamkeitsbasierte Kognitive Therapie der Depression.* Tübingen: DGVT-Verlag.

Segrin, C. (2000). Social skills deficits associated with depression. *Clinical Psychology Review, 20*(3), 379–403. https://doi.org/10.1016/S0272-7358(98)00104-4

Seidl, E., Padberg, F., Bauriedl-Schmidt, C., Albert, A., Daltrozzo, T., Hall, J. et al. (2020). Response to ostracism in patients with chronic depression, episodic depression and borderline personality disorder a study using Cyberball. *Journal of Affective Disorders, 260,* 254–262. https://doi.org/10.1016/j.jad.2019.09.021

Sheldon, K.M. (2011). Integrating behavioral-motive and experiential-requirement perspectives on psychological needs: A two process model. *Psychological Review, 118*(4), 552–569. https://doi.org/10.1037/a0024758

Sigmund, A., Räth, D., Finck, C., Meves, A.M., Stoy, M. & Ströhle, A. (2011). Young-Schemafragebogen: Psychometrische Eigenschaften einer deutschen Kurzform. *Psychotherapie, 16*(2), 207–212.

Silfver, M., Helkama, K., Lönnqvist, J.E. & Verkasalo, M. (2008). The relation between value priorities and proneness to guilt, shame, and empathy. *Motivation and Emotion, 32*(2), 69–80. https://doi.org/10.1007/s11031-008-9084-2

Singer, T. & Lamm, C. (2009). The social neuroscience of empathy. *Annals of the New York Academy of Sciences, 1156*(1), 81–96. https://doi.org/10.1111/j.1749-6632.2009.04418.x

Sortheix, F.M. & Schwartz, S.H. (2017). Values that underlie and undermine well-being: Variability across countries. *European Journal of Personality, 31*(2), 187–201. https://doi.org/10.1002/per.2096

Spaemann, R. (1989). *Glück und Wohlwollen.* Stuttgart: Klett-Cotta.

Stangier, U. (2014). *Instructions for the assessment of persistent depressive disorder with the Psychiatric Status Rating (PSR).* Frankfurt: Goethe University, Department of Clinical Psychology and Psychotherapy.

Stangier, U. (2019). Prozessbasierte Kognitive Verhaltenstherapie – Integration von Kognitiver Verhaltenstherapie und Dritter Welle unter der Perspektive der Prozessorientierung. *Psychotherapeutenjournal, 18,* 236–243.

Stangier, U. (2021a). *Fragebogen zu Wohlwollen (FWW).* Unveröffentlichtes Manuskript, Goethe-Universität, Frankfurt am Main.

Stangier, U. (2021b). *Fragebogen zu wohlwollenden Verhaltensweisen (FWWV).* Unveröffentlichtes Manuskript, Goethe-Universität, Frankfurt am Main.

Stangier, U. (2023). *Verhaltensexperimente* (Standards der Psychotherapie). Göttingen: Hogrefe.

Stangier, U., Frick, A., Thinnes, I., Arens, E.A. & Hofmann, S.G. (2021). Metta-based therapy for chronic depression: A wait list control trial. *Mindfulness.* Published online: October 8 2021. https://doi.org/10.1007/s12671-021-01753-y

Stangier, U., Hilling, C., Heidenreich, T., Risch, A.K., Barocka, A., Schlösser, R. et al. (2013). Maintenance cognitive-behavioral therapy and manualized psychoeducation in the treatment of recurrent depression: A multicenter prospective randomized controlled trial. *American Journal of Psychiatry, 170*(6), 624–632. https://doi.org/10.1176/appi.ajp.2013.12060734

Stefan, S.I. & Hofmann, S.G. (2019). Integrating Metta into CBT: How loving-kindness and compassion meditation can enhance CBT for treating anxiety and depression. *Clinical Psychology in Europe, 1*(3), 1-15. https://doi.org/10.32872/cpe.v1i3.32941

Steffen, A., Thom, J., Jacobi, F., Holstiege, J. & Bätzing, J. (2020). Trends in prevalence of depression in Germany between 2009 and 2017 based on nationwide ambulatory claims data. *Journal of Affective Disorders, 271,* 239–247. https://doi.org/10.1016/j.jad.2020.03.082

Strauss, C., Cavanagh, K., Oliver, A. & Pettman, D. (2014). Mindfulness-based interventions for people diagnosed with a current episode of an anxiety or depressive disorder: A meta-analysis of randomised controlled trials. *PLOS ONE, 9*(4), e96110. https://doi.org/10.1371/journal.pone.0096110

Stucki, C. (2004). *Die Therapiebeziehung differentiell gestalten* (Unveröffentlichte Dissertation). Universität Bern.

Stucki, C. & Grawe, K. (2007). Bedürfnis- und motivorientierte Beziehungsgestaltung. *Psychotherapeut, 52*(1), 16–23. https://doi.org/10.1007/s00278-006-0507-9

Teasdale, J.D. (1988). Cognitive vulnerability to persistent depression. *Cognition & Emotion, 2*(3), 247–274. https://doi.org/10.1080/02699938808410927

Thich Nhat Hanh (2006). *Chanting From The Heart. Buddhist Ceremonies and Daily Practices.* Berkeley, CA: Parallax Press.

Thinnes, I., Arens, E.A., & Stangier, U. (2017). Rezidivprophylaxe und Akutbehandlung chronischer Depression: Ein Behandlungskonzept für zwei Verlaufsformen? *Verhaltenstherapie, 27*(4), 254–264. https://doi.org/10.1159/000455164

Uribe, I.P., Blasco-Fontecilla, H., García-Parés, G., Batalla, M.G., Capdevila, M.L., Meca, A.C. et al. (2013). Attempted and completed suicide: Not what we expected? *Journal of Affective Disorders, 150*(3), 840–846. https://doi.org/10.1016/j.jad.2013.03.013

Van den Brink, E. & Koster, F. (2013). *Mitfühlend leben. Mit Selbst-Mitgefühl und Achtsamkeit die seelische Gesundheit stärken. Mindfulness-Based Compassionate Living – MBCL.* München: Kösel.

Van Randenborgh, A., Hüffmeier, J., Victor, D., Klocke, K., Borlinghaus, J. & Pawelzik, M. (2012). Contrasting chronic with episodic depression: An analysis of distorted socio-emotional information processing in chronic depression. *Journal of Affective Disorders, 141*(2–3), 177–184. https://doi.org/10.1016/j.jad.2012.02.039

Weishaar, M.E. & Beck, A.T. (1992). Clinical and cognitive predictors of suicide. In R.W. Maris, A.L. Berman, J.T. Maltsberger & R.I. Yufit (Eds.), *Assessment and prediction of suicide.* New York: Guilford.

Wiersma, J.E., van Schaik, D.J., Blom, M.B., Bakker, L., van Oppen, P. & Beekman, A.T. (2009). Treatment for chronic depression: Cognitive behavioral analysis system of psychotherapy (CBASP). *Tijdschrift voor psychiatrie, 51*(10), 727–736.

Wittchen, H.-U., Müller, N., Schmidtkunz, B., Winter, S. & Pfister, H. (2000). Erscheinungsformen, Häufigkeit und Versorgung von Depressionen. Ergebnisse des bundesweiten Gesundheitssurveys „Psychische Störungen". *Fortschritte der Medizin, 118* (Sonderheft 1), 4–10.

World Health Organization (WHO). (1990). *Composite International Diagnostic Interview (CIDI).* Genf: WHO.

World Health Organization (WHO). (1999). *Schedules for clinical assessment in neuropsychiatry (SCAN)* (Version 2.1). Genf: WHO.

Yang, L., Zhao, Y., Wang, Y., Liu, L., Zhang, X., Li, B. et al. (2015). The effects of psychological stress on depression. *Current Neuropharmacology, 13*(4), 494–504. https://doi.org/10.2174/1570159X1304150831150507

Yesavage, J.A., Brink, T.L., Rose, T.L., Lum, O., Huang, V., Adey, M.B. et al. (1983). Development and validation of a geriatric depression screening scale: A preliminary report. *Journal of Psychiatric Research, 17*(1), 37–49. https://doi.org/10.1016/0022-3956(82)90033-4

Young, J.E., Klosko, S., Weishaar, M. E. (2008). *Schematherapie. Ein praxisorientiertes Handbuch.* Paderborn: Junfermann.

Zigmond, A. S. & Snaith, R. P. (1983). The Hospital Anxiety and Depression Scale. *Acta Psychiatrica Scandinavic, 67*(6), 361–370. https://doi.org/10.1111/j.1600-0447.1983.tb09716.x

Anhang

Materialien

Die im Manual vorhandenen Materialien unterteilen sich in folgende Rubriken:
- Diagnostik (für Therapeutinnen und Therapeuten)
- Therapietools (für Therapeutinnen und Therapeuten)
- Übersichten (für Therapeutinnen und Therapeuten)
- Infoblätter (für Patientinnen und Patienten)
- Arbeitsblätter (für Patientinnen und Patienten)
- Audiodateien (für Patientinnen und Patienten)

Der folgenden Übersicht ist die Zuordnung der Materialien zu den Kapiteln des Bandes bzw. zu den verschiedenen Modulen in Kapitel 5 zu entnehmen. Im Anschluss an die Übersicht sind alle Materialien abgedruckt. Hinweise zum Download der Materialien finden sich auf Seite 191.

Kapitel	Materialien
Kapitel 4 Diagnostik	• Leitfaden Diagnosestellung • Infoblatt 1: Was versteht man unter einer chronischen Depression? • Arbeitsblatt 1: Fragebogen zu Wohlwollen (FWW) • Arbeitsblatt 2: Fragebogen zu wohlwollenden Verhaltensweisen (FWWV)
Kapitel 5.1 Modul 1 – Modellableitung und Zielklärung	• Therapietool 1: Ableitung eines kognitiven Modells • Therapietool 2: Prozessbasiertes Erklärungsmodell (Vorlage)
Kapitel 5.2 Modul 2 – Achtsamkeit	• Therapietool 3: Body-Scan • Therapietool 4: Sitzmeditation • Therapietool 5: Atempause • Therapietool 6: Drei-Minuten-Atempause • Therapietool 7: Gehmeditation • Infoblatt 2: Der Autopilot • Infoblatt 3: Umgang mit Schwierigkeiten beim Meditieren • Arbeitsblatt 3: Meditationsprotokoll • Audiodatei 1: Body-Scan • Audiodatei 2: Sitzmeditation • Audiodatei 3: Atempause
Kapitel 5.3 Modul 3 – Wohlwollen kultivieren	• Therapietool 8: Einleitende Atempause • Therapietool 9: Metta *Selbst* • Therapietool 10: Metta *Freund* • Therapietool 11: Metta *Neutrale Person* • Therapietool 12: Metta *Person, die ich schwierig finde* • Therapietool 13: Metta *Alle vier* • Therapietool 14: Metta *Alle Lebewesen* • Infoblatt 4: Philosophische und psychologische Grundlagen von Wohlwollen • Infoblatt 5: Wohlwollen sich selbst gegenüber • Infoblatt 6: Formeln zu Wohlwollender Zuwendung • Arbeitsblatt 3: Meditationsprotokoll • Arbeitsblatt 4: Besinnungsaufsatz – Wie ich Positives im Leben anderer Personen bewirke • Arbeitsblatt 5: Besinnungsaufsatz – Die Bedeutung von Wohlwollen • Arbeitsblatt 6: Formeln und Barrieren zu Metta *Selbst* • Arbeitsblatt 7: Formeln und Barrieren zu Metta *Freund* • Arbeitsblatt 8: Formeln und Barrieren zu Metta *Neutrale Person* • Arbeitsblatt 9: Formeln und Barrieren zu Metta *Person, die ich schwierig finde* • Audiodatei 4: Metta-Meditation *Selbst* • Audiodatei 5: Metta-Meditation *Selbst* ohne Wunschvorgabe • Audiodatei 6: Metta-Meditation *Selbst* + *Freund* + *Neutrale Person* • Audiodatei 7: Metta-Meditation *Selbst* + *Freund* + *Neutrale Person* ohne Wunschvorgabe

	• Audiodatei 8: Metta-Meditation *Selbst + Freund + Neutrale Person + Person, die ich schwierig finde* • Audiodatei 9: Metta-Meditation *Selbst + Freund + Neutrale Person + Person, die ich schwierig finde* ohne Wunschvorgabe • Audiodatei 10: Metta-Meditation *Alle vier* • Audiodatei 11: Metta-Meditation *Alle vier* ohne Wunschvorgabe • Audiodatei 12: Metta-Meditation *Alle Lebewesen*
Kapitel 5.4 Modul 4 – Wohlwollen in die Tat umsetzen	• Infoblatt 7: Körperliche Bedürfnisse • Arbeitsblatt 10: Checkliste Grundbedürfnisse • Arbeitsblatt 11: Gedanken-Tagebuch • Arbeitsblatt 12: Top Five meiner persönlichen Stärken • Arbeitsblatt 13: Meine Stärken als Alltagshelfer • Arbeitsblatt 14: Wohlwollen-Tagebuch
Kapitel 5.5 Modul 5 – Überwindung von Hindernissen für Wohlwollen	• Infoblatt 8: Was ist ein Modus? • Arbeitsblatt 15: Mein Modus-Modell – Kind-Ich • Arbeitsblatt 16: Mein Modus-Modell – Innerer Kritiker • Arbeitsblatt 17: Mein Modus-Modell – Erwachsenen-Ich • Arbeitsblatt 18: Schema-Tagebuch • Arbeitsblatt 19: Verhaltensexperiment-Protokoll
Kapitel 5.6 Modul 6 – Rückfällen vorbeugen und begegnen	• Arbeitsblatt 20: Klärung persönlicher Werte • Arbeitsblatt 21: Mein Notfallkoffer
Kapitel 6 Metta-Meditation im Gruppensetting	• Übersicht 1: Gruppensitzung 1 • Übersicht 2: Gruppensitzung 2 • Übersicht 3: Gruppensitzung 3 • Übersicht 4: Gruppensitzung 4 • Übersicht 5: Gruppensitzung 5 • Übersicht 6: Gruppensitzung 6 • Übersicht 7: Gruppensitzung 7 • Übersicht 8: Gruppensitzung 8 • Übersicht 9: Retreat • Infoblatt 9: Hausaufgaben nach Gruppensitzung 1 • Arbeitsblatt 22: Protokollvorlagen für den Retreat

(Seite 1/4)

Leitfaden Diagnosestellung (modifiziert nach Klein & Belz, 2014)

(1) Gegenwärtige depressive Episode		
Während der letzten vier Wochen …		
(A) … gab es da einen Zeitraum, in dem Sie sich fast *durchgängig niedergeschlagen oder traurig fühlten?* Hielt dieser Zeitraum zwei Wochen oder länger an?	☐ Trifft zu	☐ Trifft nicht zu
(B) … haben Sie da das *Interesse oder die Freude an fast allen Aktivitäten verloren,* die Ihnen gewöhnlich Freude machen? War dies fast jeden Tag der Fall? Hielt dies für zwei Wochen oder länger an?	☐ Trifft zu	☐ Trifft nicht zu
(A) oder (B) muss vorliegen!		
Während dieser Zeit …		
… haben Sie da *zu- oder abgenommen?* (Wieviel?) Wie war Ihr Appetit? (Haben Sie mehr oder weniger gegessen als sonst? Mussten Sie sich zum Essen zwingen?)	☐ Trifft zu	☐ Trifft nicht zu
… hatten Sie da *irgendwelche Schlafprobleme?* Ein- oder Durchschlafprobleme, häufiges oder zu frühes Erwachen? Haben Sie mehr geschlafen als sonst? (Wieviel?) War dies fast täglich der Fall?	☐ Trifft zu	☐ Trifft nicht zu
… waren Sie da so *nervös oder unruhig,* dass Sie nicht stillsitzen konnten? Haben Sie *langsamer gesprochen oder sich langsamer bewegt?* War dies so deutlich, dass es auch anderen aufgefallen ist? Was haben andere beobachtet? War dies fast täglich der Fall?	☐ Trifft zu	☐ Trifft nicht zu
… hatten Sie da das Gefühl *keine Energie zu haben,* waren Sie da ständig müde oder abgeschlagen? Fast täglich?	☐ Trifft zu	☐ Trifft nicht zu
… hatten Sie den Eindruck, dass Ihr *Selbstwertgefühl schlechter* war als sonst? Haben Sie sich wertlos gefühlt? Haben Sie sich schuldig gefühlt wegen Dingen die Sie getan oder nicht getan haben? War dies fast täglich der Fall?	☐ Trifft zu	☐ Trifft nicht zu
… hatten Sie da *Schwierigkeiten beim Denken oder beim Konzentrieren?* In welchen Situationen? Fiel es Ihnen schwer alltägliche Dinge zu entscheiden? Fast täglich?	☐ Trifft zu	☐ Trifft nicht zu
… ging es Ihnen da so schlecht, dass Sie *oft über den Tod nachgedacht* haben? Oder dass Sie gedacht haben, dass es besser wäre, tot zu sein? Haben Sie daran gedacht, sich etwas anzutun?	☐ Trifft zu	☐ Trifft nicht zu
Zusätzlich mindestens vier weitere Symptome während des gleichen zweiwöchigen Zeitraums sowie Veränderung der bisherigen Leistungsfähigkeit müssen vorliegen!		
Diagnose einer gegenwärtigen depressiven Episode	☐ Liegt vor	☐ Liegt nicht vor

(Seite 2/4)

Leitfaden Diagnosestellung (modifiziert nach Klein & Belz, 2014)

(2) Zurückliegende depressive Episode		
Hatten Sie jemals in Ihrem Leben eine Phase von zwei Wochen oder länger, in der Sie …		
(A) … sich fast *durchgängig niedergeschlagen oder traurig fühlten?*	☐ Trifft zu	☐ Trifft nicht zu
(B) … fast durchgängig das *Interesse oder die Freude an fast allen Aktivitäten verloren haben,* die Ihnen gewöhnlich Freude machen?	☐ Trifft zu	☐ Trifft nicht zu
(A) oder (B) muss vorliegen!		
Während dieser Zeit …		
… haben Sie da *zu- oder abgenommen?* (Wieviel?) Wie war Ihr Appetit? (Haben Sie mehr oder weniger gegessen als sonst? Mussten Sie sich zum Essen zwingen?)	☐ Trifft zu	☐ Trifft nicht zu
… hatten Sie da *irgendwelche Schlafprobleme?* Ein- oder Durchschlafprobleme, häufiges oder zu frühes Erwachen? Haben Sie mehr geschlafen als sonst? (Wieviel?) War dies fast täglich der Fall?	☐ Trifft zu	☐ Trifft nicht zu
… waren Sie da so *nervös oder unruhig,* dass Sie nicht stillsitzen konnten? Haben Sie *langsamer gesprochen* oder sich *langsamer bewegt?* War dies so deutlich, dass es auch anderen aufgefallen ist? Was haben andere beobachtet? War dies fast täglich der Fall?	☐ Trifft zu	☐ Trifft nicht zu
… hatten Sie da das Gefühl *keine Energie zu haben,* waren Sie da ständig müde oder abgeschlagen? Fast täglich?	☐ Trifft zu	☐ Trifft nicht zu
… hatten Sie den Eindruck, dass Ihr *Selbstwertgefühl schlechter* war als sonst? Haben Sie sich wertlos gefühlt? Haben Sie sich schuldig gefühlt wegen Dingen, die Sie getan oder nicht getan haben? War dies fast täglich der Fall?	☐ Trifft zu	☐ Trifft nicht zu
… hatten Sie da *Schwierigkeiten beim Denken oder beim Konzentrieren?* In welchen Situationen? Fiel es Ihnen schwer, alltägliche Dinge zu entscheiden? Fast täglich?	☐ Trifft zu	☐ Trifft nicht zu
… ging es Ihnen da so schlecht, dass Sie *oft über den Tod nachgedacht* haben? Oder dass Sie gedacht haben, dass es besser wäre, tot zu sein? Haben Sie daran gedacht, sich etwas anzutun?	☐ Trifft zu	☐ Trifft nicht zu
Zusätzlich mindestens vier weitere Symptome während des gleichen zweiwöchigen Zeitraums sowie Veränderung der bisherigen Leistungsfähigkeit müssen vorliegen!		
Diagnose einer zurückliegenden depressiven Episode	☐ Liegt vor	☐ Liegt nicht vor

(Seite 3/4)

Leitfaden Diagnosestellung (modifiziert nach Klein & Belz, 2014)

(3) Anhaltende depressive Episode		
Haben Sie jemals über einen Zeitraum von zwei Jahren oder länger durchgehend an den genannten Symptomen (einige Beispiele nennen, z. B. traurige Stimmung etc.) gelitten?	☐ Trifft zu	☐ Trifft nicht zu
Bei *Trifft zu:* Wann hat diese Phase begonnen?	Jahr/Monat:	
Wurde diese zweijährige Phase einmal für eine Zeit unterbrochen, in der Sie nicht durchgängig diese Symptome hatten? Dauerte die Unterbrechung acht Wochen oder länger?	☐ Trifft zu	☐ Trifft nicht zu
Diagnose anhaltende depressive Episode (depressive Symptomatik ≥ 2 Jahre; währenddessen kein Zeitraum von acht Wochen oder länger, in dem die Kriterien einer depressiven Episode nicht erfüllt waren)	☐ Trifft zu	☐ Trifft nicht zu
(4) Anzahl depressiver Episoden		
Wie oft in Ihrem Leben hatten Sie mindestens zweiwöchige Phasen in denen Sie fast durchgängig depressive Symptome (einige Beispiele nennen, z. B. traurige Stimmung) hatten?	Anzahl depressiver Episoden:	
(5) Dysthymes Syndrom		
Haben Sie in den letzten zwei Jahren (*bei gegenwärtiger depressiver Episode:* den zwei Jahren vor dem Beginn Ihrer jetzigen Episode) die meiste Zeit (mind. 50 % der Tage) unter einer depressiven Stimmung gelitten?	☐ Trifft zu	☐ Trifft nicht zu
Muss vorliegen!		
Während dieser Zeitspanne von zwei Jahren: Haben Sie da …		
… oft Ihren Appetit verloren?	☐ Trifft zu	☐ Trifft nicht zu
… unter Schlafstörungen gelitten oder schliefen mehr als sonst?	☐ Trifft zu	☐ Trifft nicht zu
… das Gefühl gehabt, keine Energie zu haben, und fühlten Sie sich fast ständig müde oder erschöpft?	☐ Trifft zu	☐ Trifft nicht zu
… das Gefühl gehabt, wertlos zu sein, oder kein Selbstbewusstsein zu haben?	☐ Trifft zu	☐ Trifft nicht zu
… Schwierigkeiten gehabt, sich zu konzentrieren oder Entscheidungen zu treffen?	☐ Trifft zu	☐ Trifft nicht zu
Zusätzlich mind. zwei Symptome müssen vorliegen!		

(Seite 4/4)

Leitfaden Diagnosestellung (modifiziert nach Klein & Belz, 2014)

Wurde diese zweijährige Phase einmal für eine Zeit unterbrochen, in der Sie nicht durchgängig diese Symptome hatten? War die Unterbrechung acht Wochen oder länger?	☐ Liegt vor	☐ Liegt nicht vor
Diagnose Dysthymie (depressive Symptomatik ≥ 2 Jahre; währenddessen kein Zeitraum von acht Wochen oder länger, in dem die Kriterien nicht erfüllt waren)	☐ Trifft zu	☐ Trifft nicht zu
(6) Beginn depressive Symptomatik		
Wann haben Sie zum ersten Mal in Ihrem Leben unter depressiven Symptomen gelitten? (depressive Episoden und dysthyme Syndrome berücksichtigen!)	*Früher* Beginn: <21 Jahre Alter: ______ *Später* Beginn: ≥21 Jahre Alter: ______	
(7) Zusammenfassung Diagnostik		
Verlaufsform		
Erstmalige depressive Episode	☐ Liegt vor	☐ Liegt nicht vor
Rezidivierende depressive Störung, ggw. remittiert	☐ Liegt vor	☐ Liegt nicht vor
Rezidivierende depressive Störung, ggw. depressive Episode	☐ Liegt vor	☐ Liegt nicht vor
Anhaltende depressive Störung, ausschließlich dysthymes Syndrom	☐ Liegt vor	☐ Liegt nicht vor
Anhaltende depressive Störung, mit anhaltender depressiver Episode	☐ Liegt vor	☐ Liegt nicht vor
Anhaltende depressive Störung, mit rezidivierenden depressiven Episoden, ohne gegenwärtige Episode	☐ Liegt vor	☐ Liegt nicht vor
Dysthymes Syndrom	☐ Liegt vor	☐ Liegt nicht vor
Anzahl der depressiven Episoden	Anzahl: ______	
Beginn	☐ früher Beginn	☐ später Beginn

Therapietool 1 (Seite 1/2)

Ableitung eines kognitiven Modells

1. Identifizierung einer aktuellen Belastungssituation
Wann hatten Sie in der letzten Zeit (z. B. in den letzten 3 Tagen) intensive negative Gefühle?
Was war das für eine Situation?

2. Negative Gedanken
Was ging Ihnen durch den Kopf?
Welche Gedanken hatten Sie?
Welche Bedeutung hat es für Sie? Was ist daran so schlimm für Sie?

3. Negative Emotionen
Welche Gefühle hatten Sie?
War das Gefühl wie Angst? Niedergeschlagenheit? Hoffnungslosigkeit? usw.

4. Problemverhalten
Haben Sie etwas gegen ... (Problem) unternommen?
Haben Sie etwas getan, um die Auswirkungen von ... (Problem) zu verhindern?
Haben Sie etwas getan, um ... (Gefühle) zu kontrollieren?
Vermeiden Sie ... (Handlung), um keine negativen Gefühle zu haben?

5. Verarbeitung
Aufmerksamkeit:
- Worauf richtet sich Ihre Aufmerksamkeit? Sind Sie mit sich beschäftigt?
- Konzentrieren Sie sich ganz auf ...? Oder auf ...?
- Bekommen Sie weniger mit, was um Sie herum geschieht?

Bilder:
- Haben Sie ein Bild davon, wie Sie ... (Handlung)? Können Sie dies beschreiben? Wie stellen Sie sich vor, auszusehen?
- Wenn jemand ein Foto aufnehmen würde, was wäre darauf zu sehen?

Erinnerungen:
- Gibt es eine bestimmte Erinnerung, die mit der Vorstellung ... verbunden ist?
- Ist mit der Vorstellung ein bestimmtes Erlebnis der Vergangenheit verbunden?

Veränderungen des Bewusstseins:
- Haben Sie das Gefühl, als betrachteten Sie die Welt durch einen Schleier oder erscheinen Personen und Gegenstände weit entfernt oder unwirklich?
- Kommen Ihnen gegen Ihren Willen aufdringliche Gedanken in den Sinn?
- Haben Sie ständig wiederholende, endlos kreisende Gedanken, die nicht zur Lösung eines Problems führen?
- Beschäftigen Sie sich permanent mit bevorstehenden persönlichen Schicksalsschlägen oder Katastrophen?
- Haben Sie das Gefühl, dass Ihre Vorstellungen und Gedanken in Handlungen übergehen, ohne dass Sie etwas dagegen tun können?

Therapietool 1 (Seite 2/2)

Ableitung eines kognitiven Modells

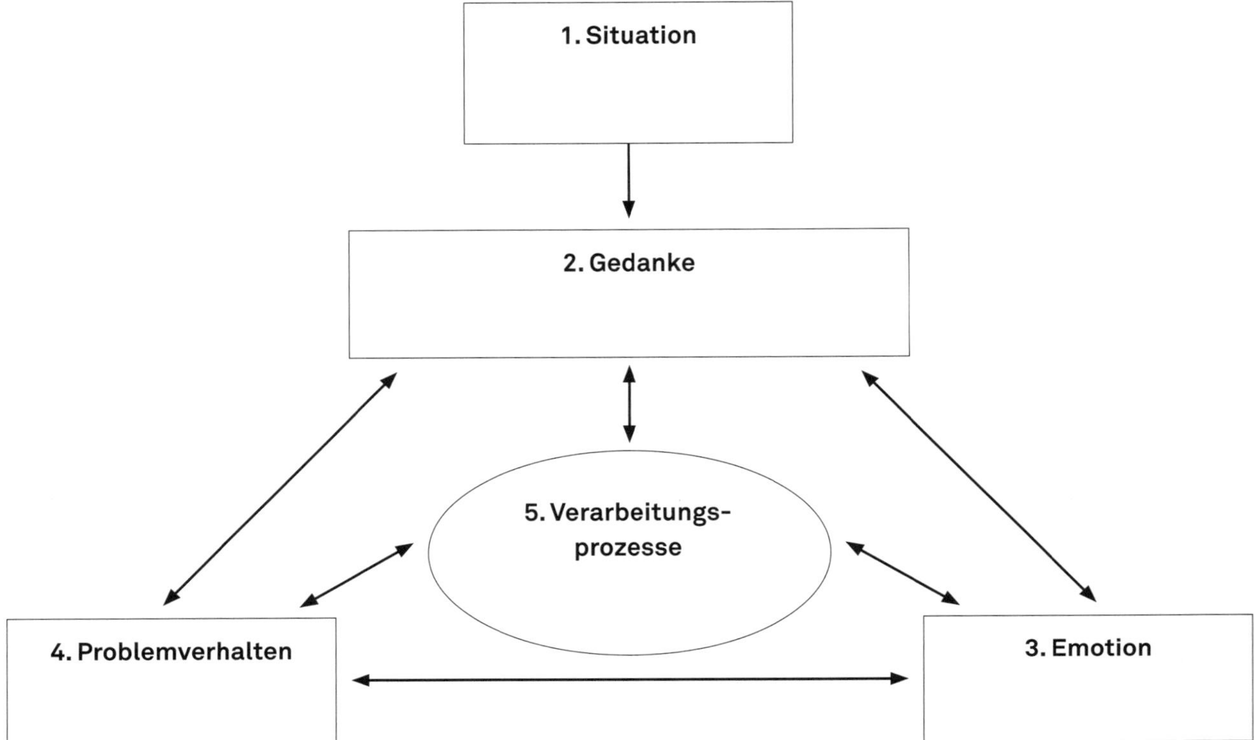

Therapietool 2

Prozessbasiertes Erklärungsmodell (Vorlage)

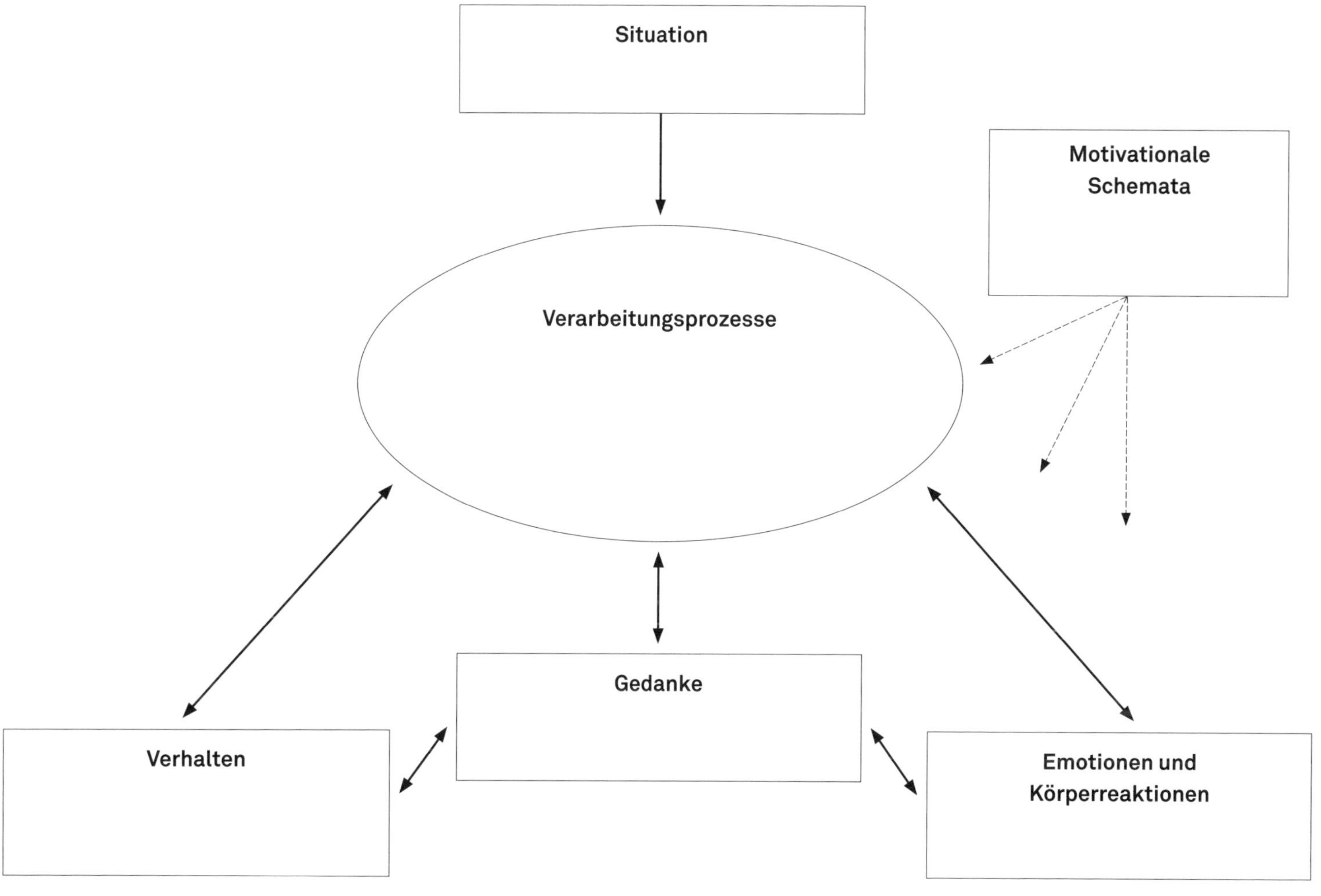

Therapietool 3 (Seite 1/3)

Body-Scan

Setzen oder legen Sie sich bequem hin. Sie können die Augen jetzt sanft schließen, oder auch geöffnet lassen, wenn Ihnen dies hilfreich erscheint.

Der Unterkiefer ist gelöst. Spüren Sie, wie alle anderen Gesichtsmuskeln entspannen. (15 Sekunden Pause)
Nehmen Sie die Empfindung an den Schultern wahr und erlauben Sie den Schultern, zu entspannen. (10 Sekunden)
Spüren Sie den Kontakt mit dem Boden oder das Gesäß auf dem Stuhl, die Hände auf den Oberschenkeln. (10 Sekunden)
Erlauben Sie Ihrem Körper mehr und mehr zur Ruhe zu kommen. (30 Sekunden)

Konzentrieren Sie sich jetzt auf Ihre Atmung und das angenehme Gefühl, wie der Atem im ganzen Körper fließt. (30 Sekunden)
Achten Sie auf die Empfindungen, die mit dem Einströmen der Luft in der Nase und den Atemwegen entstehen, wenn Sie einatmen; und auf die Empfindungen dort beim Ausströmen der Luft, wenn Sie ausatmen. (20 Sekunden)
Achten Sie nun auf die Empfindungen, die mit dem Atmen in der unteren Bauchgegend entstehen. Nehmen Sie wahr, wie sich die Bauchdecke hebt, wenn Sie einatmen; und wie sie sich senkt, wenn Sie ausatmen. (20 Sekunden)
Wenn Sie bemerken, dass Sie Ihre Aufmerksamkeit anderen Dingen, bestimmten Gedanken oder Gefühlen, zuwenden, nehmen Sie diese zur Kenntnis (10 Sekunden);
und richten Sie dann die Aufmerksamkeit einfach wieder sanft und freundlich auf die Empfindungen, die Sie beim Ein- und Ausatmen spüren. Ohne daraus ein Problem zu machen. (30 Sekunden)

Es ist nicht von Bedeutung, ob Sie sich durch die Übung entspannter oder ruhiger oder in irgendeiner Weise anders fühlen. Es gibt nichts zu tun. Sie brauchen nur die Aufmerksamkeit auf die Körperempfindungen zu lenken. (20 Sekunden)

Lenken Sie Ihre Aufmerksamkeit vom Bauch hinunter zum linken Bein, in den linken Fuß und in die Zehen. Beobachten Sie die Empfindungen in den Zehen, vielleicht ein Gefühl der Wärme oder Schwere, oder andere Empfindungen auf der Haut. Es ist nicht wichtig, welche Empfindung Sie wahrnehmen, nehmen Sie einfach nur wahr, was Sie empfinden. (20 Sekunden)

Stellen Sie sich beim Einatmen vor, wie der Atem in Sie hinein und dann durch Ihren ganzen Körper hindurchfließt, und durch Ihre Zehen am linken Fuß wieder hinaus fließt.
Und fühlen Sie dann beim Ausatmen auch, wie der Atem durch die Zehen Ihres linken Fußes wieder zurückfließt, durch Ihre Lungen, und wieder hinaus aus Ihrem Körper.
Spüren Sie für eine Weile den Empfindungen im Fluss von Ein- und Ausatmen nach. (20 Sekunden)

Lenken Sie nun Ihre Aufmerksamkeit weg von den Zehen, hin zur Sohle des linken Fußes, zur Innenseite und zur Ferse ..., und widmen Sie sich ganz den Empfindungen von Wärme oder Kühle, Druck oder anderen Empfindungen ..., welche Empfindung auch immer da ist. Nehmen Sie die Empfindungen wahr, die dadurch entstehen, dass die Ferse die Unterlage berührt. (20 Sekunden)

Stellen Sie sich vor, wie beim Einatmen der Atem in Sie hinein fließt ... hinunter zum linken Fuß ... und beim Ausatmen wieder zurück von Ihrem linken Fuß ..., durch den Körper ... und wieder aus Ihrem Körper hinaus. (20 Sekunden)
Wenn Sie Empfindungen von Unbehagen oder Spannung wahrnehmen, versuchen Sie nicht, diese zu verändern oder zu beeinflussen. Nehmen Sie die Empfindungen mit Wohlwollen und Gelassenheit zur Kenntnis und lenken Sie Ihre Aufmerksamkeit immer wieder zurück auf den Atem, so als ob der Atem in und durch diese Empfindungen hindurchfließen könnte. (20 Sekunden)

Therapietool 3 (Seite 2/3)

Body-Scan

Lenken Sie nun beim Atmen Ihre Aufmerksamkeit auf den linken Unterschenkel (10 Sekunden), die Wade (10 Sekunden), das Schienbein (10 Sekunden), das Knie (30 Sekunden).
Wenn Sie bemerken, dass Sie Ihre Aufmerksamkeit anderen Dingen, bestimmten Gedanken oder Gefühlen zuwenden, nehmen Sie diese zur Kenntnis (10 Sekunden);
und richten Sie dann die Aufmerksamkeit einfach wieder sanft und freundlich auf die Empfindungen, die Sie beim Ein- und Ausatmen in dem Körperteil spüren. (20 Sekunden)

Konzentrieren Sie sich nun auf das obere linke Bein. (10 Sekunden)
Stellen Sie sich wieder vor, wie beim Einatmen der Atem hinunter zum linken Bein fließt ... und beim Ausatmen wieder zurück ..., durch den Körper ... und wieder aus Ihrem Körper hinaus. (20 Sekunden)
Beobachten Sie die Empfindungen, die mit dem Ein- und Ausatmen im linken Bein entstehen. (30 Sekunden)

Richten Sie Ihre Aufmerksamkeit nun auf die Zehen am rechten Fuß. (20 Sekunden)
Und beobachten Sie, wie der Atem beim Einatmen hinunter zum rechten Fuß fließt ... und beim Ausatmen wieder zurück ..., durch den Körper ... und wieder aus Ihrem Körper hinaus. (20 Sekunden)

Nehmen Sie nun wahr, welche Empfindungen beim Einatmen und Ausatmen im unteren rechten Bein entstehen, wenn Sie ein- und ausatmen (10 Sekunden), in der Wade (10 Sekunden), im Schienbein (10 Sekunden), im Knie (20 Sekunden).
Gehen Sie mit Ihrer Aufmerksamkeit nun zum oberen rechten Bein (10 Sekunden).
Und beobachten Sie die Empfindungen, die mit dem Ein- und Ausatmen dort entstehen. (20 Sekunden)

Wenn störende Gedanken auftauchen, hängen Sie Ihnen nicht nach. Sie ziehen vorüber wie Wolken am Himmel. Lenken Sie Ihre Aufmerksamkeit immer wieder zurück auf den Atem und die Empfindungen in den Körperteilen, in die Sie hineinatmen. (20 Sekunden)

Richten Sie Ihre Aufmerksamkeit beim Ein- und Ausatmen nun auf
- das Becken (30 Sekunden),
- den unteren Rücken (30 Sekunden),
- den Bauch (30 Sekunden),
- die Brust (30 Sekunden).

Wann immer Sie Empfindungen von Unbehagen oder Spannung wahrnehmen, versuchen Sie nicht, diese zu verändern oder zu beeinflussen. Nehmen Sie die Empfindungen mit Wohlwollen und Gelassenheit zur Kenntnis, lassen Sie sie los, und lenken Sie Ihre Aufmerksamkeit immer wieder zurück auf den Atem.
Werden Sie sich bewusst, wie sich Ihr Körper anfühlt, und wie der Atem dabei durch den Körper hinein- und hinausfließt. (20 Sekunden)

Richten Sie Ihre Aufmerksamkeit beim Ein- und Ausatmen nun auf
- die Finger der linken Hand (30 Sekunden),
- die linke Hand (30 Sekunden),
- den linken Arm (30 Sekunden).

Wenn Sie in Gedanken abschweifen, akzeptieren Sie, dass es so ist, und lenken Sie dann Ihre Aufmerksamkeit zurück. (30 Sekunden)

Lenken Sie nun beim Ein- und Ausatmen Ihre Aufmerksamkeit auf
- die Finger der rechten Hand (30 Sekunden),
- die rechte Hand (30 Sekunden),
- den rechten Arm (30 Sekunden).

Therapietool 3 (Seite 3/3)

Body-Scan

Wenn störende Gedanken oder Gefühle auftreten, nehmen Sie diese zur Kenntnis, ohne sich länger bei ihnen aufzuhalten (10 Sekunden);
und wenden Sie sich dann wieder den Empfindungen zu, die Sie mit dem Ein- und Ausatmen im Körper beobachten. (30 Sekunden)

Lenken Sie nun Ihren Atem

- zu den Schultern (20 Sekunden),
- zum Nacken (20 Sekunden),
- zum Gesicht (20 Sekunden),
- zur Kopfhaut (20 Sekunden).

Wenn Sie feststellen, dass Sie von Gedanken oder Gefühlen abgelenkt werden, nehmen Sie diese zur Kenntnis (10 Sekunden);
und wenden Sie sich dann einfach wieder sanft und freundlich den Empfindungen zu, die Sie beim Ein- und Ausatmen in dem Körperteil spüren. (30 Sekunden)

Machen Sie sich jetzt bewusst, wie sich Ihre Atmung auf den Körper als Ganzes ausdehnt. Nehmen Sie die Empfindungen im ganzen Körper wahr, wenn Sie ein- und ausatmen.
Wann immer Sie Empfindungen von Unbehagen oder Spannung wahrnehmen, versuchen Sie nicht, diese zu verändern oder zu beeinflussen. Nehmen Sie die Empfindungen mit Wohlwollen und Gelassenheit zur Kenntnis, und lenken Sie Ihre Aufmerksamkeit immer wieder zurück auf den Atem, so als ob der Atem in und durch diese Empfindungen hindurchfließen könnte. Versuchen Sie, all dies in einem erweiterten Bewusstsein ihres Körpers als Ganzes zu behalten, wenn Sie die Übung wieder beenden. (30 Sekunden)

Lenken Sie Ihre Aufmerksamkeit nun wieder zurück auf die Außenwelt. Werden Sie sich bewusst, in welchem Raum Sie sich befinden, und in welcher Situation. Atmen Sie einige Male tief durch ... und spannen Sie Ihre Muskulatur wieder an. Öffnen Sie langsam wieder Ihre Augen.

Therapietool 4 (Seite 1/3)

Sitzmeditation

Suchen Sie Sich eine bequeme Position. Die Augen bitte sanft schließen. Der Unterkiefer ist gelöst, und spüren Sie, wie alle anderen Gesichtsmuskeln entspannen. (15 Sekunden Pause)

Nehmen Sie die Empfindungen an den Schultern wahr und lassen Sie die Schultern locker herunterhängen. (10 Sekunden)
Spüren Sie den Kontakt der Füße mit dem Boden, das Gewicht Ihres Körpers auf dem Stuhl, und wie die Hände auf den Oberschenkel ruhen. (10 Sekunden)
Erlauben Sie Ihrem Körper mehr und mehr zur Ruhe zu kommen. (30 Sekunden)

Richten Sie Ihre Aufmerksamkeit auf Ihre Atmung, das Ein- und Ausströmen des Atems. Die Atmung geschieht ganz von alleine, Sie brauchen sie nicht zu beeinflussen. Nehmen Sie die Atmung einfach nur so wahr, wie sie ist. (1 Minute)

Wenn Sie möchten, lenken Sie Ihre Aufmerksamkeit auf die Empfindungen der Bauchdecke. Spüren Sie das Heben der Bauchdecke beim Einatmen und das Senken beim Ausatmen. (1 Minute)

Sie können Ihre Aufmerksamkeit auf die Empfindungen in der Nase oder im Brustraum richten. Da, wo immer der Atem für Sie deutlich spürbar ist. (30 Sekunden)

Beobachten Sie die Empfindungen in Ihrem Körper, ohne nachdenken, ohne etwas verändern zu wollen, oder diese zu analysieren. Es gibt nichts zu leisten oder zu erreichen. Spüren Sie nur den Atem, wie er in den Körper ein- und wieder ausströmt. (1 Minute)

In Ihnen breitet sich vielleicht eine innere Ruhe aus. Versuchen Sie, auf eine aufmerksame Weise zu beobachten, ohne sich anzustrengen. (15 Sekunden)

Widmen Sie die gesamte Aufmerksamkeit den körperlichen Empfindungen beim Atmen, soweit es Ihnen möglich ist. (15 Sekunden)

Werden Sie sich der Empfindungen bewusst, die Sie über die volle Dauer des Atemzuges während des Einatmens und Ausatmens wahrnehmen. (1 Minute)

Wenn Sie bemerken, dass Ihre Aufmerksamkeit sich anderen Dingen, bestimmten Gedanken oder Gefühlen zuwendet, nehmen Sie diese zur Kenntnis (15 Sekunden);
und richten sie dann die Aufmerksamkeit einfach sanft und freundlich wieder auf die Empfindungen, die Sie beim Ein- und Ausatmen spüren, ohne daraus ein Problem zu machen. (2 Minuten)

Unabhängig davon, wie oft Ihre Aufmerksamkeit von Ihrer Atmung abschweifen mag, bleibt die Aufgabe dabei immer dieselbe: sich wieder auf die Atmung zu konzentrieren, egal womit Sie sich gerade beschäftigt haben. (2 Minuten)

Dehnen Sie Ihre Aufmerksamkeit nun bewusst über die Atmung hinaus und versuchen Sie, die körperlichen Empfindungen im ganzen Körper zu spüren. (1 Minute)

Werden Sie sich Ihres Körpergefühls als Ganzem bewusst und nehmen Sie die sich verändernden Muster von Empfindungen im ganzen Körper wahr. (1 Minute)

Vielleicht können Sie ein Gefühl für die Atembewegungen im ganzen Körper entwickeln, so als ob der ganze Körper atmen würde. (1 Minute)

Lenken Sie Ihre Aufmerksamkeit gleichzeitig auf dieses erweiterte Gefühl für den Körper als Ganzes (15 Sekunden),
auf den ein- und ausgehenden Atem (15 Sekunden),
und auch auf die körperlichen Empfindungen, die entstehen. (1 Minute)

Therapietool 4 (Seite 2/3)

Sitzmeditation

Halten Sie, so gut Sie können, Ihre Aufmerksamkeit für diese Empfindungen aufrecht ... die Wahrnehmung der Atmung, des Körpers als Ganzes. Fühlen Sie, wie sich die Atmung wie eine Welle über den ganzen Körper ausbreitet, ... vom Kopf bis zu den Zehen. (30 Sekunden)

Wenn Sie beobachten, dass Ihre Aufmerksamkeit von den körperlichen Empfindungen abgelenkt wird, nehmen Sie dies zur Kenntnis. (15 Sekunden)

Registrieren Sie einfach, was Sie gerade gedacht haben, ob Sie sich in Gedanken verlieren oder ein unangenehmes Gefühl spüren, vielleicht Unbehagen oder innerliche Unruhe. Belassen Sie es hierbei und versuchen Sie, das Gegebene zu akzeptieren, ohne sich über eine Störung zu ärgern oder es verhindern zu wollen. (30 Sekunden)

Wie es sich auch anfühlen mag, es ist in Ordnung. (15 Sekunden)
Lenken Sie Ihre Aufmerksamkeit wieder freundlich auf die Atmung und das Gefühl für Ihren Körper als Ganzes. (1 Minuten)

Versuchen Sie, so gut Sie können, sich auf das Hier und Jetzt zu konzentrieren. Nehmen Sie die Empfindungen wahr, die Sie in diesem Augenblick in Ihrem Körper wahrnehmen. Und nehmen Sie Ihre Gefühle wahr ..., egal ob angenehme, unangenehme oder neutrale Gefühle. (30 Sekunden)

Umso länger die Sitzung dauert, desto intensiver kann eine Empfindung in einem Bereich Ihres Körpers werden, z.B. im Rücken, in den Knien oder in den Schultern. Wenn die Empfindung unangenehm oder unbequem ist, dann kann Ihre Aufmerksamkeit abschweifen oder sich auf eine bestimmte Stelle konzentrieren, aber nicht mehr Ihre Atmung oder den Körper als Ganzes wahrnehmen.
Versuchen Sie, Ihren Atem wie eine Art Strahl oder Energiestrom durch diese Körperstellen hindurch zu lenken. Atmen Sie in diese Bereiche hinein und wieder heraus. (30 Sekunden)
Wie verändern sich die Empfindungen mit der Zeit? (15 Sekunden)

Weiten Sie nun Ihre Wahrnehmung noch weiter auf Geräusche aus. (15 Sekunden)
Werden Sie sich bewusst, welche Geräusche Sie wahrnehmen. (15 Sekunden)
Vielleicht sind es Geräusche aus der Umgebung (15 Sekunden)
... oder im Raum (10 Sekunden).
Öffnen Sie Ihre Wahrnehmung für den ganzen Raum von Geräuschen um Sie herum. Nehmen Sie auch die Stille zwischen den Geräuschen bewusst wahr.

Sie brauchen das Geräusch nicht zu benennen, einfach nur hören, ohne zu beurteilen. Sie brauchen auch nicht gezielt nach Geräuschen suchen, sondern einfach nur die Geräusche registrieren, die Sie hören, ohne sie zu bewerten oder auf diese zu reagieren. (1 Minute)

Betrachten Sie die Geräusche, so gut es Ihnen möglich ist, als bloße Sinneseindrücke, ohne sich weiter vorzustellen, wodurch die Geräusche hervorgerufen werden. Wenn Sie merken, dass Sie über die Geräusche nachdenken, über ihre Bedeutung oder ihren Sinn, dann konzentrieren Sie sich wieder – so gut es Ihnen möglich ist – auf das, was Sie hören, das Geräuschmuster oder die Tonlage, die Klangfarbe, die Lautstärke und die Dauer. (1 Minute)

Wann immer Sie bemerken, dass Gedanken Sie ablenken, nehmen Sie dies freundlich zur Kenntnis und richten Sie dann Ihre Aufmerksamkeit wieder auf das Hier und Jetzt. Konzentrieren Sie sich wieder auf die Geräusche, so wie sie von einem Moment zum nächsten entstehen und wieder vergehen. (30 Sekunden)

Wenn Sie bereit sind, lenken sie Ihre Aufmerksamkeit nun wieder weg von Geräuschen; hin zu Ihren Gedanken. (15 Sekunden)

Therapietool 4 (Seite 3/3)

Sitzmeditation

Genauso wie Sie bei Geräuschen Ihre Aufmerksamkeit auf jedes Geräusch gerichtet haben, und wahrgenommen haben; wie es entsteht, sich verändert und wieder vergeht; machen Sie sich nun auf die gleiche Weise bewusst, wie Ihnen Gedanken durch den Kopf gehen. (30 Sekunden)

Nehmen Sie bewusst wahr, wie Gedanken aufsteigen … und wie sie durch den Kopf gehen … und sich wieder auflösen. (30 Sekunden)

Es ist nicht nötig, das Kommen und Gehen der Gedanken beeinflussen zu wollen. Lassen Sie die Gedanken einfach von alleine aufsteigen, genauso wie bei den Geräuschen, die entstehen und wieder vergehen. (1 Minute)

Sie können es sich so vorstellen, als ob Gedanken wie Wolken sind, die am Himmel entstehen und vorbeiziehen. (30 Sekunden)

Wann immer Sie bemerken, dass die intensiven Empfindungen Ihre Aufmerksamkeit vom Augenblick weglenken, konzentrieren Sie sich wieder auf das Hier und Jetzt (15 Sekunden)
und die Bewegungen der Atmung (15 Sekunden)
oder das Körpergefühl als Ganzes. (15 Sekunden)

Versuchen Sie, Ihre Aufmerksamkeit auszudehnen, sodass Sie ein Gefühl für die Empfindungen im ganzen Körper entwickeln. (1 Minuten)

Bereiten Sie sich nun auf das Ende der Übung vor. Lenken Sie Ihre Aufmerksamkeit nun wieder zurück auf das Hier und Jetzt. Werden Sie sich bewusst, in welchem Raum Sie sich befinden, und in welcher Situation. Atmen Sie einige Male tief durch, spannen Sie Ihre Muskulatur wieder an … und öffnen Sie wieder Ihre Augen.

Therapietool 5

Atempause

Nehmen Sie eine entspannte Haltung ein. Wenn möglich, schließen Sie Ihre Augen.

Werden Sie sich bewusst, was gerade in Ihnen vor sich geht. Nehmen Sie dabei die Haltung eines Beobachters der eigenen inneren Vorgänge ein.
Fragen Sie sich zunächst: Welche Gedanken gehen mir gerade durch den Kopf? Versuchen Sie, den Gedanken ein Etikett, ein Schlagwort zu geben: z. B „Dies ist ein Gedanke, der sich auf meine Sorge über dieses oder jenes Problem bezieht." Versuchen Sie nicht, in die Gedanken einzudringen, sondern nur von außen zu beobachten. Betrachten Sie Ihre Gedanken als gegenwärtige Ereignisse, wie Wolken, die am Himmel vorüberziehen. Sie kommen und gehen. (15 Sekunden Pause)
Fragen Sie sich als nächstes: Welche Gefühle erlebe ich gerade? Geben Sie dem Gefühl einen Namen: z. B. „Das Gefühl, das ich erlebe, ist Niedergeschlagenheit.", oder „Angst". Wenn es unangenehme Gefühle sind, versuchen Sie nicht, sie wegzuschieben oder zu unterdrücken. Versuchen Sie aber auch nicht, in die Gefühle einzudringen, sondern nur von außen zu beobachten. Geben Sie diese Gefühle einfach zu, sagen Sie sich: „So ist das im Moment". (10 Sekunden)

Nehmen Sie jetzt für einen Augenblick wahr, welche Empfindungen momentan in Ihrem Körper auftreten. Gibt es Empfindungen wie Anspannung, Druck oder auch Schmerz? Beobachten Sie einfach nur, ohne die Empfindungen zu bewerten oder in ihnen aufzugehen. Nehmen Sie die Empfindungen einfach nur zur Kenntnis, ohne sie verändern zu wollen. (10 Sekunden)

Konzentrieren Sie nun Ihre Aufmerksamkeit ganz auf die Körperempfindungen, die mit der Atmung einhergehen.
Achten Sie zunächst auf die Empfindungen, die mit dem Einströmen der Luft in der Nase und den Atemwegen entstehen, wenn Sie einatmen; und auf die Empfindungen dort beim Ausströmen der Luft, wenn Sie ausatmen. Vielleicht fühlt sich der Atem beim Einatmen frischer und kühler an, und beim Ausatmen wärmer und feuchter. (10 Sekunden)
Achten Sie nun auf die Empfindungen, die mit dem Atmen in der unteren Bauchgegend entstehen. Nehmen Sie wahr, wie sich die Bauchdecke hebt, wenn Sie einatmen; und wie sie sich senkt, wenn Sie ausatmen. (10 Sekunden)

Dehnen Sie nun Ihre Aufmerksamkeit auf den Körper als Ganzes aus. Werden Sie sich dabei auch Ihrer Körperhaltung und Ihres Gesichtsausdrucks bewusst. Sie nehmen wahr, wie Sie in den ganzen Körper hineinatmen. Wann immer Sie Empfindungen von Unbehagen oder Spannung wahrnehmen, versuchen Sie nicht, diese zu verändern oder zu beeinflussen. Nehmen Sie die Empfindungen mit Wohlwollen und Gelassenheit zur Kenntnis ... und lenken Sie Ihre Aufmerksamkeit immer wieder zurück auf den Atem, so als ob der Atem in und durch diese Empfindungen hindurchfließen könnte. (15 Sekunden)

Therapietool 6

Drei-Minuten-Atempause

– Entspannte Haltung einnehmen; Augen schließen –

1. Im Hier und Jetzt ankommen
Beobachten Sie Ihre Gedanken, Gefühle und Körperempfindungen.
Nehmen Sie sie bewusst als momentane, innere Ereignisse wahr.

2. Lenkung der Aufmerksamkeit auf die Atmung
Lenken Sie Ihre Aufmerksamkeit auf die Körperempfindungen beim Einströmen und Ausströmen der Luft und auf das Heben und Senken der Bauchdecke beim Einatmen und Ausatmen.

3. Ausdehnung der Aufmerksamkeit auf den Körper als Ganzes
Nehmen Sie wahr, wie der Atem durch den ganzen Körper fließt, in und durch Missempfindungen hindurch.
Bewahren Sie ein Bewusstsein des Körpers als Ganzes.

– Beenden –

Therapietool 7

Gehmeditation

Suchen Sie sich hier im Gebäude einen Ort, an dem Sie auf- und abgehen können, ohne sich dabei Gedanken zu machen, ob andere Sie dabei beobachten könnten (z.B. einen Flur).

Stellen Sie sich an das eine Ende Ihres Weges, und lenken Sie dabei Ihren Blick nach vorne. Achten Sie zunächst auf die Empfindungen in Ihren Füßen und Beinen. Achten Sie auf Empfindungen beim Kontakt der Füße mit dem Boden und dem Gewicht Ihres Körpers, das durch Ihre Beine und die Füße auf den Boden übertragen wird.

Verlagern Sie dann Ihr Körpergewicht auf Ihr rechtes Bein und beobachten Sie die Veränderungen in den Empfindungen in beiden Beinen und Füßen.

Machen Sie nun ganz langsam, wie in Zeitlupe, mit dem linken Bein einen Schritt nach vorne. Heben Sie Ihre linke Ferse langsam vom Boden. Beobachten Sie die Empfindungen in den Wadenmuskeln, während die linke Ferse sich langsam vom Boden hebt, bis nur noch die Zehen Kontakt zum Boden haben. Nehmen Sie dann bewusst die Veränderungen in den Empfindungen in den Füßen und Beinen wahr, wenn Sie langsam den linken Fuß heben, ihn nach vorne bewegen, und achten Sie auf die Empfindungen, wenn dann die Ferse wieder den Boden berührt. Nehmen Sie wahr, wie der Rest des linken Fußes Kontakt zum Boden aufnimmt, während Sie Ihr Körpergewicht auf das linke Bein und den linken Fuß verlagern.

Nachdem Sie das Gewicht vollkommen auf das linke Bein verlagert haben, wiederholen Sie diese Bewegung ebenso langsam, wie in Zeitlupe, mit dem rechten Fuß, wobei Sie die Veränderungen der Empfindungen in Fuß und Bein bewusst wahrnehmen.

Bewegen Sie sich auf diese Weise langsam von einem Ende Ihres Weges zum anderen, wobei Sie sich besonders der Empfindungen in den Fußsohlen und Fersen bewusst sind, während diese Kontakt zum Boden aufnehmen, sowie der Empfindungen in den Beinmuskeln, während Sie sich vorwärtsbewegen.

Am Ende Ihres Weges drehen Sie sich langsam um, wobei Sie sich der Empfindungen bewusst sind, die beim Herumdrehen entstehen.

Gehen Sie auf diese Art auf und ab, wobei Sie sich der körperlichen Empfindungen in den Füßen und Beinen sowie des Kontakts der Fußsohlen mit dem Boden bewusst sind, so gut Sie es vermögen. Blicken Sie dabei weiterhin behutsam nach vorn.

Setzen Sie dieses Gehen einige Minuten fort, mit möglichst gleichbleibender Achtsamkeit. Wenn Sie merken, dass Sie von Gedanken abgelenkt werden, leiten Sie den Fokus Ihrer Aufmerksamkeit behutsam wieder zu Ihren Empfindungen in den Füßen zurück, wenn diese Kontakt zum Boden aufnehmen.

Richten Sie dieselbe Aufmerksamkeit, die Sie bei der Gehmeditation kultiviert haben, nun auch außerhalb des Therapieraums auf die Empfindungen beim Gehen.

Therapietool 8

Einleitende Atempause

Nehmen Sie eine entspannte Haltung ein. Schließen Sie, wenn möglich, Ihre Augen.

Werden Sie sich zunächst bewusst, was gerade in Ihnen vor sich geht. Nehmen Sie dabei die Haltung eines Beobachters der eigenen inneren Vorgänge ein. Nehmen Sie wahr, welche Gedanken, Gefühle und Körperempfindungen momentan in Ihrem Körper auftreten. (30 Sekunden Pause)

Konzentrieren Sie als nächstes Ihre Aufmerksamkeit ganz auf die Körperempfindungen, die mit der Atmung einhergehen; das Ein- und Ausströmen der Luft in der Nase und in den Atemwegen, das Heben und Senken der Bauchdecke. (30 Sekunden)

Dehnen Sie nun Ihre Aufmerksamkeit auf den Körper als Ganzes aus. Werden Sie sich dabei auch Ihrer Körperhaltung und Ihres Gesichtsausdrucks bewusst. Nehmen Sie wahr, wie Sie in den ganzen Körper hineinatmen. Wann immer Sie Empfindungen von Unbehagen oder Spannung wahrnehmen, versuchen Sie nicht, diese zu verändern oder zu beeinflussen. Nehmen Sie die Empfindungen mit Wohlwollen und Gelassenheit zur Kenntnis, und lenken Sie Ihre Aufmerksamkeit immer wieder zurück auf den Atem, so als ob der Atem in und durch diese Empfindungen hindurchfließen könnte. (15 Sekunden)

↓ Fortsetzung Metta *Selbst* ↓

↓ Fortsetzung Metta *Freund* ↓

↓ Fortsetzung Metta *Neutrale Person* ↓

↓ Fortsetzung Metta *Person, die ich schwierig finde* ↓

↓ Fortsetzung Metta *Alle vier* ↓

↓ Fortsetzung Metta *Alle Lebewesen* ↓

Therapietool 9

Metta *Selbst*

Konzentrieren Sie sich nun auf das Gefühl von Wohlwollen und Freundlichkeit. (5 Sekunden Pause)

Richten Sie diese Gefühle von Wohlwollen auf sich selbst. Denken Sie an Ihre guten Eigenschaften. Sie haben den Wunsch, glücklich zu sein. Jeder von uns hat diesen Wunsch, glücklich zu sein, und Sie sind davon nicht ausgeschlossen. Versuchen Sie, ein guter Freund von Ihnen selbst zu sein. Schenken Sie sich selbst das gleiche Wohlwollen, die gleiche Zuneigung, die gleiche Fürsorge und Unterstützung, die Sie anderen schenken; und wiederholen Sie im Stillen Ihre Wunschformeln für sich.

Ich wünsche mir, dass ich sicher bin.
Ich wünsche mir, dass ich zufrieden und glücklich bin.
Ich wünsche mir, dass ich gesund bin.
Ich wünsche mir, dass ich Freude erfahre. (20 Sekunden)

Spüren Sie dabei wieder in Ihren Körper hinein. Welche Empfindungen gehen mit dem Gefühl von Wohlwollen einher? Ein Gefühl der Öffnung und Weitung der Brust, von Wärme im Herzen, von strömender Wärme im Bauchraum ... oder andere Empfindungen? (20 Sekunden)

Falls Ende der Meditation, dann Schlussinstruktion:

Werden Sie sich nun langsam wieder bewusst, in welchem Raum Sie sich befinden. Nehmen Sie nun ein paar tiefe Atemzüge und bewegen Sie dann Ihre Arme und Beine wieder. (10 Sekunden)

Öffnen Sie langsam die Augen, sobald Sie sich bereit fühlen.

Ende Metta *Selbst*

↓ Fortsetzung Metta *Freund* ↓

Therapietool 10

Metta *Freund*

Versuchen Sie *[als nächstes]*, sich einen guten Freund ins Gedächtnis zu rufen, für den Sie Respekt oder Dankbarkeit empfinden. Stellen Sie sich die Person vor, wie sie vor Ihnen lächelnd steht. Vielleicht kommen Ihnen Begegnungen aus der Vergangenheit ins Gedächtnis. (10 Sekunden Pause)

Wenn Sie den Eindruck haben, dass dieser Freund hinreichend präsent für Sie ist, richten Sie Ihre guten Wünsche an ihn.

Ich wünsche dir, dass du sicher bist.
Ich wünsche dir, dass du zufrieden und glücklich bist.
Ich wünsche dir, dass du gesund bist.
Ich wünsche dir, dass du Freude hast. (20 Sekunden)

Nehmen Sie die Gefühle von Wohlwollen und Freundlichkeit gegenüber dem Freund wahr. Und spüren Sie die Empfindungen, die dieses Wohlwollen in Ihrem Körper verursacht. Vielleicht ist es ein Gefühl, dass sich die Brust öffnet und weiter wird, ein Gefühl von Wärme um das Herz herum oder im Bauchraum, von Energiewellen, die durch Ihren Körper strömen ... oder andere Empfindungen? (20 Sekunden)

Falls Ende der Meditation, dann Schlussinstruktion:

Werden Sie sich nun langsam wieder bewusst, in welchem Raum Sie sich befinden. Nehmen Sie nun ein paar tiefe Atemzüge und bewegen Sie dann Ihre Arme und Beine wieder. (10 Sekunden)

Öffnen Sie langsam die Augen, sobald Sie sich bereit fühlen.

Ende Metta *Freund*

↓ Fortsetzung Metta *Neutrale Person* ↓

Therapietool 11

Metta *Neutrale Person*

Richten Sie nun Ihre Vorstellungen und Gedanken auf eine neutrale Person aus Ihrem Leben, die Sie vielleicht nur flüchtig kennen und der gegenüber Sie weder positive noch negative Gefühle empfinden. (20 Sekunden Pause)

Denken Sie für einen Moment an diese Person als jemand, der, wie Sie und jeder andere, glücklich sein möchte. Wir alle wünschen uns, glücklich zu sein, so wie wir alle Erfolge und Misserfolge erleben. Wir sind alle durch die Gemeinsamkeiten als Menschen miteinander verbunden und haben keinen Grund, uns einander fremd zu fühlen. Konzentrieren Sie sich nun auf solch eine Person und richten Sie Ihre guten Wünsche an sie.

Ich wünsche dir, dass du sicher bist.
Ich wünsche dir, dass du zufrieden und glücklich bist.
Ich wünsche dir, dass du gesund bist.
Ich wünsche dir, dass du Freude hast. (20 Sekunden)

Behalten Sie die Empfindungen, die dieses Wohlwollen in Ihrem Körper verursacht, in Ihrem Bewusstsein; eine warme Empfindung im Herzen, im Bauchraum, ein Gefühl von Weite, oder eine andere Empfindung. Wann immer Sie sich im Alltag in negativen Gefühlen und Gedanken wiederfinden, erinnern Sie sich an diese Empfindung und das Gefühl, was mit Wohlwollen einhergeht. Es hilft Ihnen, wieder Zugang zu einer wohlwollenden Haltung sich selbst und auch anderen gegenüber zu finden. (20 Sekunden)

Falls Ende der Meditation, dann Schlussinstruktion:

Werden Sie sich nun langsam wieder bewusst, in welchem Raum Sie sich befinden. Nehmen Sie nun ein paar tiefe Atemzüge und bewegen Sie dann Ihre Arme und Beine wieder. (10 Sekunden)

Öffnen Sie langsam die Augen, sobald Sie sich bereit fühlen.

Ende Metta *Neutrale Person*

↓ Fortsetzung Metta *Person, die ich schwierig finde* ↓

Therapietool 12

Metta *Person, die ich schwierig finde*

Wenn Sie dafür bereit sind, denken Sie nun an eine Person, die Sie schwierig finden. Vielleicht haben Sie für diese Person negative Gefühle, weil sie in einer Weise gehandelt oder etwas gesagt hat, das Sie verärgert, enttäuscht oder verletzt hat. Sie müssen nicht an die Person, die Sie am schwierigsten finden, denken. (5 Sekunden Pause)

Machen Sie sich einerseits bewusst, dass Sie dafür sorgen werden, dass Sie unter den Handlungen dieser Person nicht mehr leiden müssen. Denken Sie andererseits auch daran, dass die Person, die Sie schwierig finden, ein Mensch ist, der aus eigenem Leiden, Mangel an Wohlwollen oder unaufgelösten inneren Konflikten so gehandelt hat. Dies zu akzeptieren, fällt nicht leicht. Versuchen Sie sich dennoch von den Gedanken und Gefühlen zu befreien, die diese Person in Ihnen auslöst. Sie müssen diese Person nicht mögen, aber Sie können sie anders sehen – als einen Menschen, auf den sich Ihre wohlwollenden Wünsche ebenso richten wie auf alle anderen Menschen auch.

Ich wünsche dir, dass du innere Ruhe und Frieden finden kannst.
Ich wünsche dir, dass du Wohlwollen erfahren kannst.
Ich wünsche dir, dass du gesund bist.
Ich wünsche dir, dass du wie jeder Mensch Freude haben kannst. (20 Sekunden)

Achten Sie wieder auf Ihre Körperempfindungen. Wenn unangenehme Empfindungen auftreten, nehmen Sie diese zur Kenntnis. Konzentrieren Sie sich auf Ihr Gefühl von Wohlwollen. Versuchen Sie, unangenehme Empfindungen in angenehme zu verwandeln. Wenn Sie eine Enge spüren, verwandeln Sie diese in Weite ...; Gefühllosigkeit in Wärme ...; Schmerz und Verletztsein in Wohlbefinden.

Machen Sie sich bewusst, dass Sie lernen können, zwischen den Gefühlszuständen zu wechseln. Wenn negative Gefühle Sie überwältigen sollten, können Sie auch zu den wohlwollenden Wünschen sich selbst gegenüber zurückkehren. (20 Sekunden)

Falls Ende der Meditation, dann Schlussinstruktion:

Werden Sie sich nun langsam wieder bewusst, in welchem Raum Sie sich befinden. Nehmen Sie nun ein paar tiefe Atemzüge und bewegen Sie dann Ihre Arme und Beine wieder. (10 Sekunden)

Öffnen Sie langsam die Augen, sobald Sie sich bereit fühlen.

Ende Metta *Person, die ich schwierig finde*

↓ Fortsetzung Metta *Alle vier* ↓

Therapietool 13

Metta *Alle vier*

Versuchen Sie nun, Ihr Wohlwollen in gleichem Maße auf alle bisher genannte Personen zu richten, auf sich selbst, einen guten Freund, eine neutrale Person und eine Person, die Sie schwierig finden. So unterschiedlich Sie und diese Personen sind, so vereint Sie doch die gemeinsamen Grundbedingungen des Menschseins, mit der Unvermeidlichkeit des Leidens ebenso wie dem Wunsch nach Glück. (5 Sekunden Pause)

Richten Sie nun Ihre wohlwollenden Wünsche an sich selbst, einen guten Freund, eine neutrale Person und eine Person, die Sie schwierig finden.

Ich wünsche uns, mir selbst, dem guten Freund, der neutralen Person und der Person, die ich schwierig finde, dass wir uns sicher fühlen.
Ich wünsche uns, dass wir zufrieden und glücklich sind.
Ich wünsche uns, dass wir gesund sind.
Ich wünsche uns, dass wir innere Ruhe und Frieden finden. (20 Sekunden)

Konzentrieren Sie sich auf Empfindungen, die Wohlwollen in Ihrem Körper verursachen, und behalten Sie diese in ihrem Gedächtnis; seien es warme Empfindungen im Herz, im Bauchraum, oder ein Gefühl von Weite ... oder eine andere Empfindung. Wann immer Sie sich im Alltag in negativen Gefühlen und Gedanken wiederfinden, erinnern Sie sich an diese Empfindungen und das Gefühl, das mit Wohlwollen einhergeht. Es hilft Ihnen, wieder Zugang zu einer wohlwollenden Haltung sich selbst und anderen gegenüber zu finden. (20 Sekunden)

Falls Ende der Meditation, dann Schlussinstruktion:

Werden Sie sich nun langsam wieder bewusst, in welchem Raum Sie sich befinden. Nehmen Sie nun ein paar tiefe Atemzüge und bewegen Sie dann Ihre Arme und Beine wieder. (10 Sekunden)

Öffnen Sie langsam die Augen, sobald Sie sich bereit fühlen.

Ende Metta *Alle vier*

↓ Fortsetzung Metta *Alle Lebewesen* ↓

Therapietool 14

Metta *Alle Lebewesen*

Wenden Sie sich dem umfassenden Wunsch aller Menschen zu, glücklich, gesund, sicher und in Frieden zu sein. Wir alle teilen die gleiche Welt, mit allem, was dazu gehört. Sie sind mit allen Menschen verbunden, verdienen wie alle Menschen Wohlwollen. (5 Sekunden Pause)

Versuchen Sie nun, alle Menschen in den wohlwollenden Wünschen zu vereinigen. Vielleicht können Sie erst einmal bei sich selbst beginnen, dann dehnen Sie die guten Wünsche auf die Menschen in Ihrer nahen Umgebung aus, immer weiter, auf die Menschen, denen Sie begegnet sind, und noch begegnen werden, alle Menschen, alle Lebewesen des Universums. Uns alle vereint der gleiche wohlwollende Wunsch.

Ich wünsche allen Menschen, dass sie sicher sind.
Ich wünsche allen Menschen, dass sie zufrieden und glücklich sind.
Ich wünsche allen Menschen, dass sie gesund sind.
Ich wünsche allen Menschen, dass sie Freude haben. (20 Sekunden)

Nehmen Sie diesen Augenblick wahr und bleiben Sie im Hier und Jetzt, mit wohlwollenden Gefühlen für sich und für andere. Genießen Sie es, falls Sie angenehme Gefühle spüren. Lassen Sie sich Zeit. Und spüren Sie die Empfindungen, die dieses Wohlwollen in Ihrem Körper verursacht. Vielleicht ist es ein Gefühl, dass sich die Brust öffnet und weiter wird, ein Gefühl von Wärme um das Herz herum oder im Bauchraum, von Energiewellen, die durch Ihren Körper strömen ... oder andere Empfindungen? (20 Sekunden)

Werden Sie sich nun langsam wieder bewusst, in welchem Raum Sie sich befinden. Nehmen Sie nun ein paar tiefe Atemzüge und bewegen Sie dann Ihre Arme und Beine wieder. (10 Sekunden)

Öffnen Sie langsam die Augen, sobald Sie sich bereit fühlen.

Ende Metta *Alle Lebewesen*

Übersicht 1

Gruppensitzung 1

1. Begrüßung und Organisatorisches
- Vorstellung der Gruppenleitung
- Sicherheit in der Gruppe, Grundregeln bezüglich Vertraulichkeit und Privatsphäre
- Zeitdisziplin

2. Vorstellung der Teilnehmerinnen und Teilnehmer [Dyaden + Runde]
- ggf. Namensschilder, Flipchart
- Austausch in Zweiergruppe [pro Person 5 Minuten]
- Vorstellung des/der jeweils anderen in der Gesamtgruppe [pro Person 1 Minute] anhand folgender Leitfragen:
  - Persönliche Eckdaten (Name, Alter, Familienstand, Beruf)
  - Hobbys und Interessen
  - Was ist die Motivation, an der Gruppe teilzunehmen?

3. Input zum Zusammenhang zwischen Depression, Achtsamkeit und Emotionsregulation [Infoblatt 2 und 3]

4. Body-Scan [Therapietool 3]
- Durchführung im Liegen oder im Sitzen

5. Nachbesprechung [Runde]

6. Kurzinput zu Wohlwollen [Infoblatt 4, Arbeitsblatt 2]

7. Hausaufgaben
- Infoblatt 9 aushändigen
- Unterlagen durchlesen [Infoblatt 2, 3 und 4]
- Arbeitsblatt 2 ausfüllen
- 2-mal täglich Body-Scan üben + Protokoll führen [Arbeitsblatt 3, Audiodatei 1]

8. Organisatorisches
- Auf Retreat-Termin hinweisen etc.

Übersicht 2

Gruppensitzung 2

1. Besprechung der Hausaufgaben zu Body-Scan bzw. des selbstständigen Übens [Runde]

- Die 3 Achtsamkeitsprinzipien auf der Flipchart notieren
- ggf. Leitfragen auf Flipchart notieren
- ggf. Verweis auf „Infoblatt 3: Umgang mit Schwierigkeiten beim Meditieren"
- Ziele für das weitere Üben (z. B. Gestalten von Rahmenbedingungen)

2. Body-Scan [Therapietool 3]

3. Kurze Nachbesprechung [Runde]

4. Besprechung der Hausaufgaben zu wohlwollendem Verhalten [Runde; Infoblatt 4, Arbeitsblatt 2]

- „Infoblatt 4: Philosophische und psychologische Grundlagen von Wohlwollen": Konnten dem Infoblatt Anregungen zur persönlichen Bedeutung von Wohlwollen entnommen werden?
- Wurde „Arbeitsblatt 2: Fragebogen zu wohlwollenden Verhaltensweisen (FWWV)" ausgefüllt?

5. Zwei Beispiele für wichtige wohlwollende Verhaltensweisen im Alltag auswählen [Dyaden + Runde; Arbeitsblatt 2]

- Zweiergruppen bilden [10 Minuten; jeweils 5 Minuten]; auf Flipchart schreiben:
  - Besprechen Sie die für Sie wichtigsten Verhaltensweisen, auch im Hinblick darauf, wie häufig Sie diese durchführen
  - Wählen Sie 2 wohlwollende Verhaltensweisen aus (1 gegenüber sich selbst und 1 gegenüber anderen), die Sie als Hausaufgabe umsetzen wollen
- Ausgewählte Verhaltensweisen, die als Hausaufgabe umgesetzt werden sollen, kurz in der Runde nennen

6. Hausaufgaben

- Besinnungsaufsatz (Wie ich Positives im Leben anderer Personen bewirke) schreiben [Arbeitsblatt 4]
- Die beiden ausgewählten wohlwollenden Verhaltensweisen sollen bewusst praktiziert werden (optional: dritte Verhaltensweise)
- Body-Scan üben (2-mal täglich; 1-mal mit und 1-mal ohne Anleitung) + Protokoll führen [Arbeitsblatt 3, Audiodatei 1]

Übersicht 3

Gruppensitzung 3

1. Besprechung der Hausaufgaben zu Body-Scan [Runde]

- Die 3 Achtsamkeitsprinzipien auf Flipchart notieren
- Ggf. Leitfragen auf Flipchart notieren

2. Kurze Einleitung zur Sitzmeditation

- Beim Body-Scan war die Aufmerksamkeit auf Körperteile konzentriert – jetzt geht es darum, die Aufmerksamkeit für alle inneren Vorgänge und Geräusche, die auftreten, zu öffnen
- Übung von passiver Beobachterperspektive
- Bezug nehmen zu 3 Achtsamkeitsprinzipien (→ Flipchart):
  - im Hier und Jetzt
  - beobachtend
  - akzeptierend

3. Sitzmeditation [Therapietool 4]

4. Nachbesprechung [Runde]

5. Besprechung der Hausaufgaben zu Wohlwollen [Dyaden + Runde]

- Zweiergruppen bilden [10 Minuten; je 5 Minuten]
  - Zwei Beispiele für wohlwollende Verhaltensweisen im Alltag besprechen
  - Was wurde umgesetzt?
  - Wie wurde mit Barrieren umgegangen?
  - Besinnungsaufsatz (Wie ich Positives im Leben anderer bewirke) besprechen [Arbeitsblatt 4]
- Gesamtrunde: Die Ergebnisse der anderen Person kurz vorstellen

6. Hausaufgaben

- Plädoyer bzw. Besinnungsaufsatz (Die Bedeutung von Wohlwollen) schreiben [Arbeitsblatt 5]
- Zwei wohlwollende Verhaltensweisen auswählen (ggf. neue) und praktizieren
- Sitzmeditation üben (2-mal täglich; 1-mal mit und 1-mal ohne Anleitung) + Protokoll führen [Arbeitsblatt 3, Audiodatei 2]

Übersicht 4

Gruppensitzung 4

1. Besprechung der Hausaufgaben zur Sitzmeditation [Runde]

- Leitfragen (auf Flipchart):
  - Konnten die Ziele für das selbstständige Üben umgesetzt werden?
- Lösungen für Barrieren, die regelmäßiges Üben verhindern, suchen

2. Besprechung der Hausaufgaben zu Wohlwollen [Dyaden + Runde]

- Zweiergruppen bilden [10 Minuten; je 5 Minuten]
  - Zwei Beispiele wohlwollender Verhaltensweisen im Alltag besprechen
  - Was wurde umgesetzt?
  - Wie wurde mit Barrieren umgegangen?
  - Besinnungsaufsatz (Plädoyer) besprechen [Arbeitsblatt 5]

3. Vorbereitung Metta *Selbst* [Dyaden + Runde; Infoblatt 5, Arbeitsblatt 6]

- In Zweiergruppen besprechen [10 Minuten pro Person]:
  - Was wünsche ich mir selbst?
  - Was hindert mich daran, dies zu wünschen?
- Als Einstieg in das Thema kann auch Infoblatt 5 genutzt werden
- Jede Person notiert ihre Überlegungen im Arbeitsblatt 6
- Kurz: Ergebnisse in Runde vorstellen

4. Übung Atempause + Metta *Selbst* [Therapietool 8 und 9]

5. Nachbesprechung [Runde]

6. Hausaufgaben

- Atempause plus Wohlwollen üben (2-mal täglich; 1-mal mit und 1-mal ohne Anleitung) + Protokoll führen [Arbeitsblatt 3, Audiodatei 4, Audiodatei 5]
- Formeln zu Wohlwollender Zuwendung im Infoblatt 6 können zur Formulierung eigener Wünsche genutzt werden [Infoblatt 6]
- Zwei wohlwollende Verhaltensweisen praktizieren

Übersicht 5

Gruppensitzung 5

1. Atempause [Therapietool 5]

2. Besprechung wohlwollender Aktivitäten im Alltag [Runde]

- Wie gut gelingt es Ihnen, wohlwollendes Verhalten in die Tat umzusetzen?
- Wohlwollen in Handlungen ist genauso wichtig wie Wohlwollen in Meditation

3. Besprechung des selbstständigen Übens von Metta *Selbst* [Runde]

- Wie gut ist es gelungen, regelmäßig zu üben?
- Gab es Schwierigkeiten?
- Wie gut kommen Sie mit Metta zurecht?

4. Formeln und Barrieren zu *Freund* und *Neutrale Person* [Dyaden; Arbeitsblatt 7 und 8]

- Zweiergruppen bilden
- Formeln und Barrieren bearbeiten und auf Arbeitsblatt 7 und 8 notieren
- Nur der anderen Person in der Zweiergruppe mitteilen [jeweils 5 Minuten]
- Falls ausreichend Zeit zur Verfügung steht: Ergebnisse in der Runde vorstellen

5. Übung Metta *Selbst* + *Freund* + *Neutrale Person* [Therapietool 8 bis 11]

6. Nachbesprechung [Runde]

7. Hausaufgaben

- Metta *Selbst* + *Freund* + *Neutrale Person* üben (2-mal täglich; 1-mal mit und 1-mal ohne Anleitung) + Protokoll führen [Arbeitsblatt 3, Audiodatei 6 und 7]
- Das Üben wohlwollender Aktivitäten fortsetzen

Übersicht 6

Gruppensitzung 6

1. Dreiminütige Atempause [Therapietool 6]

- Das Rational erklären: Es handelt sich um eine kurze alltagstaugliche Übung, um die Fähigkeit zum Dezentrieren zu fördern

2. Besprechung der Hausaufgaben/Meditationspraxis [Runde]

- Wie gut gelingt es Ihnen, Wohlwollen in Handlungen umzusetzen?
- Zu wieviel Prozent sind jeweils Ihr „Innerer Kritiker" und Ihr „Innerer Freund" aktiv?
- Wie sehr schenken Sie dem wohlwollenden Begleiter Aufmerksamkeit?

3. Formeln und Barrieren zur *Person, die ich schwierig finde* [Dyaden; Arbeitsblatt 9]

- Ergebnisse zu Formeln und Barrieren zu Metta *Freund* und Metta *Neurale Person* aus den Zweiergruppen, die in der letzten Sitzung aus Zeitgründen nicht besprochen werden konnten, ggf. in der Runde vorstellen, wenn ausreichend Zeit zur Verfügung steht.
- Zweiergruppen bilden
- Formeln und Barrieren allein bearbeiten und auf Arbeitsblatt 9 notieren
- Der anderen Person aus der Zweiergruppe die Ergebnisse mitteilen [jeweils 5 Minuten]

4. Übung Metta *Selbst + Freund + Neutrale Person + Person, die ich schwierig finde* [Therapietool 8 bis 12]

5. Nachbesprechung [Runde]

6. Hausaufgaben

- Metta *Selbst + Freund + Neutrale Person + Person, die ich schwierig finde* üben (2-mal täglich; 1-mal mit und 1-mal ohne Anleitung) + Protokoll führen [Arbeitsblatt 3, Audiodatei 8 und 9]
- Das Üben wohlwollender Aktivitäten fortsetzen

Übersicht 7

Gruppensitzung 7

1. Dreiminütige Atempause [Therapietool 6]

2. Besprechung des selbstständigen Übens von Metta (Selbst bis Person, die ich schwierig finde) [Runde]

- Wie zufrieden sind Sie mit der Häufigkeit des Übens?
- Welche Erfahrung haben Sie bei der Konzentration auf wohlwollende Wünsche sich und anderen gegenüber gemacht?
- Wie haben Sie das Üben von Metta gegenüber der Person, die Sie schwierig finden, erlebt?

3. Besprechung wohlwollende Aktivitäten im Alltag [Dyaden]

- Zweiergruppen bilden [10 Minuten, 5 Minuten pro Person]
- Wie gut gelingt es mir, wohlwollendes Verhalten in die Tat umzusetzen?
- Was sind konkrete Handlungen bzw. Aktivitäten, die ich durchführe?
- Den Handlungscharakter von Wohlwollen herausstellen

4. Übung Metta *Selbst + Freund + Neutrale Person + Person, die ich schwierig finde + Alle vier* [Therapietool 8 bis 13]

5. Nachbesprechung [Runde]

6. Hausaufgaben

- Metta *Selbst + Freund + Neutrale Person + Person, die ich schwierig finde + Alle vier* üben (2-mal täglich; 1-mal mit und 1-mal ohne Anleitung) + Protokoll führen [Arbeitsblatt 3, Audiodatei 10 und 11]
- Das Üben wohlwollender Aktivitäten fortsetzen
- Ggf. auf Retreat hinweisen und Organisatorisches besprechen

Übersicht 8

Gruppensitzung 8

1. Erklärung zu Metta *Alle Lebewesen*

- Verbundenheit aller Lebewesen
- Verringerung von Leiden durch Förderung von Verbundenheit

2. Übung Metta *Selbst + Freund + Neutrale Person + Person, die ich schwierig finde + Alle vier + Alle Lebewesen* [Therapietool 8 bis 14]

3. Zwischenbilanz: Veränderung von Achtsamkeit und Wohlwollen durch Meditation [Dyaden + Runde]

- Zweiergruppen bilden [10 Minuten, 5 Minuten jeder]
- Was habe ich bisher erreicht?
- Was nehme ich mir für die Einzeltherapie vor? Was ist noch zu tun?
- Zusammenfassendes Statement (2 bis 3 Sätze) in großer Runde:
  - „Ihr Fazit in 3 Sätzen“

4. Metta-Bowl: Wünsche für sich und die Gruppe

- Jeweils für sich selbst und für die Gruppe einen Wunsch aufschreiben
- Papier falten, getrennt in die beiden Bowls legen
- Wünsche durchmischen
- Jeder zieht aus jeder der beiden Bowls einen Wunsch, liest ihn vor und heftet ihn an die Flipchart

5. Rückmeldung an die Gruppe [Runde]

- Abschlusswort: „Therapeutische Ziele werden weiterverfolgt, aber heute nehmen wir Abschied von der Gruppe.“
- Wie haben Sie sich in der Gruppe gefühlt?
- In welcher Hinsicht hat Ihnen das Gruppenprogramm geholfen? In welcher Hinsicht bleibt noch etwas für Sie zu tun?
- Was nehmen Sie für sich in Ihren Alltag mit?
- Was können Sie tun, wenn es Ihnen einmal schlechter gehen sollte?

6. Weiterführende Behandlung und Fortsetzung eigener Meditationspraxis

- Hinweise auf die Frage geben: Ist weiterführende Therapie sinnvoll?
- Teilnehmerinnen und Teilnehmer dazu anregen, die Meditationspraxis (zunehmend selbstangeleitet) fortzusetzen und weiterhin wohlwollende Aktivitäten im Alltag umzusetzen [Arbeitsblatt 3, Audiodatei 12].

Übersicht 9

Retreat

Motto des Retreats: Achtsamkeit und Wohlwollen in den Alltag bringen

1. Vorbereitung [Therapietool 6 und 7, Arbeitsblatt 22]

a) Überblick über den Tag geben
b) Drei-Minuten-Atempause (selbstangeleitet) durchführen [Therapietool 6]
c) Metta-Formel für den Retreat-Tag auswählen (Eigene Formeln für sich selbst und für die Gruppe in Abschnitt 1 von Arbeitsblatt 22 festhalten)
d) Achtsames Gehen (im Gruppenraum, Vorstellung und Demonstration der Übung, Kurze gemeinsame Durchführung) [Therapietool 7]

2. Achtsames Gehen zum Retreat-Ort

- Nach Ankunft am Retreat-Ort Wahrnehmungen während des Gehens im Abschnitt 2 von Arbeitsblatt 22 protokollieren

3. Achtsam Natur betrachten

- Aufmerksamkeit auf unterschiedliche Sinne richten
- Übungen entsprechend den bekannten Achtsamkeitsprinzipien durchführen
- Anschließend Erfahrungen während der Übung im Abschnitt 3 von Arbeitsblatt 22 notieren

4. Dyadische Metta-Meditation

- Zweiergruppen bilden
  - Jede Person führt für sich selbst eine kurze Atempause durch
  - Der Partnerin bzw. dem Partner in der Gruppe zwei bis drei Wünsche sich selbst gegenüber mitteilen
  - Der Partnerin bzw. dem Partner in der Gruppe zwei bis drei Wünsche gegenüber ihr/ihm mitteilen
- Für die Übung einen ungestörten Ort aufsuchen
- Anschließend Erfahrungen während der Übung im Abschnitt 4 von Arbeitsblatt 22 protokollieren

5. Nachbesprechung der Übungen

- Anhand der Notizen in Arbeitsblatt 22 die Übungen besprechen

6. Rückweg (achtsames Gehen, schnell oder übliche Gehgeschwindigkeit)

- „Achtsames Gehen muss nicht langsam sein – man kann auch schnell achtsam gehen“

7. Abschluss

- Ggf. Abschlussübung (z. B. selbstangeleitete Atempause)
- Abschlussbesprechung:
  - Was nehme ich aus dem Tag mit?
  - Wie hat der Retreat meine Achtsamkeit und mein Wohlwollen beeinflusst?

Infoblatt 1

Was versteht man unter einer chronischen Depression?

Chronische Depression ist durch dauerhafte Verstimmungen über mindestens zwei, meist aber mehr Jahre gekennzeichnet. Das Befinden wird von Grübeln, Hoffnungslosigkeit und manchmal auch von Gedanken an den Tod beherrscht. Betroffene fühlen sich energie- und lustlos. Positive Gefühle wie Freude, Genuss, Mitgefühl oder Zuwendung anderen Menschen gegenüber scheinen blockiert. Auch Schlaf und Appetit sind oft aus dem Rhythmus.

Depression ist die häufigste psychische Störung überhaupt; 20 % der Bevölkerung erleben mindestens eine depressive Episode im Leben. Entgegen landläufiger Meinung sind immer wiederkehrende und chronische Depressionen die häufigsten Verlaufsformen: Zweidrittel der Betroffenen erleben dauerhaft Depressionen. Sie sind also nicht alleine mit dem Problem. Viele sehr erfolgreiche, kreative und auch angesehene Personen leiden unter chronischen Depressionen. Dennoch ist erst in den letzten Jahren das Thema in der Öffentlichkeit enttabuisiert worden.

Welche Ursachen haben Depressionen?

Depressionen sind nicht auf eine Ursache alleine zurückzuführen. Veranlagung und körperliche Faktoren, Persönlichkeit, Lebensgeschichte und Lebenssituation wirken individuell unterschiedlich zusammen. Aus psychologischer Sicht ist der Umgang mit negativen Erfahrungen und Gefühlen entscheidend für die Entstehung einer Depression. Obwohl manchmal kurzfristig entlastend, sind Unterdrückung und Vermeidung längerfristig sehr ungünstig, indem Sie eine Negativ-Spirale von Gefühlen, Gedanken und Verhalten hervorrufen. Der Versuch, Erklärungen für die eigenen Probleme zu finden, führt zu einer unablässigen Beschäftigung mit den negativen Eigenschaften der eigenen Person, der Vergangenheit und Problemen mit anderen Menschen, ohne dass eine Lösung entsteht. Das Denken dreht sich im Kreis und bleibt an negativen Sichtweisen kleben. Betroffene können sich kaum von dem Grübeln distanzieren und befreien.

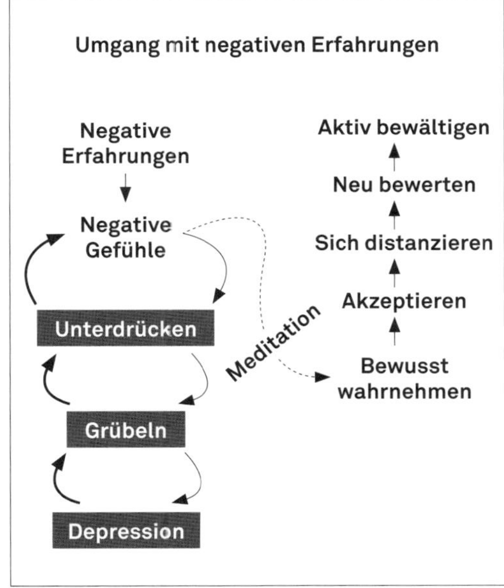

Wie hilft Meditation?

Meditation beinhaltet verschiedene Techniken, die Aufmerksamkeit auf bestimmte Objekte oder Vorgänge (z. B. Atmung, Vorstellungen) zu konzentrieren. Ziel ist die Förderung der Fähigkeit, sich von automatisierten, negativen Denkmustern – dem „Autopiloten" – zu lösen, sowie innere Ruhe und eine positive Haltung entwickeln zu können.

Bei der Achtsamkeitsmeditation werden das *bewusste Wahrnehmen im „Hier und Jetzt"* und eine *nichtwertende, akzeptierende Haltung* eingeübt. Regelmäßige Achtsamkeitsmeditation fördert die Fähigkeit, sich im Umgang mit negativen Erfahrungen aus dem Teufelskreislauf aus Unterdrücken, Grübeln und chronischer Depression zu lösen. Hierdurch ergeben sich von selbst neue Sichtweisen und Bewertungen. Achtsamkeit bildet auch die Grundlage für weiterführende Meditationstechniken wie die Metta-Meditation.

Infoblatt 2

Der Autopilot

Der Autopilot ist eine Metapher für ein Erlebnismuster, das durch automatisches und unbewusstes Ablaufen schematischer Reaktionen gekennzeichnet ist. Beispielsweise sitzen wir manchmal im Auto und fahren viele Kilometer, ohne uns wirklich dessen bewusst zu sein, was wir tun. Oft können wir „weit weg sein", ohne dass wir es überhaupt bemerken. Ein Großteil unseres Lebens verbringen wir, ohne „gegenwärtig" zu sein.

Wir verbringen die Zeit mit Gedanken, die mit der Vergangenheit oder der Zukunft zu tun haben. Oftmals sind es negative Gedanken, Erinnerungen an belastende Erfahrungen oder Sorgen über Probleme, die wir nicht lösen können, einhergehend mit negativen Gefühlen wie Niedergeschlagenheit, Hilflosigkeit oder Hoffnungslosigkeit. Dieses Grübeln geschieht ebenfalls im Autopiloten – d. h. Ihnen ist meist nicht bewusst, dass Sie grübeln. Grübeln ist jedoch einer der Faktoren, die die Stimmung verschlechtern und Depression chronifizieren.

Wie kommt man aus dem Grübeln heraus? Ein erster Schritt ist die Bewusstmachung eigener Gedanken, Gefühle und körperlicher Empfindungen. Dies geschieht, indem Sie die Perspektive eines *inneren Beobachters* einnehmen, der sich selbst zusieht: Welche Gedanken laufen gerade in mir ab? Welche Gefühle nehme ich wahr? Welche körperlichen Empfindungen treten auf?

Dabei besteht die Gefahr, dass man eigene Gedanken bewertet: z. B. „Ich sollte positiver denken", „Ich bin unfähig, mich von diesen Erinnerungen zu lösen", „Ich bin krank, dass ich immer so negative Gedanken habe, das werde ich nie loswerden". Dieses Kommentieren verstärkt nur die Spirale in die negative Stimmung und Depression. Deshalb ist neben dem Beobachten innerer Vorgänge, ein zweites Prinzip das *Akzeptieren* oder Nicht-Werten.

Ein drittes Prinzip des Ausstiegs aus dem Autopiloten ist, die Aufmerksamkeit auf das *Hier und Jetzt* zu lenken. Widmen Sie sich ganz der Situation, Ihrer Umgebung, der Tageszeit, was Sie oder andere Menschen gerade tun oder sagen – in diesem Augenblick. Der Dalai Lama beschreibt das Prinzip so: „Es gibt zwei Tage, an denen man nichts tun kann. Der eine ist Gestern, der andere Morgen."

Eine beobachtende, akzeptierende und auf das Hier und Jetzt bezogene Haltung hilft, sich von dem Grübeln zu lösen. Meditation hilft durch regelmäßige *Übung,* in welcher diese Haltung, sowie das Aussteigen aus dem Autopiloten, immer wieder in einem festen Ritual trainiert werden. Wie z. B. beim Erlernen einer Sprache, einer Sportart oder eines Musikinstrumentes ist der Lerngewinn am größten, wenn man durch häufiges Üben die unweigerlich auftretenden Schwierigkeiten zunehmend besser überwinden kann.

Infoblatt 3

Umgang mit Schwierigkeiten beim Meditieren

Ein erstes Ziel dieses Programms besteht darin, sich eigene Gedanken, Gefühle, Körperempfindungen und sein Verhalten bewusster zu machen. Die angestrebte Haltung ist:

- zu beobachten,
- zu akzeptieren,
- im Hier und Jetzt zu sein.

Dies kann niemals vollkommen gelingen!

Ein Problem bei den Übungen und auch bei der Umsetzung im Alltag ist unser Automatismus, Erfahrungen so zu bewerten als seien sie nicht richtig („Das ist nicht das, was erwartet wird.“; „Es ist nicht gut genug.“; „Ich kann das nicht.“ etc.). Derartige Bewertungen können zum Grübeln führen und vom Hier und Jetzt wegführen. Der Body-Scan hat *nicht* als wichtigstes Ziel, Wohlbefinden und völlige innere Ruhe herzustellen, sondern zu lernen, mit Störungen der Aufmerksamkeit umzugehen.

Wenn wir diese Schwierigkeiten, unsere Aufmerksamkeit zu kontrollieren, als etwas ganz Normales anerkennen, wird es leichter, in einen Lernprozess zu gelangen, der sich über Wochen und Monate hinziehen kann, welcher aber notwendig ist, um eigene Fähigkeiten zu trainieren. Unabhängig davon, was passiert (z.B. ob Sie einschlafen, sich nicht mehr konzentrieren können, immer wieder an andere Dinge denken, einen falschen Teil des Körpers fokussieren oder überhaupt nichts verspüren), machen Sie einfach weiter. Wenn Ihre Aufmerksamkeit abschweift, nehmen Sie dies zur Kenntnis und kehren Sie wieder zu Ihrer Aufgabe zurück, ohne in Selbstkritik und Bewertungen stecken zu bleiben.

Lösen Sie sich von Vorstellungen wie „gut“ und „schlecht“. Das einzige Ziel ist, regelmäßig und häufig zu üben.

Infoblatt 4 (Seite 1/3)

Philosophische und psychologische Grundlagen von Wohlwollen

Definition von Wohlwollen

Wohlwollen ist eine Wertevorstellung bzw. eine Wertehaltung und bezieht sich auf die Motivation, sich oder anderen zu helfen oder Gutes zu tun. Wohlwollen gegenüber anderen beinhaltet den Wunsch, positive Beziehungen herzustellen, in denen Vertrauen, Verlässlichkeit, Verbundenheit, Unterstützung und Ehrlichkeit bestehen. Wohlwollen gegenüber anderen wird auch umschrieben mit Freundlichkeit, Respekt, Mitgefühl, Anständigkeit, Fairness, Güte, Großzügigkeit, Wärme, Menschenliebe.

Wohlwollen gegenüber anderen schließt Wohlwollen gegenüber sich selbst ein. Es ist abzugrenzen von Selbstaufopferung (anderen Gutes tun, ohne sich selbst Gutes zu tun; Altruismus) und Egoismus (sich selbst Gutes tun, ohne anderen Gutes zu tun; Aggression: anderen schaden). Wohlwollen kann sich gegenüber Nahestehenden oder gegenüber Fremden zeigen. Wohlwollen kann in Reaktion auf andere (Verlässlichkeit) als auch aktiv (Fürsorglichkeit) gezeigt werden.

Egoismus:
- Erfüllen eigener Bedürfnisse
- Missachten der Bedürfnisse anderer

Wohlwollen:
- Erfüllen eigener Bedürfnisse
- Berücksichtigen der Bedürfnisse anderer

Selbstlosigkeit:
- Erfüllen der Bedürfnisse anderer
- Missachten eigener Bedürfnisse

Wohlwollen als ethisches Prinzip

Immanuel Kant betrachtet Wohlwollen als die einzige Primärtugend: „Es ist überall nichts in der Welt, ja überhaupt auch außer derselben zu denken möglich, was ohne Einschränkung für gut könnte gehalten werden, als allein ein guter Wille". Ohne diesen, können alle anderen Tugenden „auch äußerst böse und schädlich werden" (Kant, 2008, S. 14).

Im Buddhismus ist „Metta" (mittelindisch/Pali; „Freundschaft", „Güte", „Freundlichkeit") eine der vier zentralen „Geisteshaltungen", die man durch Meditation und Kultivierung in den Beziehungen zu anderen weiterentwickeln kann (Hofmann et al., 2011). Metta schließt auch das Wohlwollen sich selbst gegenüber, ebenso wie auch gegenüber allen Lebewesen der Erde mit ein.

In der christlich-abendländischen Tradition ist Wohlwollen dem Begriff „agape" zuzuordnen. Hierunter wird eine göttliche oder von Gott inspirierte uneigennützige Liebe verstanden, im Gegensatz zu der menschlichen Liebe (eros). Dieser Begriff ging auch in die christliche Religion als eine bedingungslose, einseitige, helfende und wertschätzende Menschen- bzw. „Nächstenliebe" (caritas) ein. In allen Religionen wird neben der Haltung auch das Handeln zum Wohle der Mitmenschen betont.

Wohlwollen als psychologischer Schutzfaktor

In der Psychologie wird *Wohlwollen* als eine von zehn universellen menschlichen Wertehaltungen angesehen. Die neun weiteren universellen Werthaltungen sind Selbstbestimmung, Universalismus, Tradition, Konformität, Sicherheit, Macht, Leistung, Hedonismus sowie Stimulation (Schwartz, 2010).

Werte sind danach grundsätzliche motivationale (wünschenswerte) Ziele, die unabhängig von spezifischen Situationen oder Personen die Handlungen einer Person wesentlich bestimmen, in der Regel einhergehend mit intensiven positiven Emotionen. Wohlwollen kann bewusst oder unbewusst sein; dabei wird das subjektiv erlebte Verhalten stärker von bewusstem Wohlwollen, das objektiv gezeigte Verhalten (z.B. anderen zu helfen) hingegen stärker von unbewusstem Wohlwollen gesteuert (Dentale et al., 2017). Dies spricht dafür,

Infoblatt 4 (Seite 2/3)

Philosophische und psychologische Grundlagen von Wohlwollen

dass Personen anderen gegenüber in der Realität sehr viel kooperativer, mitfühlender und hilfsbereiter sein können als sie selbst dies erkennen. Personen, die Wohlwollen persönlich als bedeutsamen Wert einschätzen, sind in ihrer Persönlichkeit verträglicher, offener für neue Erfahrungen, extravertierter und gewissenhafter (Fischer et al., 2014). Wohlwollen hilft durch die Verbundenheit mit anderen Menschen, auch in belastenden Situationen, das eigene Wohlbefinden zu erhalten (Chatterlee et al., 2013).

Wohlwollen kann durch Meditation gefördert werden

Die Reflexion und Auseinandersetzung mit Wohlwollen verstärkt die Bereitschaft zu wohlwollendem Verhalten anderen gegenüber (Arieli et al., 2014). Dies gilt insbesondere, wenn man sich bewusster macht, dass man Gutes von anderen erhalten hat (Grant & Dutton, 2012).

Eine Form der Reflexion über Wohlwollen ist die Meditation. Unter Meditation versteht man eine Technik, durch Konzentration auf bestimmte geistige oder körperliche Vorgänge (z.B. Vorstellungen, Atmung, Formeln) eine Erweiterung des Bewusstseins zu erreichen, indem eine vorübergehende Distanzierung von einschränkenden zeitlichen Dimensionen, belastenden Gefühlen und Gedanken, oder der Trennung von Körper und Geist hergestellt wird (Kornfield, 2005). Meditation kann bei regelmäßiger Praxis zu bedeutsamen Veränderungen in den Aktivierungsmustern des Gehirns, insbesondere des Vorderhirns, führen (Fox et al., 2016).

Veränderungen in den Aktivierungsmustern im Gehirn

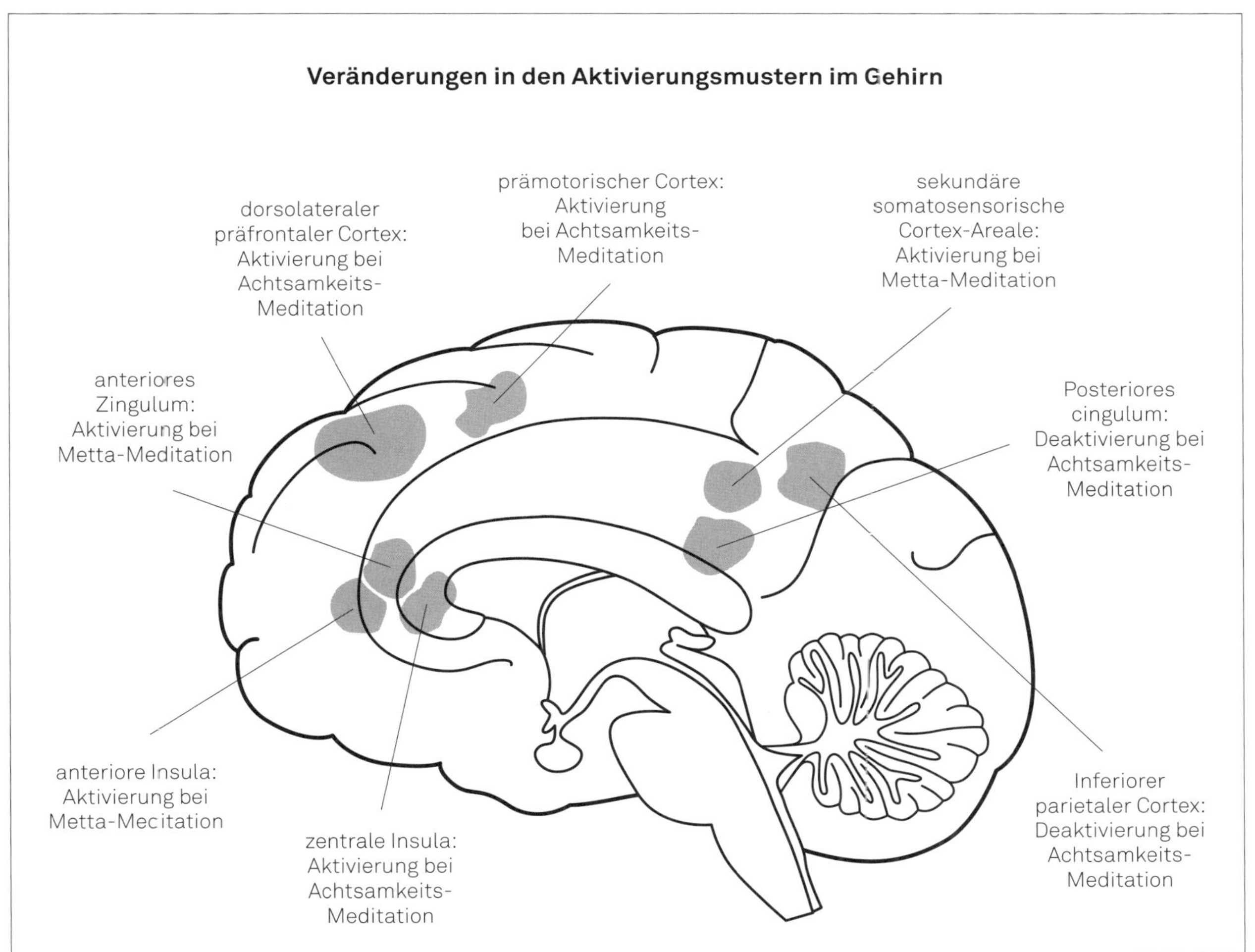

Infoblatt 4 (Seite 3/3)

Philosophische und psychologische Grundlagen von Wohlwollen

Die Metta-Meditation ist eine Form der Meditation, bei der sich die Aufmerksamkeit auf das Wohlwollen in unterschiedlichen Beziehungen konzentriert: auf sich selbst, einen Wohltäter, einen Freund, eine neutrale Person, eine schwierige Person und schließlich alle Menschen (Salzberg, 2003). In einer der ersten Studien (Fredrickson et al., 2008) zur Metta-Meditation konnte gezeigt werden, dass ein neunwöchiges Meditationsprogramm zu einem vermehrten Erleben von positiven Gefühlen einschließlich Liebe, Freude, Zufriedenheit, Dankbarkeit, Stolz, Hoffnung und Interesse führt. Darüber hinaus erhöhten sich die Achtsamkeit und Selbstakzeptanz. Zudem verbesserten sich bei den Teilnehmerinnen und Teilnehmern sowohl die zwischenmenschlichen Beziehungen als auch die körperliche Gesundheit deutlich gegenüber Personen, die dieses Meditationsprogramm nicht durchliefen.

Darüber hinaus führte diese Form der Meditation auch bei Personen mit Posttraumatischen Belastungsstörungen (Kearney et al., 2013), traumatisierten Flüchtlingen (Hinton et al., 2013) und Patienten mit chronischen Depressionen (Hofmann et al., 2015) zu deutlichen Verbesserungen des psychischen Befindens. Somit führt, im Sinne des Prinzips der Gegenseitigkeit (Reziprozität), die Förderung von Wohlwollen gegenüber anderen auch zu positiven Emotionen und günstigen Auswirkungen auf die psychische Gesundheit bei den meditierenden Personen selbst.

Literatur

Arieli, S., Grant, A. M. & Sagiv, L. (2014). Convincing yourself to care about others: An intervention for enhancing benevolence values. *Journal of Personality, 82*(1), 15–24. https://doi.org/10.1111/jopy.12029

Chatterjee, M. B., Baumann, N. & Osborne, D. (2013). You are not alone: Relatedness reduces adverse effects of state orientation on well-being under stress. *Personality and Social Psychology Bulletin, 39*(4), 432–441. https://doi.org/10.1177/0146167213476895

Dentale, F., Vecchione, M., Gebauer, J. & Barbaranelli, C. (2017). Measuring automatic value orientations: The Achievement-Benevolence Implicit Association Test. *British Journal of Social Psychology, 57*(1), 210–229. https://doi.org/10.1111/bjso.12229

Fischer, R. & Boer, D. (2014). Motivational basis of personality traits: A meta-analysis of value-personality correlations. *Journal of Personality, 83,* 491–510.

Fox, K. C., Dixon, M. L., Nijeboer, S., Girn, M., Floman, J. L., Lifshitz, M. et al. (2016). Functional neuroanatomy of meditation: A review and meta-analysis of 78 functional neuroimaging investigations. *Neuroscience & Biobehavioral Reviews, 65,* 208–228. https://doi.org/10.1016/j.neubiorev.2016.03.021

Fredrickson, B. L., Cohn, M. A., Coffey, K. A., Pek, J. & Finkel, S. M. (2008). Open hearts build lives: Positive emotions, induced through loving-kindness meditation, build consequential personal resources. *Journal of Personality and Social Psychology, 95*(5), 1045–1062. https://doi.org/10.1037/a0013262

Grant, A. & Dutton, J. (2012). Beneficiary or benefactor: Are people more prosocial when they reflect on receiving or giving? *Psychological Science, 23*(9), 1033–1039. https://doi.org/10.1177/0956797612439424

Hinton, D. E., Ojserkis, R. A., Jalal, B., Peou, S. & Hofmann, S. G. (2013). Loving-kindness in the treatment of traumatized refugees and minority groups: A typology of mindfulness and the nodal network model of affect and affect regulation. *Journal of Clinical Psychology, 69*(8), 817–828. https://doi.org/10.1002/jclp.22017

Hofmann, S. G., Grossman, P. & Hinton, D. E. (2011). Loving-kindness and compassion meditation: Potential for psychological interventions. *Clinical Psychology Review, 31*(7), 1126–1132. https://doi.org/10.1016/j.cpr.2011.07.003

Hofmann, S. G., Petrocchi, N., Steinberg, J., Lin, M., Arimitsu, K., Kind, S. et al. (2015). Loving-kindness meditation to target affect in mood disorders: A proof-of-concept study. *Evidence-based Complementary and Alternative Medicine: ECAM, 2015*(2). 1–11. https://doi.org/10.1155/2015/269126

Kant, I. (2008). *Grundlegung zur Metaphysik der Sitten*. Köln: Anaconda.

Kearney, D. J., Malte, C. A., McManus, C., Martinez, M. E., Felleman, B. & Simpson, T. L. (2013). Loving-kindness meditation for posttraumatic stress disorder: A pilot study. *Journal of Traumatic Stress, 26*(4), 426–434. https://doi.org/10.1002/jts.21832

Kornfield, J. (2005). *Meditation für Anfänger*. München: Arkana.

Salzberg, S. (2003). *Metta Meditation: Buddhas revolutionärer Weg zum Glück*. Freiburg: Arbor.

Schwartz, S. H. (2010). Basic values: How they motivate and inhibit prosocial behavior. In M. Mikulincer & P. R. Shaver (Eds.), *Prosocial motives, emotions and behavior: The better angels of our nature* (pp. 221–241). Washington, DC: American Psychological Association.

Infoblatt 5

Wohlwollen sich selbst gegenüber

Stellen Sie sich das Leben wie einen Weg mit vielen unerwarteten Wendungen und Kurven, Bergen und Tälern vor. Stellen Sie sich vor, dass Sie diesen Weg mit einer kritischen Person laufen, die immer einen Fehler bei Ihnen findet. Vielleicht kritisiert Sie diese Person dafür, zu langsam zu sein, zu stolpern und zu fallen, nicht zu wissen, wo es lang geht.

Als nächstes stellen Sie sich vor, denselben Weg mit einer freundlichen Person zu gehen, eine Person, die verständnisvoll ist, freundlich und mit Sinn für Humor. Diese Person muntert Sie auf, versteht, was für eine Herausforderung dieser Weg ist, und dass man Ihnen keine Landkarte gegeben hat. Diese Person beglückwünscht Sie dafür, dass Sie weiterhin auf dem Weg sind, auch wenn Sie sich verirrt haben, und dafür, dass Sie sich wieder aufrappeln, wenn Sie gefallen sind. Diese Person erkennt Ihre Stärken an und nutzt das Auf und Ab auf der Straße, um Ihre Erkenntnis und Verständnis für sich selbst und andere zu vertiefen.

Mit welcher Person würden Sie lieber den Weg bestreiten? Der Weg ist derselbe, aber mit einer freundlichen Person zu gehen, würde sehr viel anders sein als mit einer kritischen Person zu gehen.

Wir alle haben eine kritische Stimme in uns, einen inneren Kritiker, und eine freundliche innere Stimme, einen wohlwollenden Begleiter. Diese Stimmen begleiten uns auf unserem Weg des Lebens. Wir nehmen nicht bewusst wahr, dass wir uns für den inneren Kritiker oder den wohlwollenden Begleiter entscheiden können, sondern die Stimmen sind schon immer da gewesen und wir sehen sie als natürlichen Teil von uns selbst. Wir orientieren uns oft an Zielen und Werten, die schwer zu erreichen sind, und kritisieren uns dann für unser Versagen. Manchmal geht es uns auch gut, wir sind erfolgreich, erleben uns als fähig und wertgeschätzt; aber wir nehmen uns nicht die Zeit, um diese Dinge bewusst wahrzunehmen und uns selbst die verdiente Anerkennung zu geben. Stattdessen konzentrieren wir uns auf die eine Sache, die uns nicht gelungen ist oder die wir hätten besser machen können. Wir können viel Zeit und Energie aufwenden, um uns für einen Fehler zu kritisieren. Wir würden niemals mit einer anderen Person in einer so stark wertenden Weise reden, wie wir zu uns selbst reden.

In der Metta-Meditation stärken wir bewusst unseren wohlwollenden inneren Begleiter. Es kann seine Zeit brauchen, um zu lernen, diesen wohlwollenden und liebevollen Anteil in sich selbst aufzubauen. Hierbei können Hindernisse und Barrieren auftreten, wie z. B. Gefühle der Wertlosigkeit, die Meinung, dass Wohlwollen sich selbst gegenüber egoistisch ist, und andere innere Widerstände.

Sie können die Barrieren überwinden, indem Sie diese achtsam zur Kenntnis nehmen und lediglich beobachten, ohne sie zu bewerten.

Infoblatt 6

Formeln zu wohlwollender Zuwendung

Wir schlagen vor, dass Sie sich vier Formeln zu wohlwollender Zuwendung auswählen. Sie können welche von den nachfolgenden Formeln auswählen oder eigene Formeln erstellen. Wir empfehlen Ihnen, Formeln auszuwählen, die nach Ihrem Gefühl bedeutsam sind und die einfach zu wiederholen erscheinen. Die nachfolgenden Formeln sind geordnet nach allgemeineren Kategorien von Sicherheit, Glück, Gesundheit und Wohlbefinden. Manche Menschen können es als hilfreich empfinden, wenn sie aus jeder Kategorie einen Satz auswählen, aber Sie können auch in jeder erdenklichen Kombination auswählen, unabhängig von den Kategorien. Wir begrüßen es, wenn Sie eigene Formeln bilden. Die Auswahl von Formeln zu wohlwollender Zuwendung macht deutlich, welchen Zweck die Übung hat. Sie können Ihre Formeln mit zunehmender Übung verfeinern und ändern.

Ich wünsche mir, dass ich sicher bin.
Ich wünsche mir, dass ich in Sicherheit lebe.
Ich wünsche mir, dass ich frei von Gefahren bin.
Ich wünsche mir, dass ich mich selbst akzeptiere, so wie ich bin.
Ich wünsche mir, dass ich frei von Leiden bin und den Ursachen von Leiden.

Ich wünsche mir, dass ich glücklich bin.
Ich wünsche mir, dass ich in Frieden bin.
Ich wünsche mir, dass ich Freude habe.
Ich wünsche mir, dass ich Mut und Freude habe.
Ich wünsche mir, dass ich Vertrauen in das Hier und Jetzt habe.

Ich wünsche mir, dass ich gesund bin.
Ich wünsche mir, dass es mir gut geht.
Ich wünsche mir, dass ich frei bin von Belastung und den Ursachen von Belastung.
Ich wünsche mir, dass ich frei bin von Angst.
Ich wünsche mir, dass ich frei bin, weder belastet durch die Vergangenheit noch durch Ängste vor der Zukunft.

Ich wünsche mir, dass ich mich in meinem Leben wohlfühle.
Ich wünsche mir, dass sich in meinem Leben Wohlbefinden entfaltet.
Ich wünsche mir, dass ich die Leichtigkeit des Wohlbefindens in meinem Leben erfahre.
Ich wünsche mir, dass ich wach bin gegenüber mir als Ganzem.
Ich wünsche mir, dass ich in meinen Handlungen aufrichtig wohlwollend bin.
Ich wünsche mir, dass ich weise und gut bin.

Infoblatt 7

Körperliche Bedürfnisse

Körperliche Bedürfnisse kann man befriedigen, indem man

- **... auf seine Gesundheit achtet**
  Beispiele: Sich bewegen (möglichst draußen im Tageslicht), Sport machen (z. B. Sportkurse besuchen), für ausreichend Schlaf und einen regelmäßigen Schlafrhythmus sorgen, „gesunde Tage" einplanen, an denen man bewusst auf gesunde Ernährung achtet, beim Einkauf auf hochwertige Nahrungsmittel achten (z. B. Nahrungsmittel mit ausreichend Vitaminen und Ballaststoffen); Vorsorgeuntersuchungen beim Arzt wahrnehmen, sich regelmäßig die Zähne putzen.

- **... auf die Signale des eigenen Körpers hört**
  Beispiele: Pausen machen, regelmäßig essen und trinken; Büroarbeit durch Dehn-/Streckübungen unterbrechen, bei Krankheit zu Hause bleiben, Mittagsschlaf halten, bei Beschwerden zum Arzt gehen.

- **... auf sein Äußeres achtet**
  Beispiele: Sich schön machen, zum Friseur gehen, bewusst Kleidung auswählen, auf gepflegte Zähne achten, Schmuck tragen, aufrecht gehen, sich rasieren.

- **... für körperliche Genuss- und Entspannungsmomente sorgt**
  Beispiele: ein Bad nehmen, sich eincremen, sich massieren lassen, Yoga machen, barfuß laufen, in die Sauna gehen, Wärmflasche benutzen, angenehme Kleidung tragen, eine Praline genießen, sich in die Sonne setzen, ein tolles Parfum benutzen.

Infoblatt 8 (Seite 1/2)

Was ist ein Modus?

Einen Modus kann man sich wie ein Programm vorstellen, welches unser Fühlen, Denken und Handeln in einer bestimmten Situation steuert. Jeder Mensch hat verschiedene gesunde und ungesunde Verhaltensprogramme („Modi"). Gesunde Modi erlauben uns beispielsweise wohlwollend und verantwortungsbewusst mit uns und unseren Mitmenschen umzugehen. Ungesunde Modi lassen uns beispielsweise wie ein Kind agieren, das sich einsam fühlt oder wütend ist.

Modi entstehen aufgrund der Erfahrungen, die wir im Leben machen. Manche Modi entstehen schon sehr früh im Leben, z. B. während der Kindheit.

Derjenige Modus, der gerade aktiv bei uns ist, bestimmt unsere Sicht auf uns selbst und unsere Umwelt. Uns ist dabei oft nicht vollständig bewusst, in welchem „Programm" wir uns gerade befinden.

Dieses Informationsblatt soll Ihnen helfen, zu erkennen, welche Modi bei Ihnen ausgeprägt sind. Das Erkennen und Verstehen eigener Modi ist ein erster wichtiger Schritt, um zu lernen, den Modus bewusst zu wechseln, z. B. einen ungesunden Modus zu deaktivieren und einen gesunden Modus zu aktivieren.

Versuchen Sie aufgrund der Beschreibungen für sich Folgendes herauszufinden: Welche der Modi kommen mir sehr bekannt vor und/oder lösen bei mir intensive negative Gefühle aus?

Kind-Ich-Modi

Kind-Ich-Modi bilden sich in der frühen Kindheit und äußern sich in Form von starken Gefühlen wie z. B. Angst, Einsamkeit, Wut oder Verletzlichkeit. Sie sind meist entstanden, weil wichtige Grundbedürfnisse (z. B. das Bedürfnis nach Bindung) in der Kindheit nicht befriedigt wurden:

- *„Einsames Kind"*. Menschen, bei denen dieser Modus aktiv ist, fühlen sich wie ein einsames Kind, das nur dann Aufmerksamkeit und Liebe bekommt, wenn es seinen Eltern alles recht macht. Sie fühlen sich leer, ungeliebt, nicht liebenswert.
- *„Verlassenes, missbrauchtes Kind"*. Bei diesem Modus erleben Menschen schwere emotionale Schmerzen und Ängste vor Verlassenheit und Missbrauch. Sie fühlen sich extrem verletzlich und allein, und sie suchen nach einer fürsorglichen Elternfigur.
- *„Ärgerliches Kind"*. Menschen, bei denen dieser Modus aktiv ist, sind ärgerlich, wütend oder ungeduldig, weil ihre (Grund-)Bedürfnisse nicht erfüllt sind. Der Ärger wird unangemessen ausgedrückt, sodass sich andere vor den Kopf gestoßen fühlen.
- „Wütendes Kind". Wenn dieser Modus aktiviert ist, erleben Menschen intensive, unkontrollierte Gefühle von Ärger und Wut. Sie rasten aus und verletzen Menschen oder zerstören Dinge. Sie ähneln einem sehr wütenden Kind, das außer Rand und Band geraten ist.
- *„Impulsives Kind"*. Bei diesem Modus handeln Menschen sehr impulsiv, um ihre Bedürfnisse zu befriedigen, ohne Rücksicht auf andere oder negative Konsequenzen. Sie tun sich schwer damit, auf etwas Verlockendes zugunsten langfristiger Ziele zu verzichten.
- *„Undiszipliniertes Kind"*. Wenn dieser Modus aktiviert ist, können Menschen sich nicht dazu bringen, Disziplin- und Routinetätigkeiten zu erledigen. Sie haben kein Durchhaltevermögen und geben leicht auf. Sie wirken oft verwöhnt.

Innerer-Kritiker-Modi

Innerer-Kritiker-Modi treten in der Gestalt von abwertenden und/oder fordernden „inneren Stimmen" auf. Häufig entstehen diese Stimmen in der frühen Kindheit durch die Stimmen von Bezugspersonen:

- *„Strafender Kritiker"*. Menschen in diesem Modus werden von einer inneren Stimme kritisiert und entwertet. Ihr Denken und Fühlen ist von Selbstkritik, Selbstverachtung, Selbstverletzungen und z. T. auch Sui-

Infoblatt 8 (Seite 2/2)

Was ist ein Modus?

zidfantasien geprägt. Sie sind davon überzeugt, dass sie ihr Handeln nur durch Selbstbestrafung steuern können und erlauben sich nicht, eigene Wünsche und Bedürfnisse zu äußern. Sie fühlen sich unattraktiv, wertlos, faul oder dumm.
- *„Fordernder Kritiker“* Bei diesem Modus erwarten Menschen sehr viel von sich, haben überhöhte Leistungsanforderungen. Wenn etwas nicht klappt, so verurteilen sie sich hart und suchen den Grund für den Misserfolg bei sich selbst. Das Ansprechen der eigenen Bedürfnisse wird in diesem Modus als „egoistisch“ abgewertet. Es entsteht schnell ein Gefühl von Schuld und Unbehagen, wenn Menschen das Gefühl haben, nicht den Forderungen gerecht zu werden.

Bewältigungs-Modi

Bewältigungs-Modi dienen der Reduktion der inneren Anspannung, die durch die Kind-Modi und Innerer-Kritiker-Modi entstehen kann. Sie beinhalten in der Regel schädliche Verhaltensweisen, z. B. das Ignorieren eigener Bedürfnisse oder aggressives Verhalten anderen gegenüber:
- *„Der ergebene Mitmacher“.* Menschen, bei denen dieser Modus aktiv ist, sind übermäßig angepasst und autoritätsgläubig, konfliktvermeidend, stellen eigene Ansprüche zurück und versichern sich bei anderen. Im Extremfall lassen sie widerspruchslos zu, dass schlecht mit ihnen umgegangen wird.
- *„Der distanzierte Beschützer“.* Bei diesem Modus wirken Menschen kontrolliert und fassadenhaft, z.T. auch kühl und distanziert. Emotionen werden abgeschaltet und sind nicht zugänglich. Charakteristisch für diesen Modus sind Leere und Langeweile.
- *„Der distanzierte Selbstberuhiger“.* Ist dieser Modus aktiv, betreiben Menschen (oft suchtähnlich) Ersatzaktivitäten, um schmerzhafte Emotionen nicht wahrzunehmen, z. B. Substanzmissbrauch, übermäßiges Arbeiten (Workaholic), exzessiver Sport, Dauerfernsehen, Essanfälle oder Selbstverletzungen, wenn sie der Spannungsreduktion dienen.
- *„Der ärgerliche Beschützer“.* Menschen in diesem Modus reagieren gereizt, ironisch und abweisend, sie wirken oft mürrisch. Sie fühlen sich bei Anforderungen durch andere bedroht und reagieren dann auch aggressiv und entwertend.
- *„Der Angeber“.* In diesem Modus treten Menschen oft großspurig und egozentrisch auf. Sie möchten gerne im Mittelpunkt stehen und sich in Szene setzen. Sie haben das Gefühl, besondere Rechte zu haben, und zeigen oft wenig Mitgefühl für andere.
- *„Der Kontrolleur“.* Menschen, bei denen dieser Modus aktiv ist, treten entweder als Perfektionist auf, um Kritik zu vermeiden, oder als misstrauischer Kontrolleur, der andere und ihr Verhalten dauernd auf Indizien für Böswilligkeit hin überprüft.
- *„Der Schikanierer und Angreifer“.* Bei diesem Modus schädigen Menschen kontrolliert und absichtlich andere: verbal, emotional, sexuell oder physisch.

Modus des gesunden wohlwollenden Erwachsenen-Ich

Für den Modus gilt:
- Menschen in diesem Modus sind bereit, ihre Erlebnismuster achtsam wahrzunehmen, ohne sich darin verwickeln zu lassen.
- Sie kümmern sich wohlwollend um die eigenen Bedürfnisse, wenn sie sich im Kind-Modus einsam oder wütend fühlen, setzen aber auch angemessene Grenzen.
- Sie schützen sich gegen die strafenden oder fordernden Tendenzen des „Inneren Kritikers“.
- Sie sind in der Lage, Wohlwollen sich selbst und anderen gegenüber zu entwickeln und übernehmen Verantwortung.
- Sie gestalten ihr Leben in Übereinstimmung mit ihren Werten.

Infoblatt 9

Hausaufgaben nach Gruppensitzung 1

Übungsziel

Ziel des Body-Scans ist das Training der Fähigkeit, eine bestimmte Haltung gegenüber jeglicher Erfahrung einzunehmen: Die Haltung zeichnet sich dadurch aus, dass sie

- beobachtend,
- nicht wertend,
- akzeptierend,
- differenziert wahrnehmend (Unterscheidung von Körperempfindung, Gedanken und Gefühlen) ist.

Übungshäufigkeit

Üben Sie in der Woche bis zur nächsten Sitzung mindestens einmal täglich mithilfe von *Audiodatei 1* den Body-Scan, am besten zweimal, einmal morgens und einmal abends.

Nichtwertende Haltung

Erwarten Sie beim Anhören der Anleitung nicht, etwas Bestimmtes zu verspüren. Versuchen Sie, so gut es geht, von allen diesbezüglichen Erwartungen Abstand zu nehmen, und lassen Sie Ihre Erfahrungen einfach nur so sein, wie sie sind. Bewerten Sie diese nicht. Machen Sie einfach weiter. Bei den weiteren Besprechungen zu den Übungen können wir auch über Störungen, die während des Übens auftreten können, reden. Entscheidend ist nicht, wie gut Sie abschalten, sondern dass Sie jeden Tag üben.

Übungsprotokoll

Protokollieren Sie auf „Arbeitsblatt 3: Meditationsprotokoll“ für jeden Tag der folgenden Woche, ob Sie geübt haben und wie gut es Ihnen jeweils gelang, sich auf die Meditationsübung zu konzentrieren. Notieren Sie sich ggf. alles, was Ihnen bei den Übungen aufgefallen ist, damit wir es bei der nächsten Sitzung besprechen können. Zudem können Sie vermerken, wie Ihre Stimmung an dem jeweiligen Tag insgesamt betrachtet war.

Achtsamkeit im Alltag

Als zusätzliche Übung zum Body-Scan wählen Sie eine Routinetätigkeit aus Ihrem Alltagsleben und bemühen Sie sich bewusst, dieser Tätigkeit vorübergehend Ihre ganze Aufmerksamkeit zu widmen, wenn Sie diese durchführen. Möglichkeiten dafür sind z. B. morgens aufwachen, Zähne putzen, duschen, sich abtrocknen, sich anziehen, essen, Auto fahren, den Müll wegbringen, einkaufen usw. Konzentrieren Sie sich einfach darauf, wahrzunehmen, was Sie tun, während Sie die Tätigkeit tatsächlich ausführen.

Als Anregung für eine solche Übung im Alltag schlagen wir Ihnen vor, sich vorübergehend einmal auf das Essen zu konzentrieren. Essen Sie mindestens eine Mahlzeit „achtsam“: Nehmen Sie wahr, wie sich die Speise im Mund anfühlt und wie sie schmeckt, die Empfindungen auf der Zunge, wie Sie kauen und herunterschlucken.

Infoblätter lesen und Arbeitsblatt ausfüllen

Bitte lesen Sie das „Infoblatt 2: Der Autopilot“, das „Infoblatt 3: Umgang mit Schwierigkeiten beim Meditieren“ und das „Infoblatt 4: Philosophische und psychologische Grundlagen von Wohlwollen“ aufmerksam durch. Füllen Sie zudem das „Arbeitsblatt 2: Fragebogen zu wohlwollenden Verhaltensweisen (FWWV)“ aus.

Arbeitsblatt 1 (Seite 1/2)

Fragebogen zu Wohlwollen (FWW)[1]

Im Folgenden finden Sie eine Reihe von Feststellungen, die sich auf Ihre Beziehung zu anderen Menschen, die Beziehung anderer Menschen zu Ihnen, und Ihr Verhältnis zu sich selbst beziehen. Dabei geht es um eine allgemeine positive Grundeinstellung bezüglich des Wohlergehens von anderen Menschen oder von Ihnen selbst. Bitte schätzen Sie ein, wie sehr die Feststellungen in Ihrem gegenwärtigen Leben zutreffen.

	trifft überhaupt nicht zu	trifft eher nicht zu	weder noch	eher zutreffend	trifft vollkommen zu
1. Andere bringen mir Respekt und Wertschätzung entgegen.	☐	☐	☐	☐	☐
2. Anderen Menschen sind meine Bedürfnisse wichtig.	☐	☐	☐	☐	☐
3. Ich trage dazu bei, dass ich meine besonderen Fähigkeiten oder Persönlichkeit entwickeln kann.	☐	☐	☐	☐	☐
4. Andere tragen dazu bei, dass ich meine besonderen Fähigkeiten und Persönlichkeit entwickeln kann.	☐	☐	☐	☐	☐
5. Andere wünschen mir, dass ich meine Ziele im Leben erreiche.	☐	☐	☐	☐	☐
6. Mir ist wichtig, dass andere Menschen glücklich werden.	☐	☐	☐	☐	☐
7. Meine Bedürfnisse sind für mein Handeln wichtig.	☐	☐	☐	☐	☐
8. Ich trage dazu bei, dass andere ihre besonderen Fähigkeiten und Persönlichkeit entwickeln können.	☐	☐	☐	☐	☐
9. Ich bringe mir selbst Respekt und Wertschätzung entgegen.	☐	☐	☐	☐	☐
10. Anderen Menschen ist wichtig, dass ich glücklich werde.	☐	☐	☐	☐	☐
11. Mir ist wichtig, dass ich glücklich werde.	☐	☐	☐	☐	☐
12. Ich wünsche anderen, dass sie ihre Ziele im Leben erreichen.	☐	☐	☐	☐	☐
13. Ich bringe anderen Menschen Respekt und Wertschätzung entgegen.	☐	☐	☐	☐	☐
14. Ich versuche, mich so anzunehmen, wie ich bin.	☐	☐	☐	☐	☐
15. Ich achte darauf, dass ich gesund bleibe.	☐	☐	☐	☐	☐
16. Andere bieten mir Schutz, wenn sie sehen, dass ich bedroht bin.	☐	☐	☐	☐	☐
17. Die Bedürfnisse anderer Menschen sind für mein Handeln wichtig.	☐	☐	☐	☐	☐
18. Ich versuche, anderen zu helfen, wenn sie es brauchen.	☐	☐	☐	☐	☐

1 © Stangier (2021a). Abdruck erfolgt mit Genehmigung des Autors.

Arbeitsblatt 1 (Seite 2/2)

Auswertung des Fragebogens zu Wohlwollen (FWW) (Stangier, 2021a)

1. Kodierung der Antworten

trifft überhaupt nicht zu	trifft eher nicht zu	weder noch	eher zutreffend	trifft vollkommen zu
0	1	2	3	4

2. Aufsummieren für die Skalen

Wohlwollen gegenüber anderen (Ich – Andere): Items 6, 8, 12, 13, 17, 18

Wohlwollen sich selbst gegenüber (Ich – Ich): Items 3, 7, 9, 11, 14, 15

Wahrgenommenes Wohlwollen anderer mir gegenüber (Andere – Ich): Items 1, 2, 4, 5, 10, 16

3. Interpretation

Skalenwerte > 12 sprechen für ausgeprägtes Wohlwollen
(gegenüber anderen, sich selbst, oder wahrgenommen von anderen)

Arbeitsblatt 2 (Seite 1/3)

Fragebogen zu wohlwollenden Verhaltensweisen (FWWV)[2]

Im Folgenden finden Sie eine Liste von Verhaltensweisen, die teilweise mehr oder teilweise weniger mit Wohlwollen in Verbindung gebracht werden können. Schätzen Sie zunächst einmal für alle Verhaltensweisen die Bedeutsamkeit ein, die diese jeweils für Sie persönlich haben. Dabei bedeutet:

0 = nicht bedeutsam 1 = etwas bedeutsam 2 = sehr bedeutsam

Geben Sie dann nur bei den Verhaltensweisen, die für Sie sehr bedeutsam sind (d. h. im grauen Bereich angekreuzt sind), an, wie häufig Sie diese Verhaltensweisen in den vergangenen 7 Tagen gezeigt haben:

0 = nie 1 = manchmal 2 = häufig

	nicht bedeutsam	etwas bedeutsam	sehr bedeutsam	nie	manchmal	häufig
Wohlwollend gegenüber anderen handeln						
Positives über eine Person reden	0	1	2	0	1	2
Einer Person freiwillig einen Gefallen tun	0	1	2	0	1	2
Einer Person gegenüber freundlich sein	0	1	2	0	1	2
Einer Person vergeben, die Ihnen Unrecht getan hat	0	1	2	0	1	2
Mit einer Person Freude teilen	0	1	2	0	1	2
Einer Person Vertrauen schenken	0	1	2	0	1	2
Mit einer Person gemeinsam lachen	0	1	2	0	1	2
Zärtlich sein mit einer Person	0	1	2	0	1	2
Einer Person einen Wunsch erfüllen	0	1	2	0	1	2
Einer Person, die ein Problem hat, einen einfühlsamen Ratschlag geben	0	1	2	0	1	2
Einer Person in Not durch Zuhören emotionale Unterstützung geben	0	1	2	0	1	2
Fähigkeiten einer anderen Person loben	0	1	2	0	1	2
Freundlich gegenüber einer Person sein	0	1	2	0	1	2
Verständnis für die Gefühle einer Person ausdrücken	0	1	2	0	1	2
Sich um eine kranke Person kümmern	0	1	2	0	1	2
Einer Person ein Geschenk machen	0	1	2	0	1	2
Interesse an der Meinung einer anderen Person zeigen	0	1	2	0	1	2
Dankbarkeit gegenüber einer Person ausdrücken	0	1	2	0	1	2
Einer Person Anerkennung aussprechen	0	1	2	0	1	2

2 © Stangier (2021b). Abdruck erfolgt mit Genehmigung des Autors.

Arbeitsblatt 2 (Seite 2/3)

Fragebogen zu wohlwollenden Verhaltensweisen (FWWV)

	nicht bedeutsam	etwas bedeutsam	sehr bedeutsam	nie	manchmal	häufig
Wohlwollend gegenüber anderen handeln						
Versuchen, mit einer Person einen Konflikt beizulegen	0	1	2	0	1	2
Ein harmonisches Zusammensein mit anderen herstellen	0	1	2	0	1	2
Eine Person umarmen	0	1	2	0	1	2
Respekt vor der Meinung einer Person zeigen	0	1	2	0	1	2
Andere wohlwollende Verhaltensweisen anderen gegenüber, die ich wichtig finde:						
–	0	1	2	0	1	2
–	0	1	2	0	1	2
–	0	1	2	0	1	2
Wohlwollend sich selbst gegenüber handeln						
Sich um das eigene Wohlbefinden kümmern	0	1	2	0	1	2
Respektlosem Verhalten mir gegenüber Grenzen setzen	0	1	2	0	1	2
Sich selbst ein Kompliment machen	0	1	2	0	1	2
Sich selbst einen Fehler verzeihen	0	1	2	0	1	2
Sich Mut zusprechen	0	1	2	0	1	2
Sich von einer Person entfernen, die einem nicht gut tut	0	1	2	0	1	2
Kontakt mit Personen suchen, die einem gut tun	0	1	2	0	1	2
Auf den eigenen Körper achten	0	1	2	0	1	2
Kritik nutzen, um sich weiterzuentwickeln	0	1	2	0	1	2
Sich Entspannung oder etwas körperlich Angenehmes gönnen	0	1	2	0	1	2
Sich einen Wunsch erfüllen	0	1	2	0	1	2
Sich vor unangemessenen Forderungen anderer schützen	0	1	2	0	1	2
Sich ein Geschenk machen	0	1	2	0	1	2
Etwas tun, was mir Freude macht	0	1	2	0	1	2
Etwas Lustiges tun	0	1	2	0	1	2
Die eigene Meinung äußern	0	1	2	0	1	2
Zeit für sich reservieren	0	1	2	0	1	2
Zu Entscheidungen stehen, die man richtig findet	0	1	2	0	1	2

Arbeitsblatt 2 (Seite 3/3)

Fragebogen zu wohlwollenden Verhaltensweisen (FWWV)

	nicht bedeutsam	etwas bedeutsam	sehr bedeutsam	nie	manchmal	häufig
Wohlwollend sich selbst gegenüber handeln						
Einen Ort aufsuchen, der einem gut tut	0	1	2	0	1	2
Stille herstellen und genießen	0	1	2	0	1	2
Auf etwas hinarbeiten, was einem wichtig ist	0	1	2	0	1	2
Sich aktiv um die Lösung eines belastenden Problems kümmern	0	1	2	0	1	2
Sich selbst bewusst berühren	0	1	2	0	1	2
Eigene Stärken vor anderen zugeben	0	1	2	0	1	2
Bedürfnis nach Sexualität befriedigen	0	1	2	0	1	2
Eigene Interessen aktiv umsetzen	0	1	2	0	1	2
Essen genießen	0	1	2	0	1	2
Andere wohlwollende Verhaltensweisen mir selbst gegenüber, die ich wichtig finde:						
–	0	1	2	0	1	2
–	0	1	2	0	1	2
–	0	1	2	0	1	2

Arbeitsblatt 3

Meditationsprotokoll

Meditationsversion: ____________________

Tag	Wie ist meine Stimmung?	Übung durchgeführt?	Wie gut konnte ich mich auf die Meditationsübung konzentrieren?	Haben Sie zusätzlich Übungen (ggf. ohne Anleitung) durchgeführt? Wenn ja, welche? Wie lange?	Wie gut konnte ich die zusätzlichen Übungen umsetzen?
	0 % = sehr schlecht 25 % = eher schlecht 50 % = mittel 75 % = gut 100 % = sehr gut		0 % = gar nicht 25 % = ein wenig 50 % = mittel 75 % = gut 100 % = sehr gut		0 % = gar nicht 25 % = ein wenig 50 % = mittel 75 % = gut 100 % = sehr gut
	________ %	☐ Ja ☐ Nein	________ %	☐ Ja ________ ____ Min.	________ %
	________ %	☐ Ja ☐ Nein	________ %	☐ Ja ________ ____ Min.	________ %
	________ %	☐ Ja ☐ Nein	________ %	☐ Ja ________ ____ Min.	________ %
	________ %	☐ Ja ☐ Nein	________ %	☐ Ja ________ ____ Min.	________ %
	________ %	☐ Ja ☐ Nein	________ %	☐ Ja ________ ____ Min.	________ %
	________ %	☐ Ja ☐ Nein	________ %	☐ Ja ________ ____ Min.	________ %
	________ %	☐ Ja ☐ Nein	________ %	☐ Ja ________ ____ Min.	________ %

Arbeitsblatt 4

Besinnungsaufsatz – Wie ich Positives im Leben anderer Personen bewirke

Bitte schreiben Sie nur eine Seite. Lassen Sie sich hierfür eine Stunde Zeit, in der Sie in Ruhe über das Thema nachdenken können. Die Gliederung könnte z. B. sein:

Einleitung (2 bis 3 Sätze)

Worüber schreibe ich? Warum schreibe ich darüber? Worauf will ich im Speziellen eingehen?

Hauptteil

Erzählen Sie eine Erfahrung, die zu dem Thema passt. Gehen Sie auf das ein, was die Personen dabei empfinden, und ggf. welche Schwierigkeiten dabei auftauchen.

Schluss (2 bis 3 Sätze)

Welche Schlussfolgerungen kann ich daraus ziehen? Welche Konsequenzen hat das?

Arbeitsblatt 5

Besinnungsaufsatz – Die Bedeutung von Wohlwollen

Warum es wichtig ist, wohlwollend, großzügig, kooperativ und hilfsbereit zu sein

Sie sind in der Rolle eines Verteidigers für Wohlwollen und bringen Argumente in einer „Wahrheitskommission" oder in einem Ethikrat vor. Sammeln Sie Argumente für das Verwirklichen von Wohlwollen. Gehen Sie ggf. auch auf Gegenargumente ein. Halten Sie am Ende ein kurzes Schlussplädoyer.

Arbeitsblatt 6

Formeln und Barrieren zu Metta *Selbst*

Vorbereitung der Meditation zu Wohlwollen gegenüber sich *Selbst:*

1. Mit welchen Wünschen für mich kann ich mich identifizieren?
2. Von welchen Gedanken, die mich daran *hindern,* mir Gutes zu wünschen, möchte ich lernen, mich zu lösen? Geben Sie den Gedanken einen Namen, ein kurzes Stichwort, das Sie notieren

Metta-Übung	**Wunschformeln** (Gutes, das ich *mir* wünsche)	**Hinderliche Gedanken,** von denen ich mich lösen möchte (Stichworte)
Selbst	__________ __________ __________ __________	__________ __________ __________ __________

Arbeitsblatt 7

Formeln und Barrieren zu Metta *Freund*

Vorbereitung der Meditation zu Wohlwollen gegenüber einem *Freund:*

1. Welche Person wähle ich als Freund, um die Absicht, anderen gegenüber wohlwollend zu sein, einzuüben?
2. Mit welchen Wünschen für meinen Freund, kann ich mich identifizieren?
3. Von welchen Gedanken, die mich daran hindern, meinem Freund Gutes zu wünschen, möchte ich lernen, mich zu lösen? Geben Sie den Gedanken ein Etikett, ein kurzes Stichwort, das Sie notieren.

Metta-Übung	**Wunschformeln** (Gutes, das ich einem *Freund* wünsche)	**Hinderliche Gedanken,** von denen ich mich lösen möchte (Stichworte)
Freund ____________ (Name)	____________ ____________ ____________ ____________	____________ ____________ ____________ ____________

Arbeitsblatt 8

Formeln und Barrieren zu Metta *Neutrale Person*

Vorbereitung der Meditation zu Wohlwollen gegenüber einer *neutralen Person:*

1. Welche Person wähle ich als neutrale Person, um die Absicht, anderen gegenüber wohlwollend zu sein, einzuüben?
2. Mit welchen Wünschen für die neutrale Person kann ich mich identifizieren?
3. Von welchen Gedanken, die mich daran hindern, der neutralen Person Gutes zu wünschen, möchte ich lernen, mich zu lösen? Geben Sie den Gedanken ein Etikett, ein kurzes Stichwort, das Sie notieren.

Metta-Übung	**Wunschformeln** (Gutes, das ich der *neutralen Person* wünsche)	**Hinderliche Gedanken,** von denen ich mich lösen möchte (Stichworte)
Neutrale Person _______________ (Name)	____________________ ____________________ ____________________ ____________________	____________________ ____________________ ____________________ ____________________

Arbeitsblatt 9

Formeln und Barrieren zu Metta *Person, die ich schwierig finde*

Vorbereitung der Meditation zu Wohlwollen gegenüber einer *Person, die ich schwierig finde:*

1. Welche Person, die ich schwierig finde, wähle ich, um die Absicht, anderen gegenüber wohlwollend zu sein, einzuüben?
2. Mit welchen Wünschen für die Person, die ich schwierig finde, kann ich mich identifizieren?
3. Von welchen Gedanken, die mich daran hindern, der Person, die ich schwierig finde, Gutes zu wünschen, möchte ich lernen, mich zu lösen? Geben Sie den Gedanken ein Etikett, ein kurzes Stichwort, das Sie notieren.

Metta-Übung	**Wunschformeln** (Gutes, das ich der *Person, die ich schwierig finde,* wünsche)	**Hinderliche Gedanken,** von denen ich mich lösen möchte (Stichworte)
Person, die ich schwierig finde ______________ (Name)	______________ ______________ ______________ ______________	______________ ______________ ______________ ______________

Arbeitsblatt 10

Checkliste Grundbedürfnisse

Um sich selbst mehr Wohlwollen entgegenzubringen, kann es hilfreich sein, mit sich selbst wohlwollend zu kommunizieren. Zum Beispiel kann man sich selbst Fragen stellen, die einem dabei helfen, herauszufinden, was einem gerade guttun könnte. Die Fragen orientieren sich dabei an Grundbedürfnissen, die alle Menschen haben: z.B. körperliche Grundbedürfnisse, das Bedürfnis nach Kontakt zu anderen, das Bedürfnis, sich wichtig und wertvoll zu fühlen, das Bedürfnis nach Kontrolle und das Bedürfnis danach, Freude zu empfinden.

Gehen Sie die Fragen der folgenden Checkliste durch und notieren Sie anhand der Hilfsfragen, welche wohlwollenden Verhaltensweisen Sie konkret umsetzten können.

Bedürfnis	Nein	Ja	Hilfsfragen	Was kann ich konkret wohlwollend tun?
1. Fühle ich mich gerade körperlich unwohl?	☐	☐	• Habe ich mich heute ausreichend um meine Gesundheit gekümmert? • Habe ich genügend auf die Signale meines Körpers gehört? • Habe ich mich ausreichend um mein Äußeres gekümmert? • Habe ich ausreichend für körperliche Genuss- und Entspannungsmomente gesorgt?	vgl. auch Infoblatt 7
2. Sehne ich mich gerade nach Aufmerksamkeit, Interesse Anteilnahme?	☐	☐	• Kann ich Kontakt zu Personen suchen, die mir guttun? • Kann ich Kontakt zu Personen vermeiden, die mir nicht guttun? • Kann ich mich selbst bewusst berühren?	
3.Fühle ich mich gerade wertlos?	☐	☐	• Kann ich mir selbst ein Kompliment machen? • Kann ich etwas tun, von dem ich weiß, dass ich es gut kann? • Kann ich etwas Neues lernen? • Kann ich mir selbst einen Fehler verzeihen?	
4. Habe ich gerade das Bedürfnis nach mehr Kontrolle?	☐	☐	• Kann ich heute auf etwas hinarbeiten, was mir wichtig ist? • Kann ich heute meine Interessen gezielt umsetzen? • Kann ich mich heute aktiv um die Lösung eines Problems kümmern? • Kann ich mir Bereiche meines Lebens verdeutlichen, über die ich Kontrolle habe?	
5. Habe ich gerade das Bedürfnis, Freude zu empfinden?	☐	☐	• Kann ich etwas tun, was mir Freude bereitet? • Kann ich etwas Lustiges tun? • Kann ich einen Ort aufsuchen, der mir guttut?	

Arbeitsblatt 11

Gedanken-Tagebuch

Zeit	Situation	Negatives Gefühl Wie intensiv (0–100 %)?	Innerer Kritiker Wie überzeugt (0–100 %)?	Distanzierung (z. B. Atempause)	Wohlwollender Begleiter Wie intensiv (0–100 %)?	Verhalten

Arbeitsblatt 12

Top Five meiner persönlichen Stärken (nach Ruch et al., 2010)

Bitte markieren Sie fünf Stärken, die Ihnen helfen könnten, Ihre Probleme zu überwinden:

- ☐ Kreativ sein
- ☐ Neugierig sein
- ☐ Liebe zum Lernen zeigen
- ☐ Weitsicht haben
- ☐ Authentisch sein
- ☐ Mutig sein
- ☐ Ausdauernd sein
- ☐ Begeisterungsfähig sein
- ☐ Anderen gegenüber wohlwollend sein
- ☐ Soziale Fähigkeiten haben
- ☐ Fähig sein, in Gruppen zu arbeiten
- ☐ Gerechtigkeitssinn haben
- ☐ Andere Menschen führen können
- ☐ Vergeben können
- ☐ Bescheiden sein
- ☐ Vorsichtig sein
- ☐ Selbstdisziplin haben
- ☐ Sinn für das Schöne haben
- ☐ Dankbarkeit empfinden und ausdrücken können
- ☐ Optimistisch sein
- ☐ Humor haben
- ☐ Sinn für Spiritualität, Religiosität und Glaube haben

Arbeitsblatt 13

Meine Stärken als Alltagshelfer

Notieren Sie zu jeder Ihrer fünf Stärken, die Sie im Arbeitsblatt 12 angekreuzt haben, Beispielsituationen aus dem Alltag, in denen Sie diese gezeigt haben.

Stärke 1: ______________________

Situationen: ______________________

____

____

Stärke 2: ______________________

Situationen: ______________________

____

____

Stärke 3: ______________________

Situationen: ______________________

____

____

Stärke 4: ______________________

Situationen: ______________________

____

____

Stärke 5: ______________________

Situationen: ______________________

____

____

Arbeitsblatt 14

Wohlwollen-Tagebuch

Tag/Datum: ____________________

Wohlwollende Handlung mir selbst gegenüber:

Personen, die mir gegenüber heute wohlwollend waren:

Wohlwollende Handlung anderen gegenüber:

Hinderliche Gedanken, die ich angehen werde:

Tag/Datum: ____________________

Wohlwollende Handlung mir selbst gegenüber:

Personen, die mir gegenüber heute wohlwollend waren:

Wohlwollende Handlung anderen gegenüber:

Hinderliche Gedanken, die ich angehen werde:

Tag/Datum: ____________________

Wohlwollende Handlung mir selbst gegenüber:

Personen, die mir gegenüber heute wohlwollend waren:

Wohlwollende Handlung anderen gegenüber:

Hinderliche Gedanken, die ich angehen werde:

Arbeitsblatt 15

Mein Modus-Modell – Kind-Ich

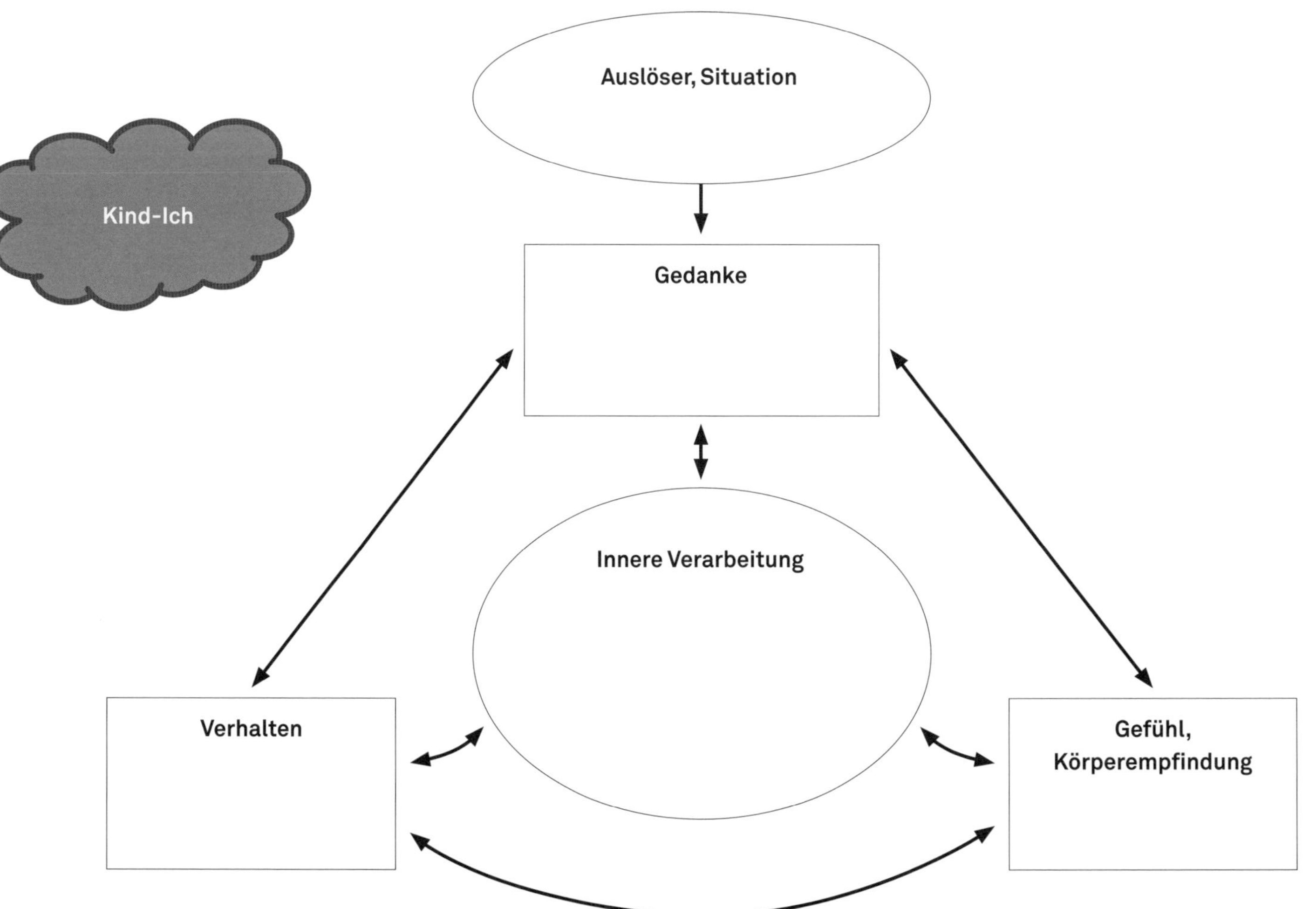

Arbeitsblatt 16

Mein Modus-Modell – Innerer Kritiker

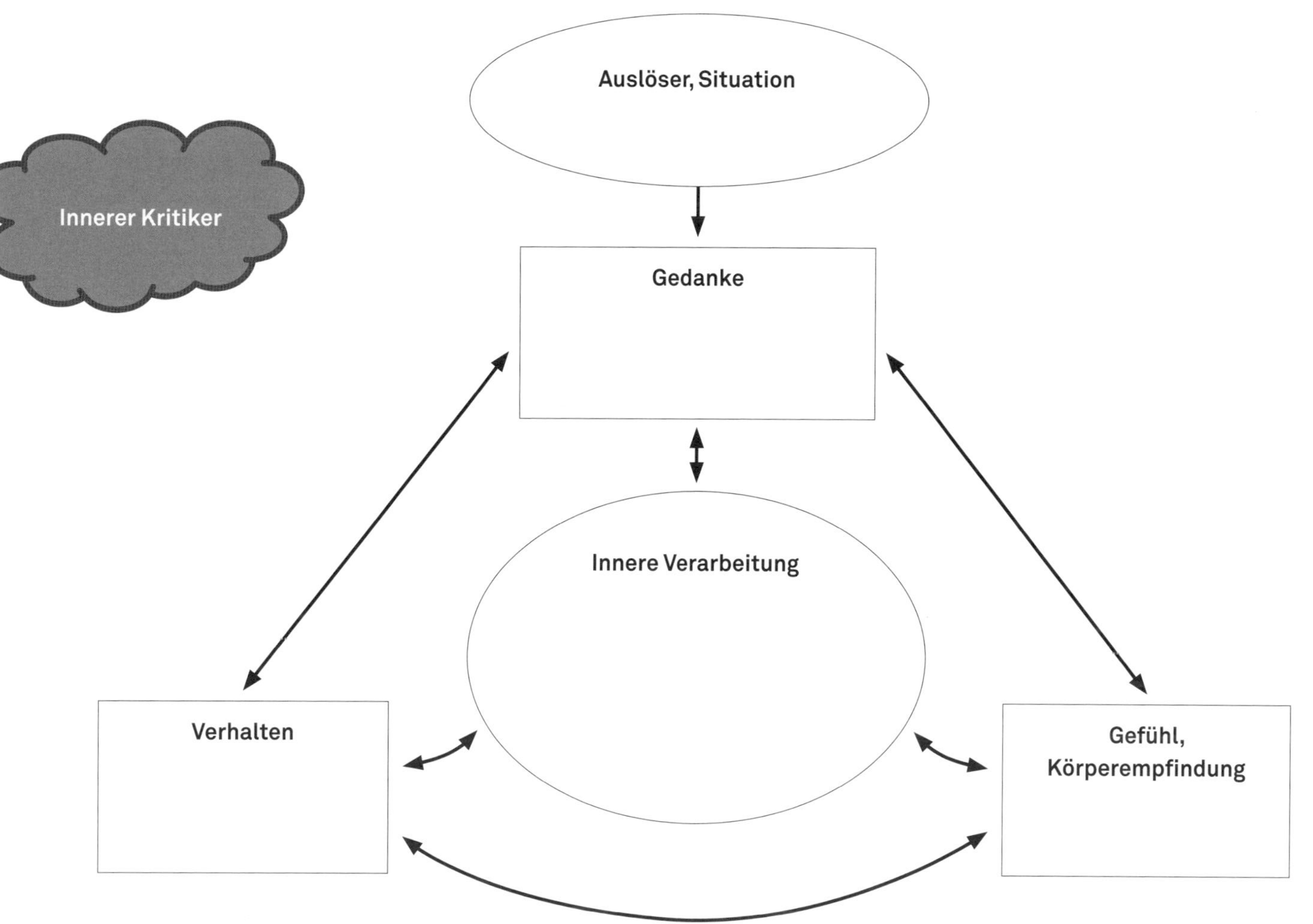

Arbeitsblatt 17

Mein Modus-Modell – Erwachsenen-Ich

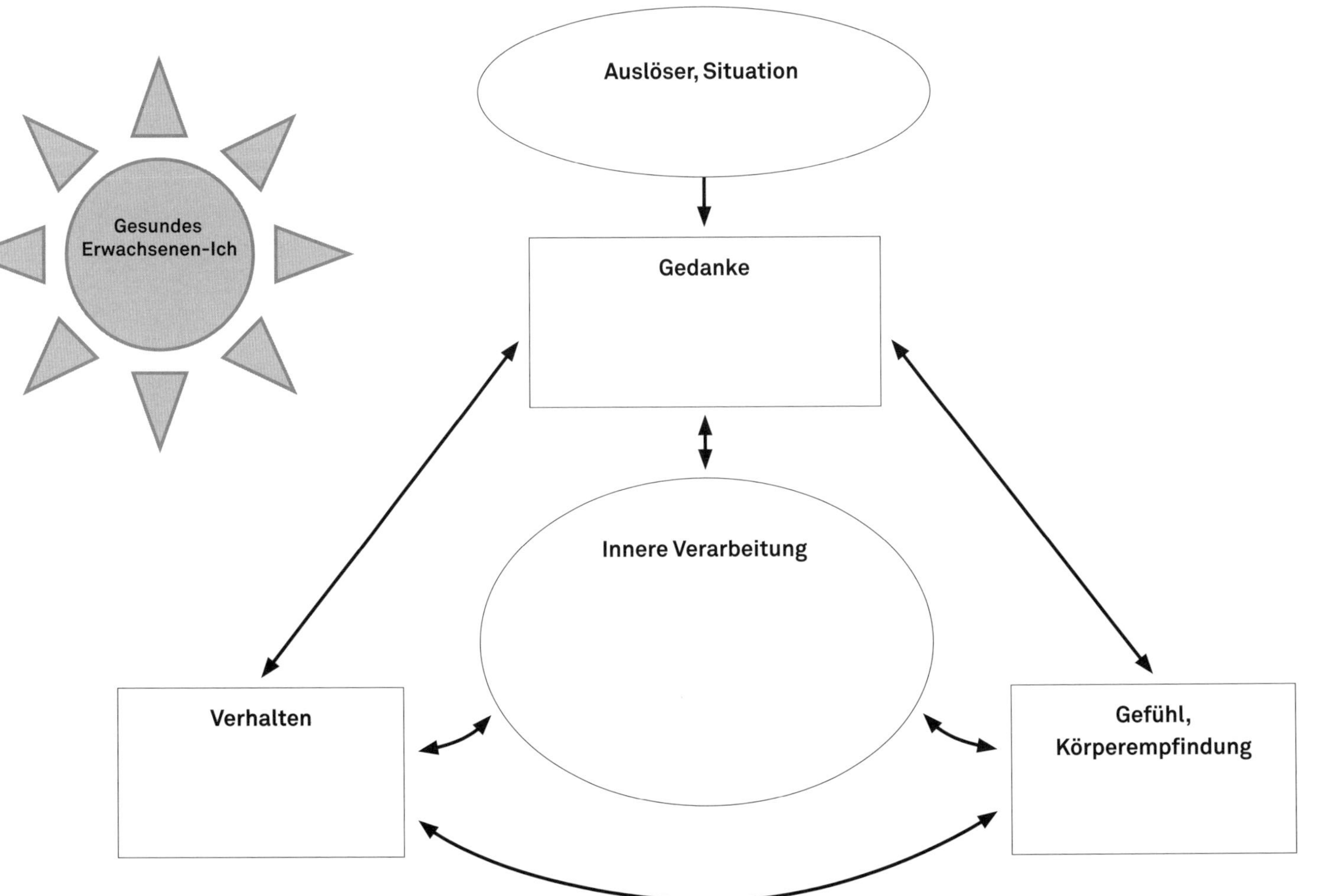

Arbeitsblatt 18

Schema-Tagebuch

Situation: ______________________________

____

Schema, das in der Situation ausgelöst wurde:

☐ Innerer Kritiker: ______________________________

____

☐ Kind-Ich: ______________________________

____

Wechsel zu Gesundem Erwachsenen-Ich:

Bedürfnis in der Situation: ______________________________

____

Handlung, um Bedürfnis zu erfüllen: ______________________________

____

Arbeitsblatt 19

Verhaltensexperiment-Protokoll

Zeit	Situation	Vorhersage 0–100 %	Experiment	Ergebnis	Schlussfolgerung 0–100 %

Arbeitsblatt 20 (Seite 1/2)

Klärung persönlicher Werte (mod. nach Risch et al., 2011)

Im Folgenden finden Sie Lebensbereiche, die für viele Menschen als wichtig und wertvoll angesehen werden.

1. Schätzen Sie zunächst die Bedeutung ein, die die verschiedenen Lebensbereiche für Sie persönlich haben.
2. Wählen Sie dann den Bereich aus, der Ihnen am wichtigsten ist. Beschreiben Sie anschließend mit eigenen Worten, welche Werte und Ziele Sie in diesem Bereich haben, welche Barrieren sich bei der Verfolgung der Ziele ergeben und wie Sie die Barrieren überwinden könnten:
   - *Werte* sind grundsätzliche und dauerhafte Orientierungen im Leben (z.B. Vertrauen, Verantwortung).
   - *Ziele* sind konkrete Endpunkte der Verwirklichung, die Sie anstreben (z.B. eine berufliche Leitungsposition erreichen, in einer festen Partnerschaft leben).
   - *Barrieren* sind äußerliche oder innerliche Hindernisse, die dazu führen, dass Sie die Ziele nicht erreichen und die betreffenden Werte in Ihrem Leben nicht verwirklichen können.

Lebensbereich	**Wie wichtig sind die Lebensbereiche (0 bis 10)?**
Partnerschaft	0 .... 1 .... 2 .... 3 .... 4 .... 5 .... 6 .... 7 .... 8 .... 9 10
Beziehungen zu eigenen Kindern	0 .... 1 .... 2 .... 3 .... 4 .... 5 .... 6 .... 7 .... 8 .... 9 10
Beziehungen zur eigenen Familie	0 .... 1 .... 2 .... 3 .... 4 .... 5 .... 6 .... 7 .... 8 .... 9 10
Freundschaften/Soziale Beziehungen	0 .... 1 .... 2 .... 3 .... 4 .... 5 .... 6 .... 7 .... 8 .... 9 10
Arbeit/Beruf	0 .... 1 .... 2 .... 3 .... 4 .... 5 .... 6 .... 7 .... 8 .... 9 10
Schule/Ausbildung	0 .... 1 .... 2 .... 3 .... 4 .... 5 .... 6 .... 7 .... 8 .... 9 10
Freizeit und Erholung	0 .... 1 .... 2 .... 3 .... 4 .... 5 .... 6 .... 7 .... 8 .... 9 10
Gesundheit/körperliches Wohlbefinden	0 .... 1 .... 2 .... 3 .... 4 .... 5 .... 6 .... 7 .... 8 .... 9 10
Glauben/Spiritualität	0 .... 1 .... 2 .... 3 .... 4 .... 5 .... 6 .... 7 .... 8 .... 9 10
Rolle als Bürgerin bzw. Bürger	0 .... 1 .... 2 .... 3 .... 4 .... 5 .... 6 .... 7 .... 8 .... 9 10

Lebensbereich mit der **größten Bedeutung:** ______________________________

Welche **Werte** sind mir in diesem Lebensbereich wichtig?

____

____

____

Welche konkreten **Ziele** habe ich?

____

____

____

Arbeitsblatt 20 (Seite 2/2)

Klärung persönlicher Werte (mod. nach Risch et al., 2011)

Welche **Barrieren** erlebe ich beim Verfolgen der Ziele?

___

___

___

Wie könnte ich diese **Barrieren überwinden?**

___

___

___

Arbeitsblatt 21

Mein Notfallkoffer

Erstellen Sie im Folgenden Ihr persönliches Notfallprogramm für etwaige depressive Rückfälle. Orientieren Sie sich an der Frage: „Was kann ich tun, wenn mir ein depressiver Rückfall droht oder eingetreten ist?". Bedenken Sie, dass es Handlungen sein sollten, die Sie auch in einem depressiven Zustand umsetzen können.

Alte Therapiematerialien (Notizen, Therapiegeschichte, Werkzeugkiste etc.) durchlesen, Themen auffrischen: Was davon kann mir im Notfall helfen?

Wie kann ich Achtsamkeit, Wohlwollen und Wohlbefinden wieder steigern?

Meditationspraxis wieder aufnehmen oder intensivieren: Welche Übungen kann ich im Notfall gut einsetzen?

Kontakt aufnehmen zu Personen, die mir guttun: Wer kann mich emotional oder praktisch unterstützen?

Wo kann ich professionelle Hilfe erhalten? Ggf. Kontakt zu früheren Behandlern aufnehmen.

Sonstige Maßnahmen:

Arbeitsblatt 22

Protokollvorlagen für den Retreat

1. Meine vier Wünsche für den heutigen Tag

____

____

____

____

2. Protokoll Gehmeditation

Meine Gedanken: ______________________________

____

Meine Gefühle: ______________________________

____

Meine Körperempfindungen: ______________________________

3. Protokoll achtsam Natur betrachten

Was habe ich gesehen: ______________________________

____

Was habe ich gerochen: ______________________________

____

Was habe ich gehört: ______________________________

____

Anderes Sinneswahrnehmungen: ______________________________

4. Protokoll Metta-Übung zu zweit

(1. Atempause alleine, 2. Mitteilen der Wünsche sich selbst gegenüber, 3. Mitteilen der Wünsche der Übungspartnerin/dem Übungspartner gegenüber)

Beobachtungen beim Mitteilen der Wünsche mir selbst gegenüber?

____

____

Beobachtungen beim Mitteilen der Wünsche der anderen Person gegenüber?

____

____

Hinweise zu den Online-Materialien

Sie können die in diesem Buch erwähnten und im Anhang abgedruckten Arbeitsmaterialien sowie die Audiodateien über unsere Internetseite abrufen und ausdrucken. Nutzen Sie dazu bitte den Link hgf.io/download und melden Sie sich nach den dort beschriebenen Schritten an. Wenn Sie nach der Registrierung den Code **B-ZU9ZUI** unter „Mein Konto → Zusatzmaterialien" im Eingabefeld einfügen, werden Sie automatisch in den Downloadbereich weitergeleitet und können die Online-Materialien zum Buch ausdrucken bzw. herunterladen. Um die Materialien dauerhaft im direkten Zugriff zu haben, empfehlen wir Ihnen, sich die gesamten Materialien herunterzuladen und auf dem eigenen Rechner zu speichern.

Folgende Materialen stehen zum Download bereit:

Übersicht über die Online-Materialien	
Diagnostik	• Leitfaden zur Diagnosestellung
Therapietools	• Therapietool 1: Ableitung eines kognitiven Modells • Therapietool 2: Prozessbasiertes Erklärungsmodell (Vorlage) • Therapietool 3: Body-Scan • Therapietool 4: Sitzmeditation • Therapietool 5: Atempause • Therapietool 6: Drei-Minuten-Atempause • Therapietool 7: Gehmeditation • Therapietool 8: Einleitende Atempause • Therapietool 9: Metta *Selbst* • Therapietool 10: Metta *Freund* • Therapietool 11: Metta *Neutrale Person* • Therapietool 12: Metta *Person, die ich schwierig finde* • Therapietool 13: Metta *Alle vier* • Therapietool 14: Metta *Alle Lebewesen*
Übersichten	• Übersicht 1: Gruppensitzung 1 • Übersicht 2: Gruppensitzung 2 • Übersicht 3: Gruppensitzung 3 • Übersicht 4: Gruppensitzung 4 • Übersicht 5: Gruppensitzung 5 • Übersicht 6: Gruppensitzung 6 • Übersicht 7: Gruppensitzung 7 • Übersicht 8: Gruppensitzung 8 • Übersicht 9: Retreat
Infoblätter	• Infoblatt 1: Was versteht man unter einer chronischen Depression? • Infoblatt 2: Der Autopilot • Infoblatt 3: Umgang mit Schwierigkeiten beim Meditieren • Infoblatt 4: Philosophische und psychologische Grundlagen von Wohlwollen • Infoblatt 5: Wohlwollen sich selbst gegenüber • Infoblatt 6: Formeln zu Wohlwollender Zuwendung • Infoblatt 7: Körperliche Bedürfnisse • Infoblatt 8: Was ist ein Modus? • Infoblatt 9: Hausaufgaben nach Gruppensitzung 1
Arbeitsblätter	• Arbeitsblatt 1: Fragebogen zu Wohlwollen (FWW) • Arbeitsblatt 2: Fragebogen zu wohlwollenden Verhaltensweisen (FWWV) • Arbeitsblatt 3: Meditationsprotokoll • Arbeitsblatt 4: Besinnungsaufsatz – Wie ich Positives im Leben anderer Personen bewirke • Arbeitsblatt 5: Besinnungsaufsatz – Die Bedeutung von Wohlwollen • Arbeitsblatt 6: Formeln und Barrieren zu Metta *Selbst*

	• Arbeitsblatt 7: Formeln und Barrieren zu Metta *Freund* • Arbeitsblatt 8: Formeln und Barrieren zu Metta *Neutrale Person* • Arbeitsblatt 9: Formeln und Barrieren zu Metta *Person, die ich schwierig finde* • Arbeitsblatt 1: Fragebogen zu Wohlwollen (FWW) • Arbeitsblatt 10: Checkliste Grundbedürfnisse • Arbeitsblatt 11: Gedanken-Tagebuch • Arbeitsblatt 12: Top Five meiner persönlichen Stärken • Arbeitsblatt 13: Meine Stärken als Alltagshelfer • Arbeitsblatt 14: Wohlwollen-Tagebuch • Arbeitsblatt 15: Mein Modus-Modell – Kind-Ich • Arbeitsblatt 16: Mein Modus-Modell – Innerer Kritiker • Arbeitsblatt 17: Mein Modus-Modell – Erwachsenen-Ich • Arbeitsblatt 18: Schema-Tagebuch • Arbeitsblatt 19: Verhaltensexperiment-Protokoll • Arbeitsblatt 20: Klärung persönlicher Werte • Arbeitsblatt 21: Mein Notfallkoffer • Arbeitsblatt 22: Protokollvorlagen für den Retreat
Audiodateien	• Audiodatei 1: Body-Scan • Audiodatei 2: Sitzmeditation • Audiodatei 3: Atempause • Audiodatei 4: Metta-Meditation *Selbst* • Audiodatei 5: Metta-Meditation *Selbst* ohne Wunschvorgabe • Audiodatei 6: Metta Meditation *Selbst + Freund + Neutrale Person* • Audiodatei 7: Metta-Meditation *Selbst + Freund + Neutrale Person* ohne Wunschvorgabe • Audiodatei 8: Metta-Meditation *Selbst + Freund + Neutrale Person + Person, die ich schwierig finde* • Audiodatei 9: Metta-Meditation *Selbst + Freund + Neutrale Person + Person, die ich schwierig finde* ohne Wunschvorgabe • Audiodatei 10: Metta-Meditation *Alle vier* • Audiodatei 11: Metta-Meditation *Alle vier* ohne Wunschvorgabe • Audiodatei 12: Metta-Meditation *Alle Lebewesen*